U0906527

# 人体脂肪的秘密

白冰　著

人民卫生出版社
·北　京·

**图书在版编目(CIP)数据**

人体脂肪的秘密 / 白冰著. -- 北京 : 人民卫生出版社, 2025. 8 (2025. 9 重印). -- ISBN 978-7-117-37426-2

Ⅰ. R329. 4-49

中国国家版本馆 CIP 数据核字第 2025CT9151 号

人体脂肪的秘密
Renti Zhifang de Mimi

著　　者　白　冰
策划编辑　周　宁
责任编辑　周　宁
书籍设计　别境 Lab　王子祎
出版发行　人民卫生出版社（中继线 010-59780011）
地　　址　北京市朝阳区潘家园南里 19 号
邮　　编　100021
E - mail　pmph @ pmph.com
购书热线　010-59787592　010-59787584　010-65264830
印　　刷　鸿博睿特（天津）印刷科技有限公司
经　　销　新华书店
开　　本　710 × 1000　1/16　印张：17
字　　数　244 千字
版　　次　2025 年 8 月第 1 版
印　　次　2025 年 9 月第 3 次印刷
标准书号　ISBN 978-7-117-37426-2
定　　价　69.00 元

打击盗版举报电话　010-59787491　E-mail　WQ @ pmph.com
质量问题联系电话　010-59787234　E-mail　zhiliang @ pmph.com
数字融合服务电话　4001118166　E-mail　zengzhi @ pmph.com

# 序一

葛均波

中国科学院院士

九三学社中央副主席

心脏病学专家

随着我国社会经济发展和卫生健康服务水平的不断提高，居民人均预期寿命不断增长，慢性病患者生存期不断延长，加之人口老龄化、城镇化、工业化进程加快，以及行为危险因素流行对慢性病发病的影响，我国慢性病患者基数不断扩大。2019 年我国因慢性病导致的死亡占总死亡 88.5%，其中心脑血管病占死亡原因的首位，而且病患年轻化的趋势越来越明显，成为威胁国民健康的突出问题，慢性病防控工作面临着巨大的挑战。

现阶段大多数心血管疾病患者通过药物、介入等常规治疗手段能够较好地控制病情，这是我们注重推进心血管慢病防治的主要原因之一，但是以急性心肌梗死、脑卒中等为代表的心血管急症未见减少。

动脉硬化的发病非常隐匿，通常情况下，从出现病变到发病可能长达几十年，女性发病时间甚至更晚，很少有人类的其他疾病的“潜伏期”比它更长，最初可以毫无表现，不痛不痒，没有任何症状，但却悄悄地持续性进展，被称为隐秘的“无声杀手”。肥胖也是如此，在特定人群中是“万病之源”，需要从生命的早期进行预防与干预。

我们该如何应对？我想这本书给出了一些科学合理的建议。

白冰教授是有着 32 年心血管临床一线工作经验，治疗过大量慢性病患者的“老”医生，同时她也懂营养、也懂心理，看待问题的角度更贴近生活。她历经四年时间，结合许多来自实际生活、临床的一手案例，查阅大量经典文献、指南、书籍，最终写成《人体脂肪的秘密》，把一些健康知识，用老百姓能理解、通俗易懂的语言讲述出来，非常难得，我相信书里的内容会让面对同样问题的患者感同身受、有所借鉴。

一个医生在临床工作中所帮助的人总是有限的，而一本科普著作所能提供的社会价值却是难以估量的。这本书讲述了脂质的一些鲜为人知的“秘密”，以心血管疾病的预防和临床医疗实践的规范化为基础，把高脂血症、肥胖、动脉粥样硬化等疾病的预防、生理病理、行为错误纠正、营养、运动、心态、睡眠等内容有机地结合在一起，有理论有方法，注重细节、科学严谨，便于实践操作。本书的出版、发行，一定会让健康知识和理念深入人心，让健康良好的生活方式管理落实到位。

我深信这本集科学性、专业性、通俗性、历史性、趣味性于一体的医学科普书籍，一定会受到广大民众和患者的喜爱，也必将对现阶段我国代谢性心血管疾病的预防起到积极的推动作用。

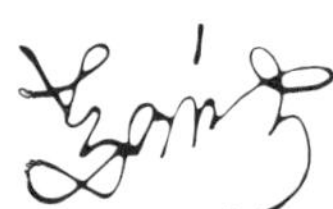

# 序二

杨宝峰
中国工程院院士
哈尔滨医科大学原校长
药理学家

健康是促进人的全面发展的必然要求，是经济社会发展的基础条件，是民族昌盛和国家富强的重要标志，也是人民群众的共同追求。每个人都是自身健康的第一责任人，因此提高人民群众的自我健康管理意识和能力势在必行。

大多数人一生下来就拥有健康，但健康也最容易失去。慢性疾病是贯穿个体一生的疾病，从出生、从源头就把预防、保健做到位，终身管理和经营，才能让健康始终掌握在自己手中。现阶段，慢性非传染性疾病是严重威胁我国居民健康的一类疾病，我国居民慢性病造成的疾病负担占总疾病负担的 70% 以上，已成为影响国家经济社会发展的重大公共卫生问题。近年来，心脑血管疾病始终占据慢性病构成比的首位，对其进行有效防治刻不容缓。其中预防及治疗脂质代谢紊乱是防控动脉粥样硬化性心血管病主要措施之一。

世界卫生组织（World Health Organization，WHO）的调查显示，要达到同样的健康标准所需的预防投入费与治疗节省费、抢救节省费比例为 1∶8.5∶100，也就是说，在预防上多投入 1 元，治疗就可少花 8.5 元，并节约 100 元抢救费。

人的健康与疾病状态是基因与环境相互作用的结果。我们不能左右遗传基因，但即使携带了致病基因，不去扣动致病因素的“扳机”，也可能不得病、少得病、晚得病。

如何在疾病的早期防患于未然，做好零级、一级预防？怎样让预防的理念深入人心？科普教育是有效而切实可行的合理途径和方法。由专业人士向广大民众宣教，告诉人们当下的医学共识，用通俗易懂的话语讲述专业健康知识，认识到预防比医治疾病更重要，使民众易于接受，便于操作。让健康知识和理念深入人心，让生活方式管理积极有效，才能使全民健康得到更有效保障，这也是医务工作者对健康中国有作为、有担当的回应。

本书作者长期工作在临床一线，是一位成功实践了慢病管理、临床营养和心理治疗的资深医务工作者。我相信这本书通过向读者传播科学有效、易于掌握的健康知识，引导广大民众建立科学生活方式，不断提升读者的健康素养，强化自身健康管理，从而为营造良好有序的健康科普社会环境助力赋能。祝愿广大读者通过阅读，收获知识，收获健康优雅美丽的人生。

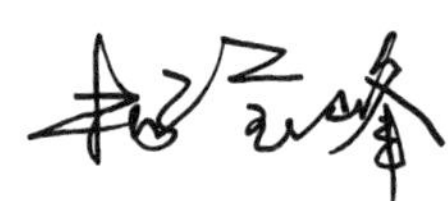

前言

# 医学并不晦涩难懂

脂肪的秘密，准确地应该称为脂类或脂质的秘密。因为人体的“脂”既包括贮存脂肪酸的脂肪，又有作为结构材料的磷脂、糖脂、胆固醇等类脂，它们统称为脂类或脂质。哺乳动物的细胞拥有成千上万种性质不同的脂类，它们由碳氢链组成，是机体非常丰富的化学物质。体内的脂类或以循环流动的状态存在于血液中，或以固定的形式存在于组织、细胞内，脂代谢异常可导致多种疾病，如病理性异位沉积的类脂导致的动脉粥样硬化，异位沉积的脂肪形成的脂肪肝、肥胖相关心肌病等。流动的血脂与固定的脂类相互影响，相互作用，与生活方式、饮食、营养状态、运动、年龄、遗传等密不可分。

作为一名心内科的医生，为什么要选择科普这一领域的知识？

第一，目前心血管疾病是全球范围内威胁人类生命健康的最主要的慢性非传染性疾病。我国心血管疾病患者已达 3.3 亿，居民疾病死亡构成比中，死亡率居首位，占比高达 53.20%，高于肿瘤及其他疾病。病患的年龄分布却出现“两头翘”，即集中在老年人与年轻人。随着医疗技术发展，交通的便利，医保覆盖面的扩大，大医院常常一床难求、人满为患，医护人员几乎全年无休。1999 年，中国 60 周岁以上老年人口占总人口的 10%，按照国际通行标准，我国已进入了老龄化社会。截至 2024 年末，全国 60 周岁及以上老年人口达 3.1 亿人，占总人口的 22%；预计 2050 年前后达到峰值 4.87 亿人，占总人口的 34.8%。高龄老年人越来越多，80 多岁很常见，百岁老人也不少；但是有些老年人长寿而不健康，失能、失智、致残现象严重。而年轻人的情况更为糟糕，常常在毫无征兆的情况下突发心血管疾病，病情表现更急、更凶险，死亡率更高。本该在五六十岁才会患的慢性疾病，却在二三十岁发病，并且余生多病共存，导致年富力强的青、中年人丧失了劳动力，严重影响了人的预期寿命及生活质量。

第二，动脉粥样硬化与肥胖是现阶段急、慢性心血管疾病的主要原因。动脉粥样硬化性心血管病（atherosclerotic cardiovascular disease，ASCVD）如缺血性心脏病和缺血性脑卒中等，是我国城乡居民第一位的死亡原因，占死因构成的 40% 以上。医院急诊科接诊最多、最急，病情最凶险、死亡率较高的是心肌梗死、脑卒中、主动脉疾病、腹主动脉瘤等的病人，鉴于这种情况，各个省（自治区、直辖市）级和市级的医疗中心设立了胸痛中心、卒中绿色通道。医院里设施最庞大，工作最繁忙，甚至 24 小时通宵达旦的科室是与心脑血管疾病相关的科室。近年来，随着急救知识的普及、急救措施的使用、急诊通道的建立，以及药物靶向性越来越精准、优良，部分患者能够幸存下来，但复发率、致残率、致死率仍然很高，疾病防控形势依然严峻。在临床上，也常常听到手术医生惊叹：年轻人的血管为什么如此糟糕，本该弹性良好的血管却像豆腐渣一样？！

同时，肥胖症已成为全球最大的慢性非传染性流行性疾病，全世界有 20 亿人超重或肥胖，占总人口数的近三分之一，这是一个庞大又可怕的数字。中国人口基数大，肥胖率达 12% 左右，因此肥胖人群的绝对数值是相当大的，必须引起高度重视。《中国居民膳食指南（2022）》显示，目前我国成年居民超重或肥胖人数已经超过总人口数一半（50.7%）。与肥胖相关的慢性疾病，如高血压、糖尿病、心力衰竭、心房颤动等心血管疾病，胰腺、胆道等的消化系统疾病，睡眠呼吸暂停综合征，间质性肺病、肺栓塞、肺动脉高压等呼吸系统疾病，骨性疾病，肿瘤等，数不胜数。因此，肥胖成为“万病之源”。

第三，动脉粥样硬化性心血管病与肥胖又被称为生活方式病，与饮食、运动、心理、睡眠密切相关。良好的生活方式是疾病预防与治疗的基础，即使不幸或随着年龄的增长罹患这些疾病，正确服药，做好一级、二级预防与治疗也能减少恶性事件的发生，减少造成不可挽回的后果。

2018 年全国调查结果显示，18 岁以上成人血脂异常总患病率为 35.6%。在未发生心脑血管疾病而需要一级预防的动脉粥样硬化高危人群中，应用降脂药物治疗的仅有 5.5%；在已经患病的人群中，应用降脂药物治疗的有 14.5%，但控制良好的仅为 6.8%。

我们通过阅读大量文献、流行病学报告，在日常工作、生活、研究中采用多种形式如问卷调查、流行病学研究（如病例对照）、人群试验等，在不同场合如门诊、病房、义诊、扶贫等进行调研，反馈的信息有些属于意料之中，有些又是意料之外。比如对于老、弱、病、残的困难人群，虽然他们患病居多，但各项指标控制得比其他非困难人群要好。

在对城市中一些高收入、高学历、拥有一定社会地位的人群做调查时发现，这些人能够享受到医保，但一级预防做得非常不好。他们或者过于信赖良好的生活方式对疾病的预防；或者更相信保健品或新、奇、特的抗衰老方法；又或者相信一些物理疗法等，过分担心药物的毒副作用，不愿意或不屑于服药。他们所掌握的一些医学、营养学知识可能是不系统的，有些甚至是道听途说和错误的，并且容易产生误导。这些可能都会导致病情发展，延误治疗。

单从肥胖的社会学角度看，东北农村相对富裕人群患病情况与世界肥胖的流行病学研究相吻合。肥胖作为一个社会发展的过程性问题，一般呈现出城市里富裕人群先胖，然后转向贫穷阶层的趋势。当一个国家总体经济改善后，肥胖人群就主要集中在农村。近二三十年，随着世界贸易越来越频繁，中国财富的逐渐积累，加之人口流动，现在中等富裕家庭的胖人逐渐减少，肥胖人群开始下沉，转向小城镇、农村富裕阶层。

第四，脂代谢紊乱是动脉粥样硬化及肥胖的核心。对于血脂，人们并不陌生，都有一定的了解和知识储备，但这些知识往往混乱而又零散，甚至有些是错误的，也包括相当一部分的医生。之所以会这样，是因为脂类固有的一些特殊性多样而复杂。遗传因素影响只是引发脂质紊乱的一部分因素，外界环境因素对其影响很大，涉及饮食、运动、环境及药物等多个方面，也受到睡眠障碍、心理压力、生活节奏、信息爆炸的冲击，这导致不同专业的人有不同的认识，但往往又会一叶障目、一知半解。环境因素中，饮食是最主要环节，贯穿人的一生。据推算，一个 80 岁的人一生要摄入包括水在内 60 吨左右的食物，进餐次数 75 000 次。

从代谢与人种的角度来看，作为东亚人，中国人受饮食影响更大，对导致腹部肥胖的内脏脂肪承受力更差。中国人的糖尿病、高血压、肥胖症、痛风、冠心病、脑卒中等代谢障碍性疾病比欧美等国家发展更快，病人发病更早、病情更重。

致病因素具有时代性、阶段性、地域性等动态变化的特点。近几十年，随着中国经济水平的提高、科学技术日新月异快速发展、人们生活的富裕，人们饮食习惯发生了很大改变，并多次更迭，从“吃不饱”到“吃不好”，再到“吃不对”的营养过剩；从自己烹饪到点外卖、吃预制加工食品；从天然有机种植到机械化、大规模耕种；从本地食物到世界各地食品等。而高脂肪和高碳水化合物被污名化，相当一部分人认为饮食对身体造成了伤害，但不知如何做。饱受唾手可得的美食的影响，人们健康状况每况愈下。如何吃得好，吃得对，值得每一个人去探究学习。牛奶好还是豆浆好；牛肉好还是猪肉好；胆固醇高的鸡蛋黄、动物内脏能不能吃；水果、蔬菜可以随便吃吗；什么是好脂肪；什么情况要多吃高蛋白食物……这些都与脂质代谢密切相关。

第五，随着脂质检测技术的不断进步，越来越多的脂类被发现与疾病的发生发展关系密切。化验单上的血脂，仅仅是上百种脂质的一小部分。广义地说，血液里的脂类是涵盖所有有形成分的脂类物质，比如各种细胞膜的磷脂、糖脂、胆固醇及胆固醇酯等，而目前化验的仅是脂蛋白中的脂类物质。

就是这小小的脂蛋白，它运载着上千种脂类，形式多样、成分多变。哪种成分，哪种形式会引起疾病。经过 100 多年的研究，胆固醇致动脉硬化的机制非常明确，目前动脉硬化的治疗仍然以检测、控制胆固醇为目标。但仅检测胆固醇就足够了吗？为什么急性心血管疾病事件、猝死没有减少？

另外，目前检查通常化验的是空腹血脂，而现实生活中很多人除了一天三顿饭，习惯性吃点零食。间隔小于 5 小时的连续进餐现象更常见，导致人体始终处于餐后状态。而餐后血脂在动脉硬化的形成、发生和发展过程中所起的作用可能更为重要。

降脂治疗不仅仅是医学领域的重要内容，也成为商业领域的现象级案例。降脂药物、降脂疗法及各种科普知识常常让人眼花缭乱，人们又该如何分辨良莠呢？

第六，如果在互联网上搜索“减肥饮食”一词，会得到超过 1 亿个结果，而在图书销售平台上进行类似搜索会产生 31 000 多本该主题有关书籍。据悉，2014 年美国减肥行业市场价值达 600 亿美元。但这些建议很少是基于可靠的营养、医学、流行病学依据，缺乏权威文献的支持，这些竞争激烈又不受管控的信息非常容易误导试图减肥的人。马克·吐温曾经说过：“小心阅读健康书籍，您可能会死于印刷错误。”

第七，医生能够直接面对渴求正确医疗保健、治疗知识的广大民众，不但承担着疾病的诊疗工作，更有责任、有义务承担起科普工作，这样才能从源头控制疾病，积极响应《“健康中国 2030”规划纲要》，实践良好的生活方式，通过加强健康教育，塑造人们自主自律的健康行为，实现提高全民身体素质的目标战略。

我作为一名教学医院临床一线工作 32 年的心内科医生，诊疗过许许多多心血管疾病病人，通过对这些人的患病过程与经历进行有效总结，告诉人们怎样做到引以为戒、防微杜渐。我又是一名研究生导师、心理咨询师、临床营养师、慢性疾病管理师，在临床实践工作中，在查阅了大量国内外文献、指南、专家共识之后，制订了科学、有效、依从性好、能够长期坚持的减脂治疗方案，并且经过临床实践检验，获得了良好效果。我也爱好运动健身，希望结合自身运动、心理、睡眠体会与大家分享、交流相关知识。

# 本书使用指南

本书紧紧围绕结构脂、贮存脂、流动脂在机体中的作用以及类脂、脂肪在自然界、人类文明中的作用，讲述它们不为人知的秘密。全书共分为九篇。

第一篇，生命诞生于海洋，从磷脂作为屏障将蛋白质、核酸隔离起来产生第一个单细胞生物到智人已有30多亿年的进化史，而地球所有生命有355个基因是共同的，这些基因被称为“最后共同祖先”。脂质不只是提供能量，其最重要的功能是作为结构原材料建造机体。脂肪酸的不同与“好坏”决定了构建人体生命大厦建筑材料——人体内的脂类，关乎健康的走向与结局。

第二篇，脂肪的功能是多效的、重要的，所以细胞内外、组织周围都贮备了一定数量的脂肪，以便随时提取脂肪酸，构建、维护各个器官的结构与功能。结构与功能的不同形成了“五颜六色”的脂肪组织；不同部位的脂肪具有不同的属性与形态，发挥不同的生理作用；不同的器官，心、脑、肺、皮肤，以及免疫系统对于脂肪酸也有不同的“喜好”。只有了解这些知识，才能为如何选择饮食，选择“好的脂肪酸”进行疾病疗愈与防控做好储备与铺垫。

第三篇，脂肪酸不仅促进了人体重要器官的发育，其衍生物还作为体内重要的免疫反应介质，直接影响着人体的免疫与内分泌系统。在免疫系统中，白细胞在对抗细菌感染时，需要大量磷脂来构建细胞膜，而磷脂中的多不饱和脂肪酸在免疫细胞功能中起着至关重要的作用，它们主要来源于储存的脂肪组织，尤其是淋巴结周围的脂肪组织，为免疫反应提供了必要的原料。脂肪细胞也很活跃，它们如同24小时运行的“化工厂”，分泌多种脂肪因子，与身体各部位进行信息沟通，调控能量储存与消耗，影响抵抗力、血管稳态等。脂肪因子的失调与多种疾病紧密相关。

此外，脂肪对大脑进化和功能的发挥有重要意义。吃肉为人类祖先提供了丰富的能量和营养，促进了大脑的发育和进化。大脑的发育需要充足的脂肪酸供应，缺乏会导致功能障碍。尽管大脑形成后主要依赖葡萄糖供能，但脂肪酸在大脑结构和功能中仍扮演着关键角色。

第四篇，血脂是吃进去的吗？是，又不是！为什么这么说，血脂并不直接来源于食物中的脂肪，因此不是吃进去的；但血液中的一切营养物质，包括血脂在内，都直接或间接来源于食物，血脂通过新陈代谢转化而来，因此又与进食有一定关系。化验单上的血脂仅是血液中一小部分脂类，但能反映人体健康状况，其临床检测项目随研究进展逐渐增加。此外，人体内含有大量脂类，它们不会固定在一处，而是动态调配，参与新陈代谢过程。脂类不溶于水，必须借助脂蛋白作为载体在血液中运输，脂蛋白由载脂蛋白和脂质组成，负责将甘油三酯和胆固醇转运至各组织，用于能量供应、生物膜合成等。看完这一篇，你将会了解到“血脂”背后丰富的知识。

第五篇，动脉粥样硬化是类脂异位沉积于血管壁导致的病理过程，是本该运送到微循环的脂蛋白中途与大、中动脉等相互作用的结果。一个巴掌拍不响、苍蝇不叮无缝蛋，因此，只有两者都发生不正常改变时，才会发生动脉粥样硬化。而且血管的代偿能力足够强大，最初形成的斑块只是向血管管腔外生长，斑块向管腔内生长的进程有时可以长达十几年，也可能在很短的时间迅速发展，为什么会这样？人们非常害怕血管狭窄与阻塞，实际上更可怕的是狭窄的血管遇上斑块的破裂，血栓快速形成于此，导致猝不及防的心肌梗死、脑梗死的急性致死、致残事件。我们关注狭窄，更应该注意避免形成易损斑块，避免血栓形成。只有知道以上知识，才能减少急恶性事件的发生，降低心血管疾病病死率。

第六篇，主要讨论肥胖的问题。首先要了解怎样判定肥胖，哪些指标与健康密切相关；怎样的肥胖才是一种疾病状态；人之所以变胖，不只是个人懒惰与贪吃的结果，更受到生物进化、社会、心理因素的影响。而且任何疾病的发生都应该放到时代的背景下去考虑它们的成因与诊疗。

第七篇，“吃好饭”对健康非常重要。2010 年，全球前 25 个可以改变的致病因素中就有 8 个是饮食因素。微量元素固然重要，受到许多关注。然而，对人体最重要的脂肪、碳水化合物、蛋白质这些宏量营养素（常量营养素），人们往往理解得不够清晰，甚至存在困惑。哪种动物脂肪好，哪个部位的脂肪好，植物油脂怎么吃，哪种碳水好，膳食模式都有什么，都有什么优缺点。不仅“吃多少”重要，“何时吃”同样关键。了解这些有助于帮助我们维持健康和控制体重。

第八篇，肌肉与脂肪是构成身体的主要成分，其组成比例反映了人体的内部结构特征，成为衡量和监测人体健康状况的重要指标。30 岁以后，人体的肌肉含量会以每 10 年约 3% ~ 8% 的速度衰减。而随着年龄增长，脂肪含量逐渐增加，分布也发生了相应改变。如何保持健康的体态，适当的运动是维持肌肉和脂肪比例以及分布的最重要手段，某种程度上说，这就是延缓衰老，预防、治疗疾病的最经济的方法之一。那么，如何科学健身呢？首先，选择适合自己的运动方式，有氧运动、无氧运动或抗阻训练各有特点，其次，要循序渐进地增加强度，避免因过度训练导致受伤。此处，科学的营养摄入和充足的睡眠是保证健身效果的基础。重要的是，保持耐心，长期坚持才能获得持续的收益。

第九篇，当人们不可避免或不幸患上慢性疾病，汇集了人类智慧与高科技力量的药物，是对抗疾病、延缓衰老的有效、有力且稳定的手段之一，在某些情况下患者越早应用越受益。如何防控与脂代谢紊乱相关的动脉粥样硬化性心血管病，是否需要药物治疗，如何根据自身状况选择合适的药物，要注意哪些事项，怎样监测身体健康状况，这些疑问都可以在这一篇中找到答案。药物应用得好会成为天使，用错了可能就成为魔鬼。而对于一些诸如肥胖、高甘油三酯血症及游离脂肪酸过高的问题，不良生活方式是罪魁祸首，因此不应该过分依赖药物，也没有捷径可走，坚持良好的生活方式是最有效、成本最低且没有副作用的治疗。而且这不仅能带来各项代谢指标的改善，更是身心健康的基石，必须遵守并贯穿生命的始终。

这本书的最重要的主旨之一，也是引导大家，要想使人体生命大厦健康良好地运行，就要学会好好与身体对话。提供好的食物供养人体，适当地休息、睡眠、运动，善待我们的身体，身体的回馈将是惊人的。

# 目录

第六篇



第七篇

# 第一篇 脂肪围起了最初的生命

细胞从无到有的过程，是一个隔离的过程。细胞的生命活动、生化过程，都需要在相对封闭的环境进行。在这一过程中，脂肪（类脂）提供了围栏，圈起了细胞的内环境。

人的身体是大自然的奇迹之一，它的组成、构造与运作机制至今都让人百思不得其解，并为之着迷。地球上的生命是什么时候出现的这一问题，学界众说纷纭，难以给出一个定论，我们只能从当下的主流论点展开探索。

## 一、人类的身体30多亿岁了

“你的身体30亿岁了！”这是英国科普作家比尔·布莱森将个体生命的比例尺拉到生物进化的长度来说的。从地球出现单细胞生物的那一刻开始，编码人类的基因就已经存在了。一些基因共同存在于地球上所有生物中，甚至存在于已经灭绝了的恐龙体内。这些基因经历了漫长时间的洗礼，才造就了个体内藏着无数秘密、堪称奇迹的人类。

### 生命的起源

生命的起源，是现代自然科学尚未完全解决的重大问题，也是从古至今一直被人们追寻和试图解释的问题。大多数学者倾向于地球原始有机物是由无机物产生的，这一观点也得到了来自大自然环境证据的支持。

有两个地方的发现可以说具有划时代的意义。

第一个地方是陆上热泉。1967年，美国学者布莱克（Blake）在黄石公园的热泉中发现了大量嗜热生物，如蓝藻、光合细菌、硫细菌，特别是古细菌。这与人们所熟知的“蛋白质在超过60℃的环境中就会凝固”，比如煮鸡蛋时当温度达到60 ~ 70℃时蛋清就熟了，凝固了，就失去活性了，与“生物不能在60℃以上的环境里存活”的常识很不一样。

第二个地方是海底热泉。我们总是说，万物生长靠太阳，但地球生命却很可能是在没有光照的生态环境下诞生的。1977年，美国阿尔文（Alvin）号深潜器在海底观察到“黑烟囱”，水温高达350℃以上，压力也有200 ~ 300个大气压，而周围的海水温度稍低。在太平洋底的热泉中存在着大量的嗜热微生物。热泉中也存在大量的原始气体，比如硫化氢、甲烷、氢气以及一氧化碳，这种环境非常类似于40亿年前地球早期的环境。另外，热泉口到外层海水之间存在一个温度递减的梯度和化学物质浓度变化的梯度，这些梯度都有利于各种化学物质的连续反应和有机化合物的合成。

尤其重要的是，现在热泉中的生物基因是最古老的类型。古老化石研究也表明，热泉对于生命形成有重要意义。在澳大利亚距今约32亿年的火山沉积岩里，科学家们发现了大量保存完好的微生物细胞中的丝状体，说明当时热泉附近就已经有生命生存了。正是基于上述的研究背景，20世纪80年代末，科学家提出了“海底热液环境生命起源学说”，也被称为“黑烟囱”假说。它是20世纪生物学界最伟大的发现之一，也是对达尔文进化论强有力的证明。

后续又发现了主要由硫酸盐矿物和二氧化硅组成“白烟囱”和“低温喷口”，而“黑烟囱”主要的矿物质是暗色硫化物，科学家们是依据温度及喷出的矿物成分进行了以上的命名。目前，在全球各大洋中已经找到了一百五十余处深海热液喷口，主要分布于大洋中脊1 000 ~ 4 000米深处的热液活动区域。

生命的基本组成物质中包含氨基酸，但是热液流体中缺少氨基酸的关键元素——氮，这是早期生命起源于热液假说最致命的困惑。2020年，中国科研团队在西太平洋一处深海热液区发现了超临界二氧化碳，这是全球首次在自然界中的发现，该成果以封面文章刊发在《科学通报》（英文版）上。超临界二氧化碳既有气态性质，又有液态性质，能快速溶解有机物，日常生活中干洗利用的就是这个原理。餐桌上用于刺身等生冷海鲜烘托气氛也好，保鲜也罢，使用的是固态二氧化碳——干冰，人们看到的白烟是干冰从固态到液态再到气态的过程。石油工业中也大量使用超临界二氧化碳作为溶剂。虽然超临界二氧化碳被广泛应用，但此前还从未在自然界中发现超临界二氧化碳。它们能够使深海热液区富集大量氮气，这就为地球早期从无机物到有机物的过程提供了绝佳的反应介质。

基于这项科研成果，中国学者提出了新的地球生命起源假说：地球早期，存在于海洋与大气交界面的超临界二氧化碳层富集大量氮气，并与海水和露出海平面的岩石矿物质结合，催化产生了有机物，从而实现从无机物到有机物的转化过程，实现了由小分子有机物发展为复杂有机物与生物大分子的跨越。

有机物的出现是生命诞生的必要因素。什么是有机物、无机物呢？前者指的是，含有碳元素的化合物，通常与氢、氧、氮、硫等元素结合，形成复杂多样的分子结构。无机物则是指不含碳元素的化合物，或者即使含碳也不与有机生命过程直接相关的化合物，包括水、酸、碱、盐、金属、非金属以及它们的氧化物等。

在人类探索宇宙的无尽旅程中，寻找外星生命一直是我们的目标。而科学家探索其他星球上是否存在生命，主要是在寻找有机物和液态水，因为碳是地球生命的基础元素，液态水是生命存在的必要条件。

我们知道人体由几十种元素构成，但有机物中的主要元素碳、氢、氧、氮、磷（C、H、O、N、P）及钙（Ca）6种元素就占据了人体的99.1%。而脂肪、蛋白质、碳水化合物这三大宏量营养素，以及核酸都是高分子有机物，它们都是以碳链为“骨架”，所以地球上已知的所有生物都属于碳基生物。

生命起源接下来是生物大分子到原始单细胞的过程。蛋白质是组成生物体的主要物质，开启生化反应，也就是把接受的太阳能、化学能转变为有机物（脂肪、碳水化合物），这些有机物再分解产生能量，像一个小马达一样驱动细胞运转，完成物质交换，完成细胞的所有生命活动和使命。

细胞从无到有的过程，也是一个隔离的过程。细胞之所以成为细胞，以及细胞的生命活动、生化过程，都需要在相对封闭的环境中进行，要与外界环境隔离开来，于是本书的主角——脂肪，就粉墨登场了。脂肪提供了围栏，圈起了细胞的结构。细胞最外的一圈就是膜，主要成分就是磷脂。

我们知道无机界不需要隔离，只有生物需要膜与外界隔离。磷脂不仅仅圈起了最初的细胞，起到屏障作用，与危险冷漠的周围环境界定分离，成为一个独立的单位。磷脂组成的膜还在细胞内部围起一个个特定的含水区域，把一些生物大分子按要求集中或分开，圈出来了细胞核、细胞器等细胞内功能区。但是膜包裹的内部也不是绝对隔离，而是要与外界环境进行物质交换，所以生物膜系统是一个非常精密的机构。这样一个由生物膜包裹着的具有能自我基因复制和蛋白质合成的原始单细胞——生命，终于在地球上诞生了，也就是地球上所有生物的共同祖先。

在地球生命早期的许多亿年中，唯一的生命形式——微小的单细胞生物足足统治了地球30多亿年。直到寒武纪生命大爆发前夕，单细胞生物才开始一点点走上了复杂形式的进化之路。一直到约6亿年前才出现了第一个多细胞生物，之后植物、动物等开始出现，并且在包括赤道、两极，高山、峡谷，潮间带、深海，热液、冷泉等各种地球环境中繁衍开来，形成了五彩缤纷的生命世界。

无论生命是如何起源的，地球本身的演化历史和条件使得生命的发生对于地球来说是一个必然事件，但对于浩瀚的宇宙、上百亿年的宇宙演化史来说，地球生命绝对是一个偶然事件，是宇宙中的奇迹。生命使得地球、使得宇宙更奇妙、更美丽，充满了无限的可能，也使人类有了无限的幻想和遐思。

在达尔文提出进化论之后的一个多世纪里，科学家们只能用生物形态或者化石方面的证据来研究生物进化的过程。但是这种宏观层面的分析存在很多问题，比如化石能够记录下来的证据很有限，它能够记录生物形态，却不能记录它们血液、毛发的颜色等，更何况化石又很难寻找。

但是在DNA分析技术诞生之后，生物的进化过程就能从本质上得到了证明。这有一点像刑侦破案，一部刑侦电影里面有这么一句台词：“世界上不存在完美犯罪，任何的触碰都会留下痕迹，比如会留下指纹，会留下衣服的纤维等等。”可即便是这样，案件侦查还是有很多障碍。DNA

分析技术的出现，掀起了刑事案件侦破领域里的一场革命，原来好几十年不能侦破的悬案，DNA 分析技术都可以提供决定性的证据。

DNA 的特别之处在于，它始终存在于生物体内，在数十亿年里完整地经历和见证了生物进化的每一步。所以可以说 DNA 不但是证明进化论的新证据，也是最强有力的实证。

说人体已经 30 多亿岁了，就是从原始的单细胞生命之初算起，到如今万亿个细胞的庞大身躯，地球生命拥有的共同祖先的遗传信息就体现在人类的基因里。达尔文的《物种起源》与老子的《道德经》提出同源的设想，在 2016 年得到了进一步验证。德国杜塞尔多夫大学的科学家威廉 • 马丁（William Martin）通过比较后代的基因，确定了一组 355 个基因，共同存在于所有地球生物的基因中，这些基因被命名为“最后共同祖先（last universal common ancestor，LUCA）”（图 1-1）。因为 LUCA 有着极重要的生物学功能，对于机体的每个细胞来说不可或缺，因此说体细胞核携带着从原始生命之始到智人，历经几十亿年所有遗传信息。从这个角度来说，地球生物都是“一家人”。

**细胞是最小的生命体**

人类是高度复杂的多细胞生物，一个成年人有 40 万亿 ~ 60 万亿个细胞，主要由生殖细胞与体细胞构成。细胞很小，需要借助显微镜才能看到。人体细胞由最初的受精卵开始，不断分裂，细胞增长到一定数量便开始分化，形成组织和器官。

首先聊细胞，是因为维系生命的延续实际上是供养每一个细胞。要了解人体健康与疾病，就要了解构成每个器官的细胞的“喜好”。如果每个细胞都能很好地承担自己的责任，完成自己的使命，发挥不同的功能，就能实现同心协力地保障、维持、养护身体这座生命大厦的正常运作。当细胞的新陈代谢稳定了，整个机体也就稳定了。否则，某些细胞发生病变，就会发生“千里之堤溃于蚁穴”的事情，机体就生病了。

那么细胞是什么？别忘了人类老祖宗就是单细胞生物，它能够自成体

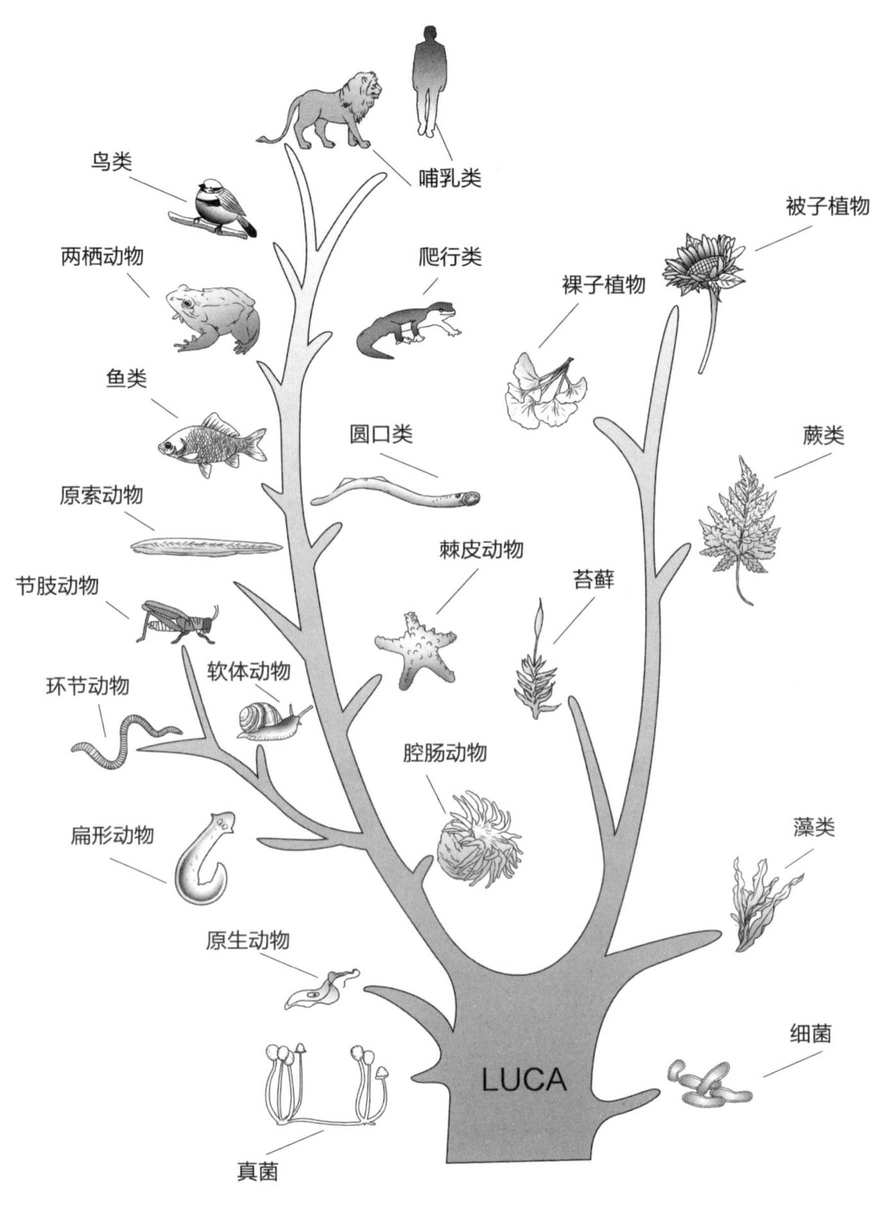


图 1-1

地球生物的“最后共同祖先”

系，是人体所有的生理功能和生化反应的基本单位，除病毒之外的所有生物体均由细胞组成，而病毒的生命活动也必须寄生在细胞中才能维持。实际上每一个细胞都有着自己独特的生活经历与命运，都可以被看作是一个小小的、独立的生命体。细胞构成组织，组织构成器官，器官按不同的功能而划分为不同的系统，从而构成人体。

人体有很多不同种类的细胞，如果按器官分类，就有肝细胞、心肌细胞、肾脏细胞、小肠上皮细胞等；按照不同形态可分为扁平细胞、柱状细胞、星形细胞等；又可分为有核细胞（包括单核细胞与多核细胞）、无核细胞（如血小板、外周血中成熟的红细胞）。

每个器官由很多种不同的细胞构成，比如皮肤是人体最大的器官，含有的细胞种类也是最多最全的。皮肤中含有角质层，因此有角质细胞，角质细胞是无核细胞。角质层下方有颗粒细胞和扁平状的表皮细胞，也叫角质形成细胞。皮肤中还有血管，因此就有上皮细胞以及无核的红细胞。此外，还有皮肤免疫系统中的吞噬细胞、朗格汉斯细胞、淋巴细胞、神经传递的星形细胞，等等。

细胞由细胞膜、细胞质、细胞核三部分组成，它们各司其职、相互配合，使得细胞可以行使正常的功能。

大多数控制生物性状的遗传物质，也就是平时说的DNA，存在于细胞核中，它是真核细胞中最大、最重要的封闭式结构，是细胞遗传与代谢的调控指挥中心。

细胞核内，DNA紧密卷绕在称为组蛋白的蛋白质周围并被包装成一个线状结构，称为染色体。人类体细胞中有23对（共46条）染色体，生殖细胞的染色体数量是体细胞的一半。人的染色体一半来自父系，一半来自母系。含有脂的核膜是两层，将遗传物质“圈起来”，以此维持基因的完整性。

DNA链很长，肉眼看不到的单个细胞中全部的DNA分子连接起来大约有182厘米。DNA链上分布着很多有特殊功能、带有遗传信息的小片段就是基因。在生命大厦的建造过程中，基因就像是一个规划程序，不同基因之间相互组合、相互作用，建构出了相似却又功能各异的不同细胞。有人天生是单眼皮，有人天生是双眼皮，有人是蓝眼珠，有人是黄眼珠，就是因为基因不一样。

DNA 是由很多称为脱氧核苷酸的基本组成单位连在一起形成的。脱氧核苷酸一共有四种，其中的碱基用 A、T、C、G 四个字母来表示。可以理解为人的基因就像一本特殊的书，书的内容由四个字母的不同组合而成。在这些 DNA 中，有超过 60 亿个碱基构成了人类基因组。

那么，基因是怎么控制生物性状的呢？最重要的一个路径是，基因能够控制生物体内蛋白质的生成过程。它会根据 A、T、C、G 四种脱氧核苷酸的排列顺序，控制细胞生成各种蛋白质。而生物的性状，就是通过蛋白质来表现的。在细胞核中贮存着人体的所有遗传信息，只不过特定的器官、系统只是转录、翻译、表达自身的那一部分。基因编码形成了不同的器官、系统，执行不同的功能，比如心脏维持泵血功能、肺维持气体交换的呼吸功能、神经系统维持思维等，组合在一起共同构建了生命大厦的基本架构。

在 DNA 上不同基因片段当中夹着的部分叫作非编码 DNA，这部分 DNA 没有功能，或者已经失去了功能，或者有目前人们还不知道的功能，科学家也叫它们“垃圾 DNA”。

基因储存着生命的人种、血型、孕育、生长、凋亡等的全部信息。环境和遗传的互相依赖，演绎着生命的繁衍、细胞分裂和蛋白质合成等重要生理过程。生物体的生、长、衰、病、老、死等一切生命现象都与基因有关。它也是决定生命健康的内在因素。

除了细胞核内有 DNA，线粒体内也有一小部分遗传信息，叫作线粒体 DNA。一个线粒体中一般有多个 DNA 分子。1967 年，林恩 • 马克利斯（Lynn Margulis）提出了至今依然被广为接受的共生理论，线粒体起源于一种细菌，被宿主吞噬之后与宿主形成了共生现象。这种共生适应性被看作是生命进化史上一次革命式的重大事件。随着时间的推进，人们通过对线粒体 DNA 的进一步研究，也深刻认识到了线粒体内的生物合成机制、热和电力输送等多个层面，这也有利于更好地理解纤细而又神秘的线粒体组成构造及其起源。线粒体遗传主要是母系遗传，即个体的线粒体 DNA 只能从母亲那里遗传而来，因为受精卵中的线粒体主要来自母亲的卵子。虽然精子和卵子都有线粒体，但当二者形成受精卵并开始发育时，精子的线粒体就会启动自毁机制，而卵子的线粒体可以保留并能够继续扩增。2022 年诺贝尔生理学或医学奖获得者瑞典科学家斯万特 • 佩博（Svante Pääbo）就是通过研究已灭绝的古人类线粒体基因组，揭示并比较了现代人类与已灭绝的古人类遗传基因的差异，初步解释了是什么成就了独特的现代人类。佩博开创性的研究催生了一门全新的学科——古基因组学。

## 克隆羊多莉

为了进一步理解“体细胞核中贮存着人体的所有遗传信息”的含义，来讲讲“细胞核与世界上第一只克隆羊多莉（Dolly）”的小故事。1996 年 7 月 5 日，英国科学家伊恩 • 威尔穆特（Ian Wilmut）博士成功地克隆出了一只小羊，小羊多莉与它的母亲“一模一样”，这是真正意义上的“一模一样”。正常情况下，包括人类在内的哺乳动物都是有性生殖。精子与卵子都是单倍体生殖细胞，它们的细胞核只包含一条 X 染色体或者 Y 染色体，当两者结合产生受精卵时，就具有两组染色体——二倍体的细胞核。二倍体的细胞核能够启动受精卵的分裂增殖，从而发育成一个生命体，一个人，一只羊等。

体细胞是相对于精子与卵子而言的。实际上只要卵子内的细胞核具备了二倍体的情况，就会启动卵子的分裂过程，进一步发育为胚胎。当把卵子的单倍体细胞核去除，取而代之的是移植进去的二倍体的体细胞的细胞核，也会如受精卵一样启动细胞分裂。小羊多莉就是利用母亲的成年体细胞核移植到卵子中培育出来的新个体，它证明了一个哺乳动物的特异性分化的细胞也可以发展成一个完整生物体。多莉是一只通过现代技术创造出来的绵羊，也是世界上第一个成功克隆的哺乳动物，被英国广播公司和《科学美国人》杂志等媒体称为世界上最著名的动物。

按照官方的说法，其名字是以美国乡村音乐天后多莉·帕顿（Dolly Parton）的名字命名的，因为她拥有一对丰满的乳房，而多莉是由乳腺细胞发育而来的。

多莉的诞生为克隆这项生物技术的进一步发展奠定了基础，并且因此引发了公众对于克隆人的想象，所以多莉在受到赞誉的同时也引起了争议。

知道了细胞核的作用，接着说细胞内部的一些结构。细胞的“吃喝拉撒”叫作新陈代谢，它们从周围环境获取所需的营养物质，叫作异养；自身也能够合成一部分营养物质，叫作自养。这些过程是怎样进行的呢？如果把每个细胞看作一个个向身体输入建筑材料的微型工厂，细胞器就像加工生产不同材料的小车间，通过将原材料送上不同的生产线，最终输出各式各样的产品和废料垃圾。比如线粒体产生维持细胞生命活动的能量，是有氧呼吸的主要场所，被称为细胞动力车间。内质网正如其名，是由单层膜连接而成的网状结构，是细胞内除核酸以外的一系列重要的物质，如蛋白质、脂类和糖类合成的基地。滑面内质网还具有解毒功能，如肝细胞中的滑面内质网中含有一些酶用以清除脂溶性的废物和代谢产生的有害物质。

细胞内高尔基体的主要功能将内质网合成的蛋白质进行加工、分拣、包装、修饰与运输，然后分门别类地送到细胞特定的部位或分泌到细胞外。

溶酶体就像消化处理车间，内部含有多种水解酶，能分解衰老、损伤的细胞器，吞噬并杀死入侵的病毒或细菌。

所有细胞都含有核糖体，不像其他细胞器都有单层的膜结构，核糖体没有膜包被的“围墙”，根据功能需要可以附着在内质网或散落在细胞质内。因此，核糖体也被认为是细胞内大分子而不是一类细胞器。

简而言之，基因含有构造细胞所需的信息，蛋白质能完成或促进一些必要的化学反应，而生物膜作为一定意义上的“围墙”，协同磷脂把一些生化反应集合起来，并帮助保持细胞正常的生物化学生产加工环境。

当人体正常工作时，你不会意识到每个细胞的重要性，就像手上一个小的创口，因为影响了正常生活，所以才会引起人们的注意。细胞也是如此，某一个细胞出现差错，比如发生癌变，可能就会导致人体组织、器官、系统产生病变，让人进入亚健康或疾病状态。

## 二、没有脂肪就没有生命

题目里的“脂肪”，准确的名称叫“脂质”，或“脂类”，它是一个大的概念，包括脂肪和类脂。脂肪的化学名称叫作甘油三酯，是由一个甘油环链上三个长链脂肪酸构成，主要作用是储存脂肪酸，也叫“储存脂”。细胞用到这些“能量包”时，甘油三酯被分解为脂肪酸，叫作“脂解”或“燃脂”。

“类脂”顾名思义，类似于脂肪的物质，包括磷脂、糖脂、胆固醇以及胆固醇酯。胆固醇是一种血液中能检测到的物质，因此一直是人们关注的对象。类脂在人体内最主要的作用与蛋白质、糖一样，是构建人体的“建筑材料”，也叫“结构脂”，它们构成生物膜的“骨架”，没有脂肪就没有生命，主要指的是类脂。在本书的下文中，“脂肪”特指甘油三酯；“脂质”或“脂类”指代甘油三酯与类脂的总称。

### 类脂是生物膜的主要“建筑材料”

人的身体一半以上都是水，分布于细胞内、外。细胞内液占了 2/3，细胞外液占 1/3，也就是说细胞、细胞器都是“泡”在水里。细胞膜与细胞器的膜统称为生物膜（图 1-2），它们像墙壁一样使细胞与细胞之间、细胞与外部环境、细胞器与细胞器之间彼此分隔，区别开来。而生物膜不是仅仅作为屏障作用的“死”结构，它们是“活的”，始终呈现流动变化的状态。要知道，任何一个细胞都要进行新陈代谢，维持所在组织器官的功能，完成自己的使命。而生物膜是细胞进行“吃喝拉撒”生命活动的“运输通道”“加工厂”“菜市场”“先遣队”，细胞进行物质交换，吸纳营养物质，接受命令，与其他细胞、组织、器官互通有无，这一切都由细胞膜完成。细胞膜上的物质，蛋白质、脂、糖等，这些“一砖一瓦”都不仅仅是建筑材料，还要发挥许多功能，参与膜的一切活动。

以人体细胞膜为例，它是由磷脂双分子构成的富有弹性的半透性膜，膜厚 7 ~ 8 纳米，通过膜的外侧与所处细胞外环境相接触。

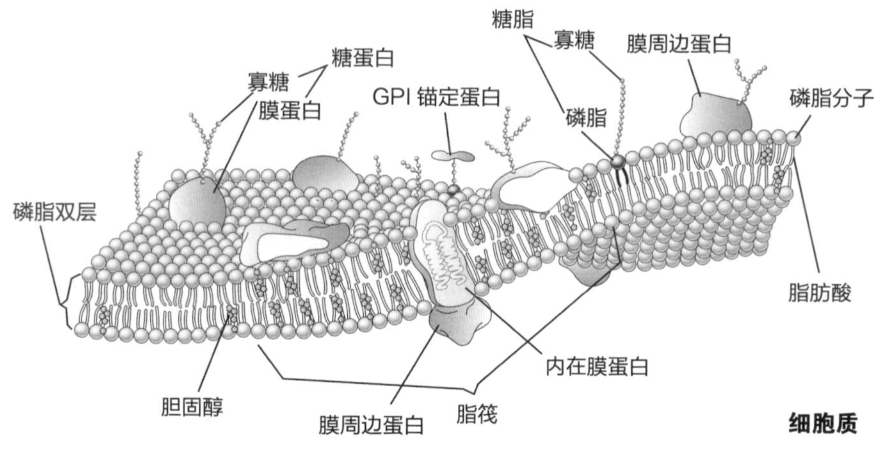


图 1-2

生物膜结构模式图

注：生物膜由磷脂双分子层构成，具有流动性。蛋白质分子有的镶在磷脂双分子层表面，有的部分或全部嵌入磷脂双分子层中，有的贯穿整个磷脂双分子层，大多数蛋白质分子也是可以运动的。磷酸“头”部是亲水的，脂肪酸“腿”部是疏水的。

磷脂是生物膜的主要成分，也是诞生生命最早的、最基本的物质之一，因此对于任何生物体来说磷脂都是重要的物质。磷脂中间镶嵌着一些蛋白质，这些膜蛋白的作用犹如细胞的“眼睛、鼻子、耳朵”等感觉器官，在双层膜中反复通行，“警觉”地注意外部环境变化，并对外界刺激做出适当的反应以维持细胞内部稳定。有了膜蛋白，细胞膜使细胞具有“智慧”，是细胞自我保护和机体内所有细胞之间沟通交流的基础。因此，强化人体最小单位的细胞膜，具有重要意义。衰老、外在环境的有害物质、疾病状态，都会影响细胞膜的稳定性，除此之外，营养等因素也会对其产生影响，例如维生素是否缺乏、食用油脂的好坏都会影响细胞膜的健康与否。

磷脂的结构特点决定了生命诞生的必然性，也决定了它们在机体构建及修复过程中的重要性。从单细胞细菌到人体组织的任何细胞，生物膜主要都是由磷脂构成，磷脂是构成生命的基础物质，有甘油磷脂和鞘磷脂两大类，其中甘油磷脂最多，鞘磷脂则具有较长的饱和脂肪酸链，“硬度较大”，结构致密。

磷脂最有名的是它在细胞膜流动方面的重要作用。磷脂双分子层是构成细胞膜的基本支架。当细胞散布于水面上，磷脂的疏水基团相互聚集，形成一个能被观察到的双层结构。这种构建细胞墙壁屏障的“建筑材料”结构是这样，磷脂分子由一个“头”，两条“腿”构成。容易与水结合的磷酸基团是“头”；两条细长的“腿”是脂肪酸链，一个脂肪酸链必须是饱和脂肪酸，另一个脂肪酸链必须是不饱和脂肪酸，它们都能与油结合，具有亲油性。

磷脂的不饱和脂肪酸必须从食物中获得，人体不能合成，因此称为必需脂肪酸。而饱和脂肪酸是机体能够自身合成，同时机体储存着大量的饱和脂肪酸作为储存脂，人体一般不会缺少。脂肪酸的构成与比例对于细胞非常重要，食物脂肪的好坏主要取决脂肪酸的好坏。

细胞膜中磷脂分子一个挨着一个就像两排人，头朝外，脚挨脚。内外两层磷脂的亲水头部分别朝向细胞外液和细胞质内，亲油的腿部彼此相对，这样就构成了完美的绝缘层，而胆固醇和膜蛋白贯穿于双层膜中。

在这典型的双层排列中磷脂保持十分强烈的相互联结状态，即便是高温或化学制剂作用损害了细胞膜导致其破裂成为残膜，它们仍会保持这种形态。比如死水或水流缓慢的湖泊水库，炎热的夏季或暴雨之后，水面覆盖着密集、油绿的藻类，就是上百万活的或死的微小水藻类的膜或残膜互相连接的磷脂形成的。

膜磷脂中的脂肪酸构成时刻影响着膜组织的有序运转，会影响到膜上受体、膜上或膜中蛋白质与其他细胞连接时的感应性、灵活性。细胞膜外层磷脂总是不断地进行着更新，一部分会被细胞重新吸收，因此需要饮食源源不断补充好的脂肪酸。如果做不到，对于神经细胞来说，可能思维反应就会慢半拍；而对于免疫细胞就会影响其对于病原微生物或癌变细胞的反应性。

这些作用足以说明，膜对所有活着的细胞都是至关重要的。细胞膜受到伤害往往比蛋白质合成遭到破坏或基因改变更快地导致细胞死亡。一些抗生素的作用机制就是破坏细菌的膜磷脂，比如多黏菌素，它能破坏细胞膜中的磷脂，其作用机制就像肥皂一样，破坏了细菌膜的完整性，使细胞内容物外漏，或者平时被细胞膜排斥拒收的物质、排泄出去的“垃圾”自由出入细胞，于是细菌马上就变得混乱并死亡。即使细胞膜本身完好无损，但如果维护细胞膜的营养成分遭到破坏，或者一些专用运输通道被堵塞，细胞也会因为得不到足够的营养而死亡。这类药品的主要缺点是副作用很强，因为哺乳动物的细胞膜和细菌的细胞膜十分相似，用药后机体正常组织的细胞膜也会受到同样的损害。

细胞内的细胞器膜同样关乎细胞的命运，比如被称为动力工厂的线粒体，也有内膜和外膜，都由磷脂双分子层组成，其中镶嵌有蛋白质，类似一般的细胞膜。线粒体外膜光滑，控制物质进出；内膜向内腔折叠成的嵴进一步形成不同功能的隔离区，召集各种酶锚定在内膜上，提供形成化学反应所需的表面平台。在很多情况下，一些关键的酶总是附着在内膜上来完成任务，如线粒体呼吸作用中所涉及的一系列反应，产生能量物质。对细胞的功能来说，内膜和外膜同样重要，它们结构或排列上很小的变化都能严重影响一些基本的生化过程，从而导致细胞死亡。

机体内脂质无论是在生物膜或其他结构中作为结构材料，还是参与血液循环中的运送过程，都要与蛋白质结合，细胞膜中有 40% 左右蛋白质和 50% 左右的以磷脂为主的脂质，在血液中的叫作脂蛋白，这样脂质才能在以水为主的机体内稳固下来，才能在血液中畅通无阻。

胆固醇的前世今生

生物膜里另一个主要的成分就是耳熟能详的胆固醇。1784 年，法国医生及化学家弗朗索瓦·普洛蒂埃（François Poulletier）第一次从胆结石中分离出胆固醇，这种脂质很容易结晶，呈现出白色或淡黄色，但却不能被分解为甘油和脂肪酸。1816 年 8 月 26 日，在法国科学院会议上，米雪尔·欧仁·谢弗欧（Michel E.Chevreul）将这种脂质正式命名为 cholesterine，希腊文的含义是固体的胆汁酸。但在 1859 年，当时因为这个词与一款洋酒重名，贝特洛（Berthelot）建议将 cholesterine 改为 cholesterol。发现胆固醇后的 100 多年里，没有人知道这种脂质是动脉粥样硬化的罪魁祸首。直到 1889 年，科学界才开启了一个多世纪的“胆固醇和冠状动脉：从动脉斑块到基因再到降脂药物的故事”，并有 11 项诺贝尔奖授予了胆固醇相关研究。之所以有“没有胆固醇就没有动脉硬化”之说，是因为胆固醇及其他一些固醇有独特的化学结构，它们含有一些环状连接的碳链，这和甘油三酯的结构在本质上是不同的。胆固醇就像环境中的塑料制品，不能分解，能长期存在于活的组织中，甚至机体死亡了它也不能降解，让人生厌。

在体内，绝大多数肝脏合成的胆固醇在体内最主要的作用是形成胆汁酸储存在胆囊中。当人们吃了高脂肪食物，胆囊释放胆汁酸协助消化脂质。胆固醇还可以合成性激素和调节紧张情绪的肾上腺皮质激素及身体必需的维生素 D。

这里主要说它作为生物膜上结构材料的作用。如图 1-2 所示，作为结构脂的胆固醇就像建筑材料里的沙子、水泥构成灰浆，把细胞膜中流动的磷脂黏合在一起，甚至把漂浮在脂质双层上松散的膜蛋白、磷脂捆绑成脂筏，形成稳定、有序、有一定强度的微结构域。脂筏就像一个蛋白质停泊的平台，借助这些平台，细胞完成膜与外界环境、其他细胞的信号沟通，实现物质和蛋白质的跨膜运输、分选，当然一些病原微生物，如人类免疫缺陷病毒（human immunodeficiency virus，HIV）等也会借助脂筏侵染细胞。当外来物质转运到细胞膜上后，有些脂筏可在不同程度上与膜下细胞骨架蛋白交联，形成通道，完成最后一步转入细胞的过程。推测一个 100 纳米大小的脂筏可能载有 600 个蛋白质分子，脂筏的面积占细胞膜表面积的一半以上。

胆固醇对于保持生物膜的稳定性是必需的，但细胞膜还要具有一定的流动性和渗透性。因此胆固醇的过多过少都会影响细胞膜的功能，如果太少，膜的流动性就会很大，影响了细胞膜的稳定性，将不利于物质交换；如果胆固醇过多，脂筏结构过于僵硬，形成针状胆固醇晶体，细胞膜则失去流动性，也会破坏驻留在细胞膜结构域中的蛋白质的多种作用。因此脂筏必须保持一定的稳定性、有序性，这样才能够保障细胞膜的功能。

同时胆固醇也会被氧化，如果胆固醇被氧化形成的氧甾醇过多，就会激活凋亡信号通路，导致细胞程序性死亡，由此可见、胆固醇对于细胞膜的重要性。

除了肝脏和肾上腺、性腺外，其他组织、细胞并不需要从所处环境中额外摄入胆固醇，它们都能够自身合成胆固醇，并能够自给自足。广泛存在于蔬菜、水果中的各种植物的细胞膜类似胆固醇的类脂叫植物固醇。

除了磷脂、胆固醇，生物膜上还有糖脂，它们也分为两大类：甘油糖脂及鞘糖脂。甘油糖脂不但在动物的神经组织有着重要作用，而且是植物和某些细菌微生物的主要糖脂，尤其是革兰氏阳性菌菌膜的常见组成成分。已有一些研究证实了它们与人类神经系统疾病、抗菌药物等的研发密切相关。而存在于细胞膜表面的鞘糖脂就像与外界沟通的天线，在细胞识别、细胞吞噬、细胞接触抑制以及移植组织和器官排斥等典型的生理过程中发挥了重要作用。另外，目前关于糖脂的研究主要集中于其在ABO抗原决定血型中有哪些作用。

各种鞘脂（鞘磷脂与鞘糖脂）分子广泛存在于肝、脾、肾和神经系统中，同很多遗传疾病相关，统称为鞘脂类代谢障碍。

一个人聪明与否，大脑运转快不快，思维反应好不好，取决于神经元能不能高效又准确地发送信号。大脑的各神经元要同时发送许多指令并且互不干扰，比如，一个讲演者，一边要感知气温的冷热，一边要眼观六路耳听八方，一边要组织语言。这就需要每个神经元各司其职，找准目标，别去干扰不相干的神经元。神经元外面有个很重要的结构叫髓鞘，它是包裹在神经元外侧的类脂结构，像电线的绝缘层，能隔绝不必要的信号。髓鞘有多重要呢？看看刚出生的婴儿就知道了。他们手舞足蹈，伸出笨拙的小手，却瞄不准目标，抓不到东西，这其实是因为婴儿的髓鞘磷脂特别少。好在很快，随着婴儿神经元外面突飞猛进地生成髓鞘，孩子的身体会越来越协调，目标感也越来越强。反之，随着年龄增长，如果髓鞘类脂变性，就会出现神经退行性疾病，比如多发性硬化，因为“绝缘”功能障碍，妨碍了大脑里神经元的沟通，病情继续发展，病人就会丧失自理能力而卧床不起。因此，想让大脑表现得更好，不能忽视这小小髓鞘作用。

神经酰胺是鞘脂的一种，也是化妆品中备受青睐的成分，可以起到保护肌肤和保持水分的屏障作用。然而2022年在国际顶尖医学杂志《自然·衰老》上发表的关于神经酰胺影响衰老的最新研究成果，揭示衰老过程中肌少症病人的肌肉流失，可能是神经酰胺惹的祸！科学家发现，控制鞘脂合成可能是改善衰老相关肌肉流失的有效措施。神经酰胺在动脉粥样硬化中的研究也才刚刚起步，与胆固醇相比，它的危害似乎更大。由于它直接参与动脉粥样硬化的进展，因此其作为一种新的心血管风险指标，受到研究者越来越多的关注。

可以预测，随着检测手段以及科技的进步，人们可能会发现越来越多的类脂，对现在已知的“脂”也会了解得越来越清楚，进而预防与控制疾病的发生发展，为健康保驾护航。

### 物质通过脂膜进出细胞

作为生物体基本结构和功能单位的细胞，时刻要进行吃吃喝喝、加工生产、排泄废物等生命活动，这些物质都要经过细胞膜。不同种类的物质进出细胞的途径也不同，像水、氧气和二氧化碳这些物质可以通过扩散作用，自由出入细胞的磷脂膜。一些亲脂的物质，比如某些激素、游离脂肪酸和脂溶性维生素也能够自由出入。而溶于水的物质，比如数量最多、种类繁多的蛋白质和糖类，就不那么容易了，需要细胞膜派出被称为“受体”的“快递员”进行传递。这些受体蛋白通道有的贯穿整个磷脂双分子层，有的镶在磷脂双分子层表面，有的部分或全部嵌入磷脂双分子层中，大多数蛋白质分子都是可以运动的。受体能够接受细胞命令，并感受血液循环运输系统信息变化，控制细胞物质的进出。实际上，一些脂类物质也不都是自由出入的，比如胆固醇是通过受体途径进出肝脏和肾上腺、性腺。细胞根据自身需要，调控进出细胞的物质，分泌不同的受体。受体使用的能量方式也各不相同，有的采用化学能，有的用电，将物质吸入、泵入或喷出细胞。

含脂丰富的膜结构会为脂溶性的乙醇大开方便之门，使其能够顺利穿过胃肠壁细胞而吸收入血，进一步作用于神经和肌肉，使人飘飘若仙，浑身瘫软；而同样是脂溶性的氯仿、醚和氟烷等麻醉剂也能够迅速进入呼吸道，再作用于脑，使人陷入昏迷状态。当然，肝脏也会快速吸取血液中这些外来物质并发挥解毒作用。脂溶性的油漆、汽油等也会损害人体的呼吸道或肝脏，一些经常接触这些有机溶剂的人甚至患上肺动脉高压等疾病。最可怕的是一些有潜在毒性的人工杀虫剂对人体造成的级联影响，如有机磷等农药喷洒在动、植物表面，并进入其体内，或者存留在土壤和地下水中长达几年，导致周而复始地被其他动物摄入，继而在鱼类、鸟类和哺乳动物等体内聚积。

前面是以单个细胞的活动来叙述，而人体是由亿万个细胞组成的，每个细胞并不是孤立存在的，细胞之间时刻进行着非常广泛而频繁的信息交流，并且已经达到令人吃惊的程度。那么细胞之间是怎样互通有无，沟通交流的呢？

细胞有时会发出电波，或者分泌化学物质（派出脂质、蛋白质）作为信使去协调身体活动。这些信使被命名为激素、神经递质、细胞因子、脂肪因子、肌肉因子等。

我们都知道甲状腺、肾上腺这些内分泌器官，通过分泌激素作用于机体各个组织，调节各个系统的功能活动，但是你知道脂肪组织会分泌脂肪因子，肌肉组织会分泌肌肉因子作用于心、脑、肾、肺、肝等器官吗？随着现代化、机械化程度越来越高，人们的活动越来越少，肌肉越来越萎缩，体脂肪越积越多，体内 1/3 以上是脂肪的人很常见，体脂肪逐渐占据主导作用，成为最大的内分泌器官，就会分泌更多的脂肪因子，这也是现代人患上代谢性疾病（一部分也是失配性疾病）的主要原因。

实际上，脂膜的稳定性决定了细胞的生死。除了上文谈到的脂肪酸的差异会影响膜的结构与功能，温度对膜脂的影响也非常大。膜脂对温度极为敏感，脂膜遭遇寒冷会被破坏，从而导致许多动、植物细胞死亡。但几乎所有的结构蛋白质和大多数酶都能在低温下保存完好，比如实验研究中常常将一些组织、细胞在零下 80℃冷冻几星期，甚至更长的时间。人和动物的血液在冰冻时也能保存完好，而且还能携带氧气。除一些已经适应在极冷的情况下存活的特殊物种之外，绝大多数细胞和有机体都会因冰冻而死亡，主要是因为膜脂“死”了，这些“围栏”被破坏了，以至于包括毒素在内的不同种类物质随便进出细胞，导致附着于膜上的酶也不能正常工作，于是细胞就死亡了。

### 香蕉能放冰箱吗

我们都知道香蕉不能放在冰箱保存。从这个常识中我们可以进一步了解低温对膜磷脂的破坏作用。香蕉主要是生长在气候温暖、潮湿的亚热带地区，其果肉几乎全部是淀粉，细胞膜也是由磷脂构成。人们通常在香蕉皮由绿变黄，还没成熟之前采摘香蕉，在室温下香蕉会慢慢成熟，细胞内的一些酶也会释放出来，使淀粉和其他一些复杂的碳水化合物变软，这样果皮中的硬纤维和果肉变成软软的烂糊状，甜而糯，口感更好。还有一些酶会使果皮变黑，这种黑色素与人的皮肤被阳光晒黑产生的物质是一样的。

在10℃左右时，香蕉的细胞膜磷脂功能良好，能够屏障细胞内的酶，成熟过程会慢慢发生。而当把香蕉放入低于10℃的冰箱中，膜磷脂会被破坏，细胞内的酶就会迅速释放出来加速其成熟。如果将冷藏的香蕉再次拿到室温环境下，情况会更糟，虽然膜的屏障作用能够部分恢复，但释放出去的酶却无法回收，于是香蕉变黑变烂的速度更快了。

同样，对人体来说，有时候发热，也可能会产生致命的结果，因为这样的温度也会破坏人体主要器官组织的蛋白质和膜脂的正常结构。

## 三、饱和还是不饱和

人体的脂质种类繁多、结构复杂，一些原来认为与脂质关系不大甚至不相关的生命现象和疾病，有越来越多的证据表明都与脂质及其代谢密切相关。不同器官需要不同的类脂，如心磷脂、脑磷脂群，而类脂的不同主要体现在脂肪酸的不同上。一个人是否健康，也反映在组成某一器官的结构脂和储存脂的脂肪酸的差异上。而脂质不由基因编码，独立于从基因到蛋白质的遗传信息系统之外，因此受饮食影响最大，饮食脂质的好坏主要取决于脂肪酸的好坏。

日常生活中关于脂肪的争论最多，什么动物的脂肪，什么油对人类健康好；喝奶好不好，这些争论的焦点主要集中在食物中的脂肪酸构成比例上。我们常说饱和脂肪酸、不饱和脂肪酸，长链脂肪酸、中链脂肪酸、短链脂肪酸，反式脂肪酸以及人工氢化脂肪酸等。它们有什么区别，又分别有什么作用呢？

下面先看看脂肪酸的一些共有特性。所有的脂肪酸分子都是一条由碳、氢、氧组成的碳链，之所以被称为“酸”是因为脂肪酸分子一端的羧基（—COOH）产生的基团中的氢原子（H）（而非脂肪酸分子中的其他许多氢原子）很容易游离出去，从而形成一个氢离子（$H^+$）。脂肪酸分子的另一端是由一个碳原子和三个氢原子组成的，被称为甲基（$—CH_3$），这个命名是因为它与甲烷（即 $CH_4$，沼气的主要成分）很相似，脂肪酸的化学结构式看起来像一只毛毛虫。

### 用点“魔法”便可让脂肪酸显形

目前已经发现了越来越多不同种类的脂肪酸，比如仅在人乳中就有 199 种脂肪酸。检测的精准度也越来越高，即使混合物中脂肪酸含量非常低，甚至低至千分之一以下的含量，化学结构只有细微差别的脂肪酸都能够被检测出来。检测脂肪酸主要是根据 20 世纪 50 年代后期出现的气相色谱法和液相色谱法，基本原理是因为体内的脂肪酸都是以甘油三酯或磷脂、胆固醇酯等酯化状态存在，所以要先加水使脂肪酸从酯化状态分解出来。而被释放出来的脂肪酸在化学结构上很稳定，但要比酯化状态更容易挥发，成为除氧气之外的更像氢、氦或氮等的汽化状态。成为气体后的脂肪酸将通过相应的气相色谱仪或液相色谱仪，一般仪器内铺着一层两面都能吸收脂肪酸的物质，不同的脂肪酸汽化后到达仪器末端的时间不同，从几分钟到一个多小时不等。碳原子越少、结构越简单的脂肪酸挥发得越快，到达仪器末端的时间越短；碳原子越多、结构越复杂的分子挥发得越慢，到达仪器末端的时间越长。最后与已知的标准化脂肪酸到达仪器末端的时间做对比而被测定出来。

根据主链上的碳原子数量脂肪酸分为短链脂肪酸、中链脂肪酸、长链脂肪酸，就像把人按照身高划分一样。在高等植物和动物体内，已发现包含 2 ~ 36 个碳原子的各种脂肪酸，而一些罕见微生物中的脂肪酸最多可含有 80 个碳原子。最常见的脂肪酸碳原子往往在 14 ~ 22 个。少于 6 个碳原子的脂肪酸被称为短链脂肪酸（short-chain fatty acid，SCFA）；含有 6 ~ 12 个碳原子的被称为中链脂肪酸（medium-chain fatty acid，MCFA）；长链脂肪酸（long-chain fatty acid，LCFA）则含有 12 个以上碳原子。虽然在有机物内发现了含有上述范围之内任意数量碳原子的脂肪酸，但含有偶数碳原子的脂肪酸往往比含有奇数的要多得多。

前面提到过在一些特殊情况下，2 个或 4 个碳原子的短链脂肪酸可以通过一些含碳的无机物，如甲烷或二氧化碳产生，但中链脂肪酸与长链脂肪酸只能在“活”的生物中生成。所有能够自我繁殖的活细胞（而非病毒）都含有脂肪酸分子，因此它们与蛋白质的基本成分氨基酸、遗传物质 DNA 或 RNA 一起成为证明生命存在或曾经存在的最重要证据。比如科研人员在陨石以及空间探测器所采集的岩石和灰尘样本中寻找的就是这些有机物，以此证明火星或其他一些天体上存在生命的证据，但遗憾的是迄今为止尚未发现。

按照活跃度还可分为饱和脂肪酸与不饱和脂肪酸。除了碳原子数量不同会影响其在机体内的生物学作用与储存方式，碳原子之间键的链接方式和稳定性也会影响到脂肪酸的化学反应特性，进一步决定了其不同的生物学作用。

脂肪酸主链上的碳原子有 4 个键，除了首尾两个碳原子相连构成碳链外，每个碳原子还有两个键，可以连接两个氢原子或其他一些分子。如果碳原子已经连接了两个氢原子，不能再与其他分子发生反应，达到了饱和状态，这个脂肪酸被称为饱和脂肪酸（saturated fatty acid，SFA）。如果两个相邻的主链碳原子都少连接了一个氢原子，并空出来一个键，那么脂肪酸碳链上氢原子数没有达到饱和，碳原子形成双键，这种脂肪酸称为不饱和脂肪酸（unsaturated fatty acid，UFA）。碳链上只有一个碳碳双键的叫单不饱和脂肪酸（monounsaturated fatty acid，MUFA），碳链上有两个及以上碳碳双键的叫多不饱和脂肪酸（polyunsaturated fatty acid，PUFA）。单一的双键对于多细胞的生物，无论是植物还是动物，根本满足不了细胞之间物质交换与信息交流的需要，所以机体需要大量的多不饱和脂肪酸。

双键越多越容易发生化学反应，这种现象既可以发生在体内，也可以发生在体外自然环境下。比如构建大脑的脑磷脂群，有很多含 5 到 6 个双键的脂肪酸，可以与其他分子发生很多化学反应，加快神经系统的传导性，从而产生思维活动碰撞出来的“电火花”，这也影响了一个人反应快慢、聪明与否。而含有这些脑磷脂的食物，在外界环境中也容易发生酸败，而使其营养成分大受破坏，人们摄入后也会对健康造成损害。

生物膜磷脂分子中，位于第二位的脂肪酸通常是不饱和脂肪酸，双键会改变分子聚合成晶体的方式，使碳链弯曲扭结，这种结构增加了细胞膜的流动性，拓展了一个碳原子与其相邻原子的旋度。这样才能保障生物膜全方位、多维度发生化学反应，保证细胞间沟通的活跃性。多不饱和脂肪酸的双键特性决定了其在细胞活动、免疫、激素调节过程中的主导地位，极大影响了人们的健康状况，因此生物体内会需要大量的不饱和脂肪酸。

但机体在进化过程中，一个致命的缺点就是这些多不饱和脂肪酸必须从植物或冷水鱼等食物中获得，人体自身无法合成，因此它们被称为必需脂肪酸（essential fatty acid，EFA）。其中我们最熟悉的是 ω-3 脂肪酸和 ω-6 脂肪酸。ω-3 或 ω-6 指离羧基最远的碳碳双键在碳链上的具体位置，这也是不饱和脂肪酸最先发生生物化学反应，与其他分子愉快地沟通的位置。ω 是希腊字母表里最后一个字母（ω 为小写字母，Ω 为大写字母），表示从远离羧基端的末端倒数的意思，比如 ω-3 脂肪酸的结构中离羧基最远的碳碳双键位于倒数第三和第四个碳原子之间。二十二碳六烯酸（docosahexenoic acid，DHA）有六个双键，二十碳五烯酸（eicosapentaenoic acid，EPA）有五个双键，DHA 和 EPA 都是 ω-3 脂肪酸。

陆地上生长的绿色植物中含量最多的是含两个或三个双键的十八碳脂肪酸，而海藻中的多不饱和脂肪酸最多可含有五个双键。哺乳动物的神经系统和免疫系统膜磷脂及一些水生动物的多不饱和脂肪酸最多可含六个双键。

在机体组织中，如肌肉、肝脏、肾脏等耗能多、富含蛋白质的组织以及脂肪组织，其膜中的多不饱和脂肪酸大多数是 ω-6 脂肪酸，而 ω-3 脂肪酸在神经系统和眼睛的感光细胞中占大多数。

任何事物都有两面性，有利也有弊。我们希望体内有更多的不饱和脂肪酸以便发生各种生化反应，保障免疫系统的活跃、快速反应和细胞间迅敏的沟通等。但是在体外，比如最常见的食用油的选择、提取、使用与保存就是个问题，因为自然环境下不饱和脂肪酸也容易发生化学反应，比如氧化，从而发生酸败。不饱和脂肪酸所含双键越多，就越不稳定，越容易被氧化。

而饱和脂肪酸，无论是动物油脂，还是植物油脂，如传统的动物油脂、无水奶油和椰子油保存时间长，且在常温下呈固态，这主要是因为它们不易被氧化，相对稳定，耐高温，因此烹饪过程中营养损失少，相对天然。

棕榈酸（C16:0）[①]是体内最常见的饱和脂肪酸，它常常以甘油三酯的形式存在于细胞的脂滴以及身体各个部位的脂肪组织中。除了棕榈酸，硬脂酸（C18:0）也是体内多见的饱和脂肪酸。这两种脂肪酸在羊与牛这些反刍动物的脂肪组织中非常丰富。

自然界中的饱和脂肪酸除了上述两种，还有肉豆蔻酸（C14:0）、月桂酸（C12:0）。这些脂肪酸最初都是从植物油脂中提取的，这些植物都生长在热带地区。

公元十五世纪以来，东印度群岛就以盛产肉豆蔻、肉豆蔻衣、桂皮、檀香丁香、胡椒等香料闻名于世，也被称为香料群岛，是当时欧

① 棕榈酸（palmitic acid，PA）表示为“C16:0”。这是因为其分子式是 $C_{16}H_{32}O_2$，其中 16 代表其碳原子数量，而 0 表示这些碳原子间没有不饱和键，即全部是饱和碳键。这种表示方法可以简化地标识脂肪酸的结构，冒号前的数字表示碳原子的数量，冒号后的数字，表示不饱和键的数量。棕榈酸的所有碳原子都是通过饱和键连接的，因此用“C16:0”来表示其结构。

洲探险家和商人的主要乐园之一，在历史上对欧洲贸易和文化有着重要影响，也是导致大航海时代（地理大发现）的一个直接原因。

巧克力是不同比例的糖、可可脂和巧克力精的混合物。被称为“上帝的食物”的可可脂含有大量的棕榈酸（C16:0）和硬脂酸（C18:0）。纯度高、含糖量少的巧克力，所含的饱和脂肪酸的量基本上与吃一口肥肉差不多。刚刚从冰箱里取出来的巧克力又硬又脆，索然无味，享受巧克力的诀窍就在于体会它在口中慢慢融化的味道与感觉。

脂肪酸按照碳链弯曲程度分为顺式脂肪酸与反式脂肪酸。多不饱和脂肪酸的双键能够使碳链弯曲，根据弯曲的程度与形状分为顺式异构（cis-isomerism）与反式异构（trans-isomerism）。脂肪酸外形的变化，决定了其物理熔点的不同，化学反应的不同，进一步改变了细胞内酶的合成，改变了与生物膜受体结合的能力。

顺式双键结构使碳链弯曲并形成一个约 135° 的角，而反式结构使碳链键的外形更直一些。脂肪酸作为生物膜的主要“建筑材料”，其碳链弯曲度越好，生物膜的流动性越好，更高的流动性能促进细胞间的沟通联系。这些特性可以加快大脑神经系统的信号传导，进而使人的思维反应更快。分子含有几个顺式双键的脂肪酸，比如亚油酸，就可以弯成几个 U 字形；而含有几个反式双键的脂肪酸，就只能轻微扭曲，一个挨一个整齐排列。结果是，反式不饱和脂肪酸的熔点和沸点高，稳定性增强，几乎与它们的饱和脂肪酸混合物更接近。如纯饱和脂肪酸硬脂酸（C18:0）的熔点是 70℃；常见的顺式不饱和脂肪酸油酸（C18:1c）和亚油酸（C18:2c）的熔点分别为 16℃和 −5℃；而罕见的反油酸（C18:1t）含有反式双键，其熔点却是 43℃。也就是说，含反式结构双键越多，饱和脂肪酸越多在室温下多呈现固态，越不容易变质；含有过高比例顺式多不饱和脂肪酸的油脂呈液态，容易发生氧化或过氧化反应而变质。由此可见，脂肪酸一个双键外形的差异，就能大大地影响脂肪的物理特性。而在体内，这些脂肪酸化学结构上的微小差别，就会产生“差之毫厘，谬以千里”的生物学变化，导致疾病或健康的结果。

在体内，脂肪酸不但是重要的结构材料，也是主要的能量物质。血液中的脂肪酸被细胞摄取后，主要在线粒体中生成能量。正因为如此重要，细胞内、外都会储存一些脂肪酸以备不时之需。脂肪酸呈现弱酸性，但如果游离脂肪酸达到一定浓度，羧基基团的酸性也足以“侵蚀”细胞，阻断细胞的新陈代谢。因此体内的脂肪酸常常以酯化形式存在，绝大多数链接“捆绑”成甘油三酯，这是真正意义上的脂肪。酯化形式可以避免脂肪酸酸性损伤、糖的碳毒性等，因为酯化后的脂肪酸呈现惰性，比较稳定，不善于发生反应，这是一种机体自我保护机制。

### 甘油三酯

甘油三酯是1个分子甘油“环”链上3个长链脂肪酸分子的结构，形状像“三叉戟”。这些长链脂肪酸可以是饱和脂肪酸或不饱和脂肪酸、顺式脂肪酸或反式脂肪酸、必需脂肪酸或非必需脂肪酸，但一般都是长链脂肪酸。而甘油是一种短分子，每种脂肪酸都和它“捆绑”在一起。

而在甘油三酯逆向反应时，分解为脂肪酸和甘油，被称为脂解，即分解脂质的意思。酯化和脂解常常在一些特殊酶的作用下被催化，并且只需要少量的能量，在细胞内外、在血液或肠道中都可以进行，它们是随时随地按需发生的。

甘油三酯的疏水性对其功能至关重要，在体内它的水溶性很低，易彼此结合或与其他疏水性基团结合，如与类固醇或氨基酸的疏水面结合。这种特性是甘油三酯的储存和生物膜装配所必需的。

正常情况下，成年人都会储存几公斤至十几公斤的脂肪。饥饿时，甘油三酯分解供能，餐后脂肪酸形成甘油三酯被储存起来。这两个过程都需要通过血液循环进行转运，在此过程中，甘油三酯要与血液中的脂蛋白结合，成为血脂的一部分。

大多数动物性脂肪和植物性油脂都是甘油三酯，不易溶解于水，但可以溶解于多数有机溶剂，如乙醚、石油醚和氯仿 - 甲醇混合液等。这些有机溶剂常被用作干洗剂的原材料，用于洗涤油脂、汗液等脂肪污渍。

为什么人体要储存更多的脂肪？第一，同样重量，产能最多，如在体内 1 克脂肪可产生 9 千卡热能，是蛋白质或碳水化合物的 2.25 倍。第二，所占体积最小，储存甘油三酯不需要结合水，而糖原是亲水性的，约结合其自身 2 倍重量的水。所以你可以想象，如果在进化过程中，用糖原或蛋白质储存能量，人类不知道要“胖”多少圈。第三，储能最优化，如体重 70 公斤的人能在肝和肌肉中储存约 350 克糖原，相当于 1 400 千卡的能量，不够人体一天的能量需求。同一个人如果储存 10 公斤的脂肪，提供的能量足够饥饿时机体活上几周。另外，储存脂肪可以“无限”扩张，甘油三酯的储存可根据摄入的能量而大大增加，而不像糖原和氨基酸的储存非常有限，因此人体以脂肪储能是进化选择的需要。

正如我们所看到过的，人体很可能是地球上甚至是宇宙中最复杂、最精密的系统，没有之一，其构成之精妙代表“大自然造物主”工艺水平的最高境界。对于医学家、生物学家、化学家来说，研究人体功能的魅力就在于学无止境，奇妙无穷。人体细胞磷脂的结构对于不饱和脂肪酸的巨大需求，使人体自身进化了多种去饱和酶，但对于人体建构与功能来说，它们又是不完美的，所以人类要从食物中摄取必需脂肪酸。因此，人类要做的是，学会通过食物这个化学语言与大自然进行更好地的“对话”，首先要认识、了解并适应大自然对人类的要求。

## 四、从激素、疼痛到睡眠

脂质除建造身体及储存能量之外，还有很多独特的作用，比如摇身一变成为“另类”物质，参与调节身体的许多生理、病理过程。一些老药新药的研发也都与脂肪酸的衍生物关系密切，这也是目前生化学家和制药公司始终把脂质视若珍宝的原因之一。

### 胆固醇与激素

在身体里，胆固醇除了作为生物膜的主要成分以及形成胆汁酸，还有一个重要的作用，在性腺、肾上腺两个腺体中衍生为激素，如性激素、糖皮质激素、盐皮质激素、肾上腺髓质激素等。不同种类的激素参与机体的生长发育、维持性特征、免疫系统应激、血压调节等过程。

1932—1939年，科学家从动物的性腺中提取到了性激素，包括睾丸素和雌激素等，又称为类固醇激素，是由胆固醇或其他类固醇衍生出来的。和胆固醇一样，性激素容易与脂肪酸和磷脂结合，进入血液循环系统中；又因为是脂质，能轻松穿过细胞膜，进入细胞内，从而调节细胞的各种功能。

最初，人们认为只有动物才有类固醇激素，但在20世纪70年代，甘蓝的花粉中也分离出了类固醇，而且发现它们对于植物生长是必不可少的，是绿色植物和多种动物的调节素，命名为芸苔素。后来，陆续发现了很多不同种类的植物类固醇，它们是多细胞生物最原始最古老的特征之一。

目前，类固醇类激素在临床应用十分广泛，主要应用于生长发育障碍、性功能紊乱、免疫系统疾病、皮肤病等疾病的治疗。类固醇激素药物的发现与发展是药物化学学科发展的重要阶段。尤其作为女性避孕药更是让其声名鹊起，直到现在还主要用于家畜和动物园中哺乳动物的避孕措施。它的避孕机制是抑制排卵，改变宫颈黏液的黏度，阻止精子通过，同时改变子宫内膜环境，不利于受精卵着床等。同时类固醇激素作为一类典型的环境内分泌干扰物，对生态和环境危害极大，其主要来源包括人类在内的脊椎动物的排泄物，已在环境中被不断检出。2019年12月27日，类固醇激素被列入《食品动物中禁止使用的药品及其他化合物清单》。

**磷脂与炎症、血栓、疼痛**

炎症、疼痛是机体最基本的防御性反应，细胞应对这些应激反应会产生相应的炎症因子、致痛物质。性激素、肾上腺激素主要是由内分泌腺体制造、分泌，而细胞制造应激物质的“生产基地”则是由无处不在的细胞膜磷脂衍生的。磷脂链接的三个脂肪酸链上必须有一个是多不饱和脂肪酸，可以是 ω-6 脂肪酸或 ω-3 脂肪酸。这些“活跃”而宝贵的多不饱和脂肪酸就成为细胞对外应激或沟通合成脂质信使分子的底物库，而不是用作提供能量被耗费。

膜磷脂中 ω-6 脂肪酸与 ω-3 脂肪酸合成的脂质“信使”常常具有相反的作用。ω-6 脂肪酸衍生为前列腺素、白细胞三烯和凝血烷；ω-3 脂肪酸衍生为另一些种类的前列腺素、二十碳五烯酸等。

来看一下，前列腺素家族不同亚类之间的不同作用。最早，前列腺素因为是从男性前列腺中分离出来，故而得名。后来发现除了成熟红细胞，人体中几乎所有的细胞都能制造前列腺素，并且是由细胞膜磷脂衍生而来。随后，前列腺素进入血液循环，广泛作用于身体各组织器官，与细胞特异的受体结合后，参与炎症、癌症、多种心血管疾病、生殖功能、分娩、血栓形成、免疫反应、伤口愈合等生理、病理过程。总体来说，ω-6 脂肪酸生成的前列腺素有促炎症、促肿瘤等作用。而 ω-3 脂肪酸生成的前列腺素则具有相反作用，能够减轻炎症反应、抗肿瘤、促进伤口愈合等。

女性的痛经与炎症反应密切相关，受到促炎症和抑制炎症的前列腺素控制。花香怡人、傍晚才开花的月见草，又叫夜来香、晚樱草，是栽种在花坛、路旁常见的植物。从它们成熟的种子中可以提取到脂肪，叫作“月见草油”。虽然其中含有大量的 ω-6 脂肪酸，却能促进体内转化生成更多的 ω-3 脂肪酸衍生的前列腺素，从而发挥抗炎症作用，使月经顺利来潮，缓解痛经的症状。月见草油也能改善湿疹、银屑病的症状，促进伤口愈合等，同时也是高档食用油。

阿司匹林简史

说起阿司匹林，人们再熟悉不过，它作为解热镇痛的药物在全世界广泛地使用。预估全球每年要消耗阿司匹林五万多吨，超过 2 000 亿片。它在 1898 年批准上市，经过 127 年的时间，其适用范围已经从最初的治疗头痛脑热、风湿病等，逐步扩大到预防心肌梗死、卒中、一部分癌症和痴呆等，堪称一种传奇的药物。

在很长一段时间里，阿司匹林和对乙酰氨基酚、布洛芬等相关药物的作用机制一直是个谜。到了 20 世纪 70 年代初期，英国化学家约翰 • 威恩（John Vane）爵士和他的同事证明了阿司匹林可以抑制合成前列腺素的至关重要的酶产生。

不同剂量的阿司匹林在体内产生不同的作用，主要是对脂肪酸来源的多种物质、多种酶的影响。前列腺素和血栓素会促进体内凝血，小剂量阿司匹林能够发挥抗血栓作用，临床上用于部分人群预防、治疗心脑血管疾病的血栓形成；大剂量的阿司匹林可抑制组织致炎症因子前列腺素的合成，发挥抗炎症，消除肿胀的作用，缓解疼痛和发热。因此，阿司匹林和相关药物并不是治愈创口，也不是清除了致病的病毒或细菌造成的感染，它们只是减缓一些受伤、感染、酒后头痛的生理反应，让人感觉不那么难受。有时候，抑制这些生理反应也能够间接促进治疗，如减轻病痛部位的肿胀或使关节能自由活动，没有阿司匹林协助，病人可能因太痛而不能活动。

膜磷脂中的多不饱和脂肪酸，除了承担脂肪酸衍生物原料库的作用，还可以独立或与蛋白质结合形成细胞因子，作为信使为邻近或远隔的细胞传递信息。某些多不饱和脂肪酸可能直接作用于基因，加速或抑制基因表达。虽然现在人们还不知多不饱和脂肪酸如何或以何种浓度发挥作用，但重要的是，在细胞之间担当“信使”作用，不再是蛋白质或大而复杂的类固醇的专利。多数脂质信使分子作用浓度很低，有时低至十亿分之一，每日仅合成1mg，发挥作用后，几秒内失活，最终随尿排出体外。它们短暂的“生命”和低浓度导致很难在细胞培养中研究，更别提在人体内进行监测。因此，对于脂质介质的研究一直是很困难的领域之一。

目前，分离出了几十种的脂质介质，其合成和性质很复杂，彼此之间以及与各种细胞的作用机制是当前研究的热点。发现更好地控制基因表达开关的新物质，总是使生化学家们兴奋不已，特别是那些制药企业，正在积极地研究基因和脂肪酸衍生的信使分子之间的相互作用。

**多不饱和脂肪酸与睡眠**

正常成年人脑容量为 1 400 ~ 1 650 毫升，其中有 125 ~ 150 毫升的脑脊液。虽然脑脊液总量不是很多，但大脑每天都会产生 500 毫升的脑脊液，并重新吸收 500 毫升。脑脊液总是处于动态平衡状态，在重新吸收的过程中，代谢废物会被带入血液，从大脑中清除。

在清醒状态下，大脑忙于处理各类感知信息，耗能很多，也因此需要足够的血液来保障为其供氧、供能。血液充盈着大脑，脑脊液只能活动在大脑的表面②，很难有机会进入大脑内部，即便有少量进入，最多也仅仅是在睡眠状态下的 5% 的出入量。

人们普遍接受的观点是，当睡觉的时候，随着处理信息的神经中枢活跃度降低，大脑中清除废物的系统变得活跃起来。在 2013 年的一项研究中，人们发现小鼠处于睡眠或麻醉状态时，大脑细胞间隙的容积增加 60%，利于脑脊液的流

② 脑脊液产生自脑室脉络丛，循环流动在脑室、蛛网膜下腔等空隙处，最后经矢状窦旁的蛛网膜颗粒将脑脊液回渗到上矢状窦，使脑脊液回流至静脉系统。其内含多种浓度不等的无机离子、葡萄糖、微量蛋白和少量淋巴细胞，pH 为 7.4，对中枢神经系统起缓冲、保护、运输代谢产物和调节颅内压等作用。

动，带走代谢废物。然而2018年的一项研究则与之观点相反——清醒或麻醉状态大脑细胞间隙的容积并不会发生变化。而人的情况如何，还有待进一步研究。

大脑中的代谢废物是通过淋巴进行转运的，而淋巴管是大脑和免疫系统之间的运输通道。人在睡眠时，脑脊液会清除对大脑神经元有毒害作用的代谢废物，包括与阿尔茨海默病等神经退行性疾病有关的代谢废物、大量的活性氧、自由基等。熬夜的人，这些代谢物得不到及时清理，大脑的健康就会受到威胁。

很早以前人们就认识到，慢波睡眠有助于长期记忆的形成，有利于巩固学习和经验。近年来，随着脑科学的快速发展，相关理论得到了进一步证实。人们白天需要记忆很多东西，但只是表浅的输入过程，真正形成牢固、长期的记忆，则需要大脑在夜间进行蛋白质的合成和记忆的完善、整合和巩固，从而形成长期记忆。充足的睡眠更利于大脑的成熟，回路重组和优化突触的连接，提高并维持大脑的认知功能及可塑性、受体的更新、认知等。良好的睡眠对于提高记忆力、注意力，稳定情绪，以及保持大脑的健康高效运行、思维清晰、神经传导速度更快具有重要作用。

对正在长个儿的孩子来说，生长发育的激素，如生长激素、性激素以及松果体激素等蛋白质，主要在夜间合成或睡眠时才合成、分泌，了解这些非常重要。早期的一篇文献仍然让我记忆犹新：一个暑假里，打篮球的生长期儿童，平均身高增长了6厘米，这主要得益于假期里充足的睡眠使得生长激素大量分泌，夏天良好的日照促进了钙的吸收以及适当的弹跳刺激了股骨干骺端生长。对于习惯性长期过度熬夜的人来说，损失的便是以上这些大脑的功能。

关于人类睡眠机制的研究有着长久的历史，但睡眠障碍在全球发病率为27%，我国发病率为38.2%。人们从大脑细胞及脑脊液中提取了很多被称为“睡眠信号”的物质，比如褪黑激素和皮质醇。20世纪90年代科学家从猫的脊髓和脑液中分离出一种特殊的不饱和脂肪酸，这种不饱和脂肪酸在结构上是油酸（C18:1）羧基端的羟基（—OH）被氨基（$—NH_2$）取代，称为油酸酰胺。如果给猫注射这种油酸酰胺后，它们就会立即入睡，加大剂量能让猫睡上几个小时。

进一步研究发现中枢神经系统的某些神经细胞膜上含有油酸酰胺的水解酶，把油酸酰胺水解为氨和油酸。生化学家和制药公司正在努力对这种毫不起眼的油酸进行改造，期望生产出能够提升人们睡眠质量的药物，但要进入临床应用可能还需要很长时间。

在这些药物被发明之前，我们可以参考一下冬眠动物的饮食习惯来改善睡眠。对于冬眠动物金花鼠和松鼠的研究显示，如果它们冬眠前几周吃到含多不饱和脂肪酸的食物，就比吃相同能量含饱和脂肪酸食物的同类更容易也更早地进入冬眠状态，并且低体温状态能保持更长时间，能更安全度过漫长的冬天。其中一个机制就是不饱和脂肪酸有助于降低细胞膜中的甘油三酯和结构性磷脂的熔点，有利于脂质保持流体状态，保持在较低温度时脂质同受体和酶固有的亲和力，保持细胞间沟通，以便能够正常分解脂肪组织中的甘油三酯进行新陈代谢。因此，食物决定了体内储存的脂质的化学成分以及结构脂的生理功能，简单说就是食物决定了冬眠动物是否能够安全度过严寒。对于失眠的人不妨学学小松鼠，多吃点儿树坚果或可有更好的睡眠。

# 第二篇 特立独行的脂肪

人体进化出了脂肪细胞和脂肪组织，用来容纳脂肪，在其他种类细胞内部，也有少量脂肪。细胞内部的脂肪，是以脂滴形式存在的。

除了储存能量，一些脂肪组织是器官的结构部分，比如像脚趾脂肪垫、手指脂肪垫、眼眶周围的脂肪组织。血管、器官周围也有脂肪组织，具有多种功能。

脂肪也会分泌多种脂肪因子，参与人体的新陈代谢。

我们几乎都有过皮肤感染化脓，或扭伤脚踝、肿痛得厉害的经历，如果把观察的视角放大无数倍，进入人体内部，看这些胀大的细胞发生了什么变化。比如溺水时，肺部压力变大导致黏膜出血，红细胞会胀破而溶血；而肿胀发生在神经所在之处，神经细胞就会发生不可逆性损害。但是脂肪细胞就不一样了，它会像一个弹性十足的大液球，缩小或胀大，体积变化可达 10 倍以上，这是由于脂滴的大小变化而引起的。而且要命的是，除体重计上的数字会让人心惊肉跳外，人不会有什么明显的不适。

也许有人会问，肥胖的人是脂肪细胞数量太多，还是脂肪细胞体积过大呢?

## 一、从瘦到胖，脂肪细胞在变化

一般情况下，一个成年人大约有 300 亿个脂肪细胞，每一个细胞都含有一个脂滴。让人大跌眼镜的是，几乎所有人的脂肪细胞数量都远远高于其他动物，包括以肥胖著称的猪、熊和海豹等。脂肪细胞的数量主要由家族基因决定，不同的人、不同的家族之间脂肪细胞的数量存在着很大的差异，甚至可以达到 10 倍以上。对于肥胖家族的人，拥有很多的脂肪细胞，但也不一定就会发胖；瘦家族的人脂肪细胞少，一般不会胖。胖人体内的过多的脂肪主要体现在脂肪细胞体积的变化上。而与脂肪细胞不同，人体内绝大多数其他细胞在体积上的变化十分受限，可变幅度很小，比如缩小一半或胀大一倍都不行，它们的体积变化主要取决于从血液中吸收或释放水、盐或葡萄糖的改变。

对于生长发育时期的儿童、青少年，如果脂肪细胞的体积膨胀得太大，脂肪细胞就会分裂增生，数量随之增多。而大多数人成年以后，不同部位脂肪细胞的数量就会恒定下来，变化的只是体积。

脂肪细胞与其他细胞一样，合成诸如蛋白质等物质的遗传信息也都是在细胞核里，只是细胞核被大脂滴挤到一边，不是处于细胞的中心部位，相对而言看起来要小一些。脂滴没有内部结构，体温条件下装的是纯液态甘油三酯。在细胞膜和脂滴之间是很少的细胞质、细胞器，比如线粒体、核糖体等，它们用来生成和储存受体、信使分子和酶。虽然细胞核、细胞质以及细胞膜只占脂肪细胞的一小部分，却与其他细胞一样，时刻决定着细胞的吸收或排出物质的种类与数量。

众多的脂肪细胞被胶原紧紧地捆扎在一起编织成网格状的脂肪组织，除此之外其中还有运输各种物质的血管以及支配组织的自主神经，这些成分都十分恰当有序地分布在网状结构中。脂肪细胞至少占到整个组织的40%，并且还会随着脂肪细胞体积或数量的增加而不断增长，最高可占到整个脂肪组织的 85% 以上。

球形的脂肪细胞柔软而脆弱，正常体温下脂肪组织富有弹性。不同年龄、不同人种的人，人体不同部位的脂肪组织具有不同的机械特性，因此摸上去的感觉都不一样，这主要取决于胶原纤维与脂肪细胞所占的比例及其排列方式。这些纤维是由胶原蛋白构成的，它是人体一种无所不在的结构蛋白质。当烧烤、熏肉或烹炒肥肉时形成的油滋啦，就是胶原蛋白遇热皱缩形成的；而液态的动物油脂则是脂肪细胞破裂，里面的甘油三酯流淌出来的结果。

人类腹壁外侧的脂肪组织只有很少的胶原蛋白，因此摸上去柔软而富有弹性。儿童和年轻女性的皮下脂肪组织往往较为丰富，因此他们的身体摸上去的感觉要比男性和老年人的更柔软而有韧性。脂肪组织的机械特性会随着脂肪的减少、充血状态或胶原蛋白过量聚集而改变，摸上去感觉硬邦邦的。

与其他活组织一样，脂肪组织也是通过血管得到补给的。这些血管处于静止的、完好无损的脂肪组织中，像一些细红线或小红点，很容易看到。但脂肪组织与大脑、肝脏、肾脏或绝大多数肌肉组织不同的是，后者都有单独的动脉，比如大脑动脉、心脏的冠状动脉、肝动脉、肾动脉等供血，而脂肪组织很少从单独的动脉中获得补给，主要依赖邻近组织中无数微小血管的供血。与其他组织共享血液补给的解剖结构解释了为什么脂肪组织往往紧贴肌肉、皮肤或淋巴结。脂肪组织这种结构特点使得外科、美容医生移植活脂肪组织的难度大大增加。如果术后得不到充分的血液供应，被移植的脂肪组织很难成活。

## 二、脂肪组织的“颜色”

根据脂肪细胞结构和功能的不同，脂肪组织可以分为白色脂肪组织、棕色脂肪组织、粉色脂肪组织、黄色脂肪组织。根据脂肪组织的部位，又可以分为皮下脂肪组织与内脏脂肪组织。根据脂肪细胞的作用可以分为能量脂与结构脂。

白色脂肪组织，不是人们肉眼看到的颜色，而是对其功能的描述，它们的作用、分布与常见的家畜类牛、羊、猪的白色肥肉一样。它们在体内分布广泛，含量最多，主要存在于皮下组织和内脏周围。但因为人类分解胡萝卜素转化为维生素 A 及类胡萝卜素的能力较弱，因而人体的这类白色脂肪看上去是黄色的，这是脂溶性的胡萝卜素、类胡萝卜素与脂肪混杂在一起的结果，更像鸡、鸭、鹅等家禽的这类脂肪组织。而牛、羊、猪等家畜类动物，能较快地将胡萝卜素转化为无色的维生素 A、类胡萝卜素并快速代谢掉，因此它们的这类脂肪组织呈现白色。

近年来关于棕色脂肪组织的研究非常火爆，之所以神乎其神，是因为它们能够燃烧更多的让人生厌的白色脂肪组织，这是每个想减肥的人求之不得的。它们真那么神奇吗?

你也许想过，人的正常体温是在 36 ~ 37℃左右，体内的能量来自哪里？实际上主要来自大自然，自然界的光能转化为化学能储存在食物中，食物在人体内被转化为维持运动、消化、生长和组织更新所需的能量。“热”作为在这些新陈代谢过程中产生的副产品被释放出来，使身体保持一定的体温，温暖的血液又会将能量带到身体各个部位。包括人类在内的哺乳动物这种独有的棕色脂肪组织，使机体不涉及肌肉活动而产生能量，被称为非颤抖性产热。

之所以被称为棕色脂肪组织，是因为细胞中有许多的内置“燃烧炉”——线粒体，占去了细胞的大部分空间，以致存储的脂肪很少。在活的棕色脂肪组织中，脂质的重量只占整体组织重量的10%左右，与白色脂肪组织的至少40%没法比，但细胞质内却有多个脂滴。棕色脂肪组织有丰富的血液供应，因此在活体中表现为略带粉红的棕色，而在体外会变深呈暗灰的棕色。它的结构更紧密，颜色更深，不同于人体作为储能的普遍存在的白色脂肪组织。

棕色脂肪组织燃脂产热速度非常快，比如动物从冬眠中苏醒过来，身体需要急速升温，在此过程中棕色脂肪组织最快能以10倍于肌肉收缩的速度产生足够的能量，从而使体温每1小时上升2℃以上。在棕色脂肪组织中，脂肪分解产生的脂肪酸会存在于棕色脂肪细胞内，并主要用于产生能量；而白色脂肪组织中，脂解的脂肪酸则会释放到血液中，供其他组织吸收利用。同样，棕色脂肪组织的燃脂耗能大多来自白色脂肪组织持续不断地供应，因此它们主要用来“消耗”白色脂肪组织——赘肉。

与白色脂肪组织一样，棕色脂肪组织主要也是受交感神经系统支配的，而且两者中的脂解作用都是由去甲肾上腺素所刺激的。过去认为，棕色脂肪组织只存在于胎儿和新生儿的腋窝、脖颈、肾周和肾上腺周围等区域，用来维持体温，儿童不怕冷与此时棕色脂肪组织多有关，随着孩子的成长，它们开始逐渐退化。而一些居住在北极寒冷地区、长时间户外工作的人，或者嗜铬细胞瘤病人因为肾上腺素分泌多，他们的棕色脂肪组织会多一些。但是，最近研究表明，人体内的棕色脂肪组织并不像以前认为的那样罕见。成人的颈部、锁骨、腋窝和椎旁都有棕色脂肪组织，并且随着外界环境而改变，棕色脂肪组织与白色脂肪组织可以相互转化。寒冷、运动等能使得白色脂肪组织棕色化；肥胖、衰老等情况下棕色脂肪组织减少。因此，冬天经常跑步或健身时，你可以穿得少一点儿，有意识地做耐寒训练，这样可以促进白色脂肪组织转换为棕色脂肪组织，消耗更多能量，起到事半功倍的效果。

从 20 世纪 70 年代开始，科学家们试图通过活化棕色脂肪组织，增强其分解多余的白色脂肪的功能来减肥。动物实验表明，小鼠食用了一些能刺激棕色脂肪组织生成或者能消除抑制棕色脂肪组织激活的药物后，即使连续几个月喂食高脂肪食物，小鼠也不会变胖。而当这些药物应用于人群实验时，却产生了很多副作用，比如导致心脏和体温的调节功能紊乱。所以绝大多数试图通过这一途径，来治疗或预防人类肥胖的研究都被迫停止了，但仍有一些相关研究在进行中。

实际上，人体内还存在着一种米色脂肪组织，它们是介于白色脂肪组织、棕色脂肪组织之间的一种过渡状态，寒冷、运动、咖啡因、可卡因等刺激，米色脂肪细胞会发生褐变，又称为白色脂肪棕色化。而在能量过剩时，棕色脂肪细胞可能转化为米色脂肪，甚至白色脂肪，进行储能。因此米色脂肪组织的可塑性很强，更为灵活，可随时待命产热，属于产热脂肪。它分布于白色脂肪组织，尤其是腹股沟的白色脂肪组织及代谢活跃的器官中，比如无时无刻不在跳动的心脏的心外膜脂肪中就存在米色脂肪组织。运动能使肌肉释放激素，这种激素能将白色脂肪组织转化为米色脂肪组织。

研究表明，棕色脂肪细胞来源于近轴中胚层的祖细胞，与骨骼肌细胞同源。白色脂肪细胞与米色脂肪细胞则源于一个谱系，其中米色脂肪细胞又显示出它们与平滑肌细胞潜在的同源性。现在很多研究想方设法动员白色脂肪组织转化为米色脂肪组织、棕色脂肪组织，用于减肥、预防和治疗糖尿病、提高基础代谢率。

人体还有一种粉色脂肪组织，但它们只存在于女性怀孕和哺乳期间，激素的变化会刺激乳腺附近的皮下白色脂肪细胞转化为泌乳细胞，呈现粉红色。白色脂肪细胞具有上皮特征，转化为独特的多层上皮结构的末端芽，分泌乳汁，粉色脂肪组织约 70% 来自白色脂肪细胞。最重要的是，它们能够产生瘦素分泌在乳汁中，预防新生儿肥胖。因此，这是母乳喂养得天独厚的好处之一。此外，粉红色脂肪细胞可能对预防乳腺癌大有益处。粉红过程是可逆的，腺细胞会恢复成白色脂肪细胞。最新研究显示：粉红色脂肪细胞可以向棕色脂肪细胞转化。

除了以上四种，在远端骨骼中的骨髓脂肪组织还有一种黄色脂肪组织，它们不会像典型的脂肪组织那样与胶原蛋白紧密结合被其分割，这些零散分布的脂肪细胞是用来分裂造血的。目前对它的性质和功能还所知甚少，原因是实验动物大鼠的骨太细，不能为大多数类型的研究试验提供足够的骨髓，所以必须使用兔或更大的动物。目前，黄色脂肪组织在预防疾病的作用日渐受到人们的关注，它们不但具有帮助血细胞形成的特殊作用，还有调节骨密度和全身代谢的作用，也能够调节米色脂肪组织、棕色脂肪组织和白色脂肪组织的转化。当人体主动或被动地过度消耗脂肪时，黄色脂肪组织却不会像其他脂肪组织一样减少。

## 三、内脏脂肪的用处

与我们平时可以摸得到的皮下脂肪——“肥肉”不同，胸腔、腹腔里围绕在心、肝、肾等内脏周围的脂肪，好像礼品盒里的充填材料——泡沫，能够防止其中的“物件”移动。想象一下：在 36℃左右的体温下，黏稠的液态甘油三酯作为一种几乎不可压缩的材料被包裹在一个一个脂肪细胞的小脂滴中，再由一种既轻又牢固且柔韧的胶原纤维连结捆绑在一起，能够有效地缓冲突发的暴力对内脏的冲击。脂肪组织可以形成任何形状，充填组织间的任何狭小空间，支撑、稳定和保护着心、肝、脾、肺、肾等重要的内脏。一定数量的脂肪将器官固定在相应的位置：人太瘦，内脏就会异位下垂；人太胖，也会挤占有限的空间，影响内脏功能。近年来关于一些器官、血管周围的脂肪组织与其功能相互影响的研究越来越受到重视，下面以心脏周围的脂肪组织为例来看看内脏脂肪的用处。

心脏外面有两层脂肪，一层是紧贴心肌与心包脏层之间的内脏脂肪，通常称为心外膜脂肪组织（epicardial adipose tissue，EAT）；还有一层在壁层心包外的脂肪，叫心旁脂肪。这两种脂肪组织有着本质的区别，无论是胚胎发育时的来源，还是血液供应的来源都不同。心旁脂肪在胚胎期来自胸腔间充质，血液供应来自内乳动脉的分支。胚胎时期的心外膜脂肪则来自脏壁中胚层，成人期的心外膜脂肪组织也可由心脏的常驻多能祖细胞（上皮细胞或间充质细胞）转化而来的；而血液供应则来自冠状动脉，所以很多时候心外膜脂肪看上去就像沿着冠状动脉溢出来的一样，随心所欲但又有规律地聚集于冠状动脉周围，分布在心脏运动相对薄弱的地方，比如大部分右心室外表面铺满了脂肪。这是因为右心室就像一个囊袋，主要是接收压力不大的静脉血，相对于左心室来说，其活动度不大；而左心室的心外膜脂肪组织较易聚集于房室沟、室间沟以及心尖部等。相较于其他部位活动度较小的区域，心房顶部也聚集着一些脂肪。

通常情况下，人们对于疾病的探索性科学研究包括细胞水平的机制研究、基于动物模型的研究和临床研究三个大的方面。而关于心外膜脂肪组织的相关动物实验研究却受到很大限制，主要是因为常用的实验动物大鼠、小鼠都没有心外膜脂肪组织。而一般来说生化学家倾向于认为“如果某结构或组织在大鼠体内毫无存在的明确理由，而在人体内出现，则认为可能是病理性的”。又因为大多数人相对比大鼠肥胖，所以这种解释似乎也说得通。

但是如果结合心外膜脂肪组织特有的代谢和结构特性，却又不尽然：心脏由于要终生不停歇地泵血，因此需要不间断地消耗能量，而性价比最高的脂肪酸就成为心脏最喜欢的“口粮”。另一方面，心脏自身也要尽可能减轻负担，因此附着于心脏上的多余一丁点儿的物质，都会加重其能量耗损的负担，除非它的存在是必需的。如果从这两个角度来看，进化过程中这些脂肪对于心脏的生理作用应该不仅仅是作为能量过剩导致人体总脂肪增加的其中一小部分，更不是非必要积存于心脏表面的结果。

另外，在一些野生动物中普遍存在着心脏外膜脂肪，比如北极熊、北极狐和驯鹿。它们的心外膜脂肪不会因为饥饿而减少，在瘦骨嶙峋的动物体内，其他部位的脂肪组织都消耗殆尽了，而心外膜脂肪组织却丝毫没有改变，尤显突出。因此，从其代谢缓慢来看，它们相当于结构性脂肪组织。

心脏外膜脂肪非常重要，但目前人们对它的作用还是一知半解，对它的研究才刚刚开始。随着超声检查、CT、磁共振成像，尤其是功能性磁共振成像的应用，为一些心外膜脂肪组织功能、作用与疾病关系的研究提供了有效方法。它们的代谢非常活跃，无论是合成与分解，都高于体内的其他器官的脂肪组织，如肾周围脂肪，甚至高于四肢脂肪组织。而且它们无论是结构，比如厚度、分布，还是功能（尤其是分泌脂肪因子的功能）都会因时而变。已经发表的一些临床观察性研究显示，随着年龄增长或者体重指数（body mass index，BMI）的增加，心外膜脂肪逐渐变厚。肥胖猝死病人尸检研究中，发现心脏外膜脂肪覆盖了大约 80% 的心脏表面，占心脏总重量的 20% 以上。还有研究显示，心外膜脂肪厚度与收缩压、腰围、血尿酸、空腹血糖的增加都有关系，和心房颤动等心律失常，以及冠心病、高血压等也有关系，但与哪个因素有因果关系，还需要进一步探索。

肥胖是一个慢性炎症性疾病，于是心外膜就成为脂肪功能紊乱的滋生地，它们会分泌促炎症的脂肪因子，引起心房和心室纤维化。目前已有的多个研究证实，心外膜脂肪会影响多个心血管病的临床诊断与治疗，减少心外膜脂肪的增生和控制其功能紊乱可能是一个值得关注的心血管病防治的目标，也已经成为目前研究的热点。

其实，心外膜脂肪组织是介于白色脂肪组织与棕色脂肪组织之间的米色脂肪组织，就像墙头草，两边摇摆不定：当心肌收缩力增强时，米色脂肪组织或白色脂肪组织转变为棕色脂肪组织；当心肌收缩力减弱时，舒张功能障碍，米色脂肪组织转化为白色脂肪组织。高血压、糖尿病和肥胖病人的心脏都有舒张功能障碍，在他们的发病过程中都有心外膜脂肪组织积聚现象。常吃高脂肪食物能够影响它们的代谢，同时它们对去肾上腺素更敏感，而对胰岛素不敏感。抗炎药和降血糖药可以减少心外膜脂肪组织厚度和炎症反应。

实际上，不论是哪里的脂肪形成都是对过剩能量的一种储存、一种缓冲，器官周围的内脏脂肪、结构性脂肪（比如心外膜脂肪、肾周脂肪、血管周围脂肪）也不例外。从这个角度来看，脂肪的形成是有好处的，它们的形成能清除过多脂肪酸，缓冲了器官的扭转与移位，避免了游离脂肪酸对器官、血管的损害，还能给器官提供能量以备不时之需。但是，能量继续过剩的情况下，内脏脂肪越来越多，越来越泛滥，就会产生许多其他有害物质，如游离脂肪酸、神经酰胺等，脂肪越聚越多就成为累赘和疾病的源头了。

## 四、皮下脂肪是为保暖而生的吗

我们都知道胖人抗冻怕热，换句话说，皮下脂肪组织真的能够保暖隔热，是为了保持恒定体温而生的吗？但这类看似简单的常识，作为科学研究就要探究更深层次的逻辑与因果关系。一个问题是脂肪真的具有隔热功能吗？第二个问题，脂肪的保暖功能是自然选择进化的结果吗？

保暖隔热的功能很容易理解，体内的血液流经表层肌肉或皮下组织时把热量散发到体表。肌肉中的血液循环丰富，血液流速与流量要高于脂肪组织的血流，尤其是在剧烈运动时，因此能量散失多。如果肌肉或其他血管多的组织覆盖一些脂肪组织，就会有效地限制热量由体内向体表散发。

但是脂肪的隔热能力远远比不上动物身上的皮毛或羽毛。因此，人们会选择羽绒做被褥或保暖外套。水獭皮毛的保暖性就是一个很好的例证。皮毛或羽毛隔热的原理主要在于，这些覆盖物在体表形成了一层静止的空气，构成了最佳的隔热层，使数百万散热的微小气囊留在体表，不与外界的冷空气相混合。

接下来要验证脂肪是为了适应寒冷气候逐步进化而覆盖皮下的吗？于是

科学家们找出生活在不同区域食肉的熊，比较动物皮下脂肪的分布和结构。

雄性北极熊基本上不会冬眠，可以几周都不吃食物也能抵抗寒冷。但怀孕的雌性北极熊，为了抵御严寒以及食物的匮乏会进行冬眠。温暖地区的棕熊与北极熊相比较，它们的脂肪组织分布没有很大的差异，脂肪组织都聚集于皮下，导致动物身体变大、变肥，这是能量过剩的直接结果，与隔热功能毫无关系。而北极熊为了适应寒冷气候，进化出了耳朵、尾巴变小、浓密的皮毛一直延伸到足底的表征。

皮下脂肪组织不是为了保暖而生，还有哪些因素会影响它们的多少以及功能？

食肉目哺乳动物的皮下脂肪会多一些，比如北极熊的内脏脂肪通常不到其体重的 5%，而皮下脂肪却达到了体重 50%。可以想象，如果脂肪储存于腹腔，那么熊的腹部就会很大并下垂，从而影响熊的奔跑和捕猎，可能早早就被大自然淘汰了。另外，哺乳动物在产后需要立即泌乳，在怀孕期间、产前产后需要正常进食。胃肠道充满食物和胎儿发育都必须占据腹腔空间，因此皮下脂肪增厚是储存能量的最方便之处。而爬行动物内脏脂肪很多，通常在卵泡成熟前最胖；当怀有大量成熟卵时，母兽就会禁食，从而使腹腔内的消化道空瘪、不再蠕动以便为受精卵腾出更多的空间。

男性的内脏脂肪多，天生倾向于拥有一个大肚子，他们不需要在腹腔内孕育胎儿。皮下脂肪的分布也有其特殊性，比如背部或颈部的脂肪最厚，使男性看上去更壮实。人类学家对此特点也作出了很好的解释，一般情况下，只有年轻的雄性动物才去抢夺、捕猎、争斗、冲突。在进化与自然选择影响下，脂肪组织积聚在最显眼的部位，围绕在头和颈部大血管周围，能够更好地保护身体中最脆弱最致命的重要器官。因此，男性比女性、青壮年比儿童或老年人皮下的保护性脂肪组织更厚、更多。

女性的皮下脂肪组织的分布也有其特点，主要受到雌激素及年龄的影响。青少年期女孩的乳房、臀部和大腿脂肪组织较多，烘托出女性一生中最曼妙、美丽的体态：坚挺的胸部、纤细的小蛮腰、紧实的翘臀以及充满胶原蛋白的面颊，这些都与老年女性形成鲜明的对比，尤其绝经之后的女性，全身脂肪重新分布，脸上的脂肪减少。因此长时间不见面的中老年女性朋友，见面时听到对方说“你瘦了”，这时千万不要沾沾自喜、信以为真，可能悄悄增长的体重并没有表现在脸上；反过来，如果看到脸上有肉了，那是真的胖了！至少长了 2.5 千克，这一点很多人深有体会。随着年龄增长，女性腹腔内和腹部脂肪组织的积聚削弱了小蛮腰，特别是当臀部和胸部的脂肪同时萎缩时，就会使得腰身变粗，腹部较突出，从侧面和正面看更像男子和远祖类人猿的外形。

女性的乳房主要由脂肪组织构成，但乳房的大小和泌乳能力之间没有直接的关系。在怀孕期间妈妈们常常会长胖，乳腺的泌乳能力主要取决于臀部和大腿的脂肪含量，很少来自乳房自身的脂肪组织，丰满的乳腺脂肪组织常常大而无功，转化的乳汁很少。研究显示，泌乳量与体重的关系也不大，只要妈妈们的体重指数大于 $18.5kg/m^2$，没有营养不良，就没有太大的影响。也就是说，几乎没有什么直接的证据表明怀孕之前需要增肥长胖，而且当代人的体脂率本身就超出任何时代很多，备孕的女性保持正常体重就可以。乳房脂肪组织的萎缩主要是生育能力减退的缘故，一般不会受胖瘦的影响。

年轻女孩都有一个相对饱满的小腹，源于这里是子宫所在地。怀孕初期，脂肪酸通过胎盘从母体进入胎儿，脂质主要进入胎儿的大脑和其他神经组织。胎儿脑部在孕育过程中需要很多能量，因此在怀孕早期，准妈妈们需要储备很多的好的脂质来充当胎儿大脑生长发育的原料，还需要较多的碳水化合物来维持胎儿大脑的生长发育。

随着胎儿的发育，准妈妈腹部的脂肪逐渐减少，并转移到臀部及大腿皮下，为什么会这样？人类进化使得脑容量变大，一个正常的成人大脑消耗的能量，占到了人体静息状态下总耗能的 20% 左右，胎儿的生长发育也要占去妈妈总能量消耗的很大一部分，而胎儿大脑自身发育则要占到胎儿全身耗能的 45%。一个大的时时刻刻都在运行的大脑，无论是妈妈，还是胎儿都会产生许多附加热，如果腹部脂肪过多就不利于及时散热。并且母体内过热是一种潜在危险，哺乳动物的大脑对高温极为敏感，这可能是大脑的膜磷脂不能耐受高温所致。

大腿粗，意味着代谢好，这在不同年龄和身体状况的人群中被反复验证。2020 年《英国医学杂志》（*The British Medical Journal*）发布的论文分析了超 252 万成年人的健康数据，结果发现：大腿围增加 5cm，全因死亡风险降低 18%。而腿部脂肪含量太低的人，患心血管疾病和全因死亡风险则会明显增加。无法在腿部储存脂肪，很可能是瘦人心血管代谢疾病风险升高的关键因素。这种体型的代谢问题引起的死亡率和心血管事件风险增加甚至要高于肥胖人群。

不仅如此，腿粗的人血压更低，患心脏病风险也更低。2020 年上海交通大学的研究人员在 *Endocrine Connections* 上发表的研究显示，在超重和肥胖的中国男性和女性中，大腿的周长与血压高低有关。不管体重和腰围多少，大腿脂肪比例较高者更不容易患上高血压。尤其是在超重和肥胖人群中，这种关联尤为明显：男性大腿围大于 55 厘米、女性大腿围大于 54 厘米，更不容易患上高血压；而当男性大腿围小于 51 厘米、女性大腿围小于 50 厘米时，血压则更容易升高。可见，在所有体重人群中，高血压病人的平均腿围都要小于血压正常的人。与腿部脂肪百分比较低的人相比，腿部脂肪百分比较高的人患高血压的可能性降低了 61%！

简而言之，对大腿的皮下脂肪，我们很可能需要重新认识，这里的脂肪或属于保护性脂肪，在一定范围内是代谢健康的表现，所分泌的脂肪因子可以将血压、血糖、血脂保持在相对较低的水平。

## 五、牛排好吃的秘密——肌肉间脂肪

超市里昂贵的雪花牛排深受美食家的青睐，这种牛排其实是由于脂肪沉积到肌肉纤维之间，形成了特殊肉质，俗话说就是肥瘦相间。我们常吃的肥牛也是这样，这类牛肉肥肉多，吃起来香、鲜、嫩，是中西餐均宜的高档牛肉。

在国外，以日本的神户和牛出产的雪花牛肉最有名，神户和牛生长在牛圈里，本该吃草的牛，喂养的却是人工饲料，其中包含大量的谷物，有大麦、小麦、高粱、玉米、燕麦等。大多数情况下，混合谷物饲料含有高达 75% 的玉米。神户和牛生活在窄小的棚圈中，不能活动，站着或趴着，目的是使四肢肌肉逐渐萎缩，肌间脂肪壮大，均匀分布在肌肉组织中。小牛从出生到 10 个月的成长期，要多吃。其他小牛吃到八分饱，而神户和牛的小牛就要喂到撑，十分饱以上。把胃撑大，骨骼自然也会撑大，以便促进肌肉的发育，更有利于脂肪组织再沉积。

与谷饲牛相对的是草饲牛，它们生活在蓝天、白云、碧绿的草原上，悠闲自得而又成群结队，摇摇尾巴，吃吃青草，互相追逐，打打闹闹，2 ~ 3 年才进入成熟期而被屠宰。这样的牛全身的肌肉紧实而脂肪含量较少，而且这些牛的大部分脂肪积聚在皮下，而不是肌间，吃牛肉的时候比较容易被剔除。草饲牛的肉质精瘦细嫩，脂肪含量低，口感却远远比不上谷饲牛，但这样的牛肉肯定营养丰富，因为它们的成熟时间长，蛋白质含量高。谷饲牛肉因为有较高的脂肪，而且是饱和脂肪酸，所以鲜美多汁、肉质嫩滑，偶尔享享口福可以，不能吃多。

与其他哺乳动物一样，人类在肌肉间也有脂肪组织，是位于肌肉筋膜下和相邻肌肉群之间的脂肪，称为肌间脂肪（intermuscular adipose tissue，IMAT）。在大多数哺乳动物体内，它们通常占全身脂肪的将近 5%，分布在几个大的肌肉群中，比如上、下肢肌肉群，其他部位很少。

啮齿动物模型的研究表明，肌间脂肪是一种真正的白色脂肪组织，代谢活跃，储存和输出甘油三酯的速度很快。人休息时肌间脂肪强劲地吸收血液中脂肪酸，脂蛋白脂肪酶活性升高。运动几分钟后，肌肉需要葡萄糖和长链脂肪酸提供能量，肌间脂肪分解增加，使血液中脂肪酸浓度升高，而脂肪组织分泌的脂蛋白脂肪酶数量骤然下降，从血液中吸收甘油三酯的能力也降下来，留下更多的甘油三酯供给肌肉。这些结果说明肌间储备一定数量的脂肪，是为了在生化反应及结构上适应毗邻肌肉活动供能而准备，所以肌肉才有一定的耐力。

虽然肌间脂肪的代谢旺盛，但吃饱和饥饿对它的质量并没有太大影响，基本上保持不变。人的小腿由于站立及行走，运动最为活跃，肌间脂肪相对较大，但肥胖者和干瘦者小腿肚周围的肌肉看起来差别不大，而大腿上表层脂肪组织的厚度差别却很大。

对于人类来说，如果缺少运动，也会与谷饲牛一样，肌间脂肪就会越来越多，影响健康。目前越来越多的研究发现：肌间脂肪与皮下脂肪等体内脂肪组织不同，因为肌间脂肪更容易引起胰岛素抵抗，甚至堪比内脏脂肪，自分泌或旁分泌作用于肌肉，这种作用预示并促进衰老，使身体功能变差，引起神经肌肉疾病如肌肉萎缩、肌无力、运动受限等。肌肉被称为人体的第二心脏，运动起来，肌肉强壮了，才能延缓衰老。

## 六、必不可少的结构脂肪

脂肪组织作为一种结构材料，由不同比例的胶原和脂肪细胞组成。不同种类的动物，身体的不同部位，脂肪组织的分布比例各不相同。结构性脂肪的作用在于构建身体，减少活动时的能量消耗，保护脆弱易损的组织免受机械强度的冲击。因为它们不是储能脂肪，其中的脂肪细胞较小，甘油三酯也不参与能量代谢，不会被分解；也不摄取葡萄糖或脂肪酸，对激素更没有反应，也不会随着体重的变化而改变，即肥胖时不会扩展增加，饥饿时也不会减小。

### 足跟和手指脚趾

许多哺乳动物包括人的手、脚，尤其是指腹、趾腹、足跟下面都有柔软的肉垫，它们都是由密集的胶原网络了结构性脂肪组织所组成，胶原与脂肪组织的比例与内脏、皮下脂肪组织大不同。大多数灵长目动物的趾和指都有明显肉垫，但是人类的肉垫比它们要大得多，这是与人类的直立行走、手臂劳作有关。当一个年轻人以每秒 6.5 米的速度奔跑时，地面的反作用力接近其体重的三倍，持续时间为 1/20 秒。每跑一步，足跟的肉垫从原先大约 1.5 厘米厚压缩到 1 厘米。这些脂肪组织被禁锢在稳定的胶原带里，形成紧贴皮肤和跟骨的隔离带，具有很好的弹性，能有效地缓冲地面对足跟的冲击力，并且会在反作用力解除后的 1 毫秒内恢复原状，结构的复原有助于体重从足跟转移到趾尖时，骨头也恢复到正常的位置，从而保护着我们的骨头及其关节。

使足跟肉垫变形消耗的能量中只有 70% 用于复原，其余的变成了热能。我们都有这样的经历，在寒冷的冬天里站或坐得过久，跑一跑，跺跺脚，活动活动，搓搓手，冰冷的脚、手就会热起来，所用的就是这些热能。

当我们坐或躺了一段时间后，站起来走在坚硬的地面上，会感到双脚不如平常那样柔软而有弹性，这种情况不仅是因为肌肉僵直了，主要还是足跟肉垫的机械性能反应迟钝的缘故。久坐不动的时间增加 10 倍，足跟肉垫就会增加 3.7% 左右的热能以保持足部的温度，从而维持正常的血液循环。对于中老年人的组织来说，足跟肉垫每次挤压和放松的周期大约为 0.6 秒时弹性最好，即每分钟走 100 步的速率最好，也就是平时快走或慢跑的最佳步幅。

人与其他哺乳动物的结构性脂肪组织主要受机械应力的调节，而与温度的变化无关，比如人光脚走在冰面上，比室温下行走，足跟肉垫的弹性只是稍稍减少了一点点。

人体实时调节着自己走步的姿态，这种调节过程主要是受神经系统反射弧的控制，大多数情况下是一种本能的反应，所以我们察觉不到。一个典型的反射弧包括感受器、传入神经、中间神经元、传出神经和效应器五部分。当人体的脚踝关节、肌肉和皮肤作为感受器，将接收到的不同感觉，包括疼痛、脚底的质感和温度，通过传入神经（为感觉神经元，是将感受器与中枢联系起来的通路）、中间神经元（即神经中枢，包括脑和脊髓）、传出神经（为运动神经元，是将中枢与效应器联系起来的通路），最后反馈回调控人体的效应器——脚、腿部的肌肉，以调整每一步的步幅、步频与落地的轻重。只有在反射弧完整的情况下，这一反射才能完成。任何部分发生病变都会使反射减弱或消失，包括脂肪垫的受伤或疾病，比如糖尿病、偏瘫等病人周围神经的损害，都会影响神经反馈，从而影响人体对每一步行动的精确控制，大大增加了摔跤的风险，尤其走在陡峭崎岖或情况不明的路面上。足跟和趾的肉垫一方面能保护骨骼和关节免受即时的冲击，另一方面能够保证传入大脑的感觉迅速、精确和可靠，使我们免遭潜在危险。

需要注意的是，这些结构性脂肪组织没有很多的血液供应，因此受到创伤时最难愈合修复，而完全的修复对舒适和安全至关重要，因此保护好足部，避免足部疾病、损伤非常重要。

而作为效应器的脚，传送最多和最重要的信息是位置觉、脚部组织的舒适性，而这些特性直接影响了脚部结构性脂肪组织的功能状态。人的鞋子非常重要，选不好，穿不对就有可能在很多方面限制、影响这些功能，比如鞋的透气作用，如果无法及时有效散发脚垫的肌肉收缩产生的热，就会使双脚在奔跑时变得很热而不舒服，因此选择一双透气性良好的鞋非常重要。如果有条件，所穿的鞋子一天一换，也有利于散热和除菌。靴子和运动鞋配上富有弹性的运动气垫，有助于脂肪垫的复原，保护双脚免受损伤，并能使人跑得更快。而较硬的鞋会影响脚的感觉，在平地上行走感觉不明显，但当走在高低不平的路面或攀岩时会成为严重的阻碍。实际上，人的身体结构是为行走而设立的，走步是最符合人体进化的运动方式，是人类最独特的运动，而且走得远一点，动得勤一点，是符合人体结构的运动。

从以上结构性脂肪组织生理功能介绍中，可以发现动物脚爪肉垫的功能主要取决于脂肪细胞周围的胶原的含量和排列方式，但是脂肪细胞内的甘油三酯必须时刻保持液态，这样才能确保脚爪的灵活性，这一点很重要。而四肢温度始终都比体内温度低，如果这些脂肪被冻结而变硬，就会影响其功能，因此脚爪肉垫里和周围骨髓里的甘油三酯，与其他部位的脂肪细胞相比，含有更多的多不饱和脂肪酸。这些特性对人们选择食物有很多的启示，吃动物的爪子、蹄子不但有利于补充胶原蛋白，也能补充人体必需的脂肪酸。

**眼睛和面颊**

人类与其他脊椎动物的眼睛都长在头部颅骨的眼窝里，眼珠后面以及视觉神经周围都包裹着许多结构性脂肪组织。头脑是身体里最暖和的部位之一，温度受到严格控制。眼窝脂肪组织含有较多的多不饱和脂肪酸，但是比下肢骨髓里的要少一些。各种鹰或秃鹫在捕食猎物时，先啄食猎物的眼睛再啄头或内脏，最后将猎物撕碎一点点地吃掉。这是因为眼睛周围富含 ω-3 脂肪酸（如 EPA、DHA），对于捕食者来说，是最有营养的食物，按照吃啥补啥的说法，最利于其大脑的生长发育。

刚出生的灵长目动物，尤其是类人猿幼崽和人类婴儿，吃奶时能够清楚地看到其面颊两侧的小肉团有节奏地活动，这种称作颊脂体或颊脂肪垫的结构，位于面颊的肌肉之间，是一块脂肪组织凸起形成的三角形结构性脂肪体，不仅充填了腭肌之间的空间，而且它们的机械复原力在每次吮吸结束时能够帮助肌肉再次扩展。怀孕中期开始，构成胎儿颊脂体的脂肪细胞就开始产生、储备着甘油三酯，而此时胎儿身体其他大多数的脂肪组织几乎还没有发育。这种脂肪结构的发育，是为了婴儿吸奶时，防止其颊部塌陷，因此他们的脸总是胖胖圆圆的，甚至很瘦的婴儿颊部也是如此。颊脂体在婴儿出生时最大，断奶之后仍能持续很长时间。然后，随着年龄的增长和相邻肌肉和骨骼的生长而逐渐变小。在人体解剖中发现，60 岁以上的人体每个颊脂体的重量为 8 ~ 11.5 克，即使是那些因患有癌症急剧消瘦而死亡的人体也是如此。有时候也会看到高龄老人因为颊脂体的消退，形成面颊凹陷尤显苍老。

人们对结构性脂肪组织是如何生长的还不是太了解，分布在身体各个部位的脂肪组织在成年后既不扩展也不收缩，或许它们是在发育初期从血液中摄取脂质而形成的，而在成熟后就失去了这一功能。结构性脂肪组织对受伤后进行外科修复手术的病人很重要，然而令外科医生感到棘手的是，结构性脂肪组织新陈代谢旺盛，移植时必须保证足够的血供，否则脂肪细胞就会死亡，表现在组织中柔软富有弹性的黏性物质慢慢变硬，从而导致移植失败。但要保证适当的供血并非容易的事情，因为脂肪组织从来都不是从一根大血管获取血液的。因此脂肪组织在外科修复手术中的潜在问题，是生物学家研究这种被长期忽视的组织的一个主要原因和难点。

**血管周围脂肪组织**

除了供应神经系统的血管和肺血管，许多血管周围都有血管周围脂肪组织（perivascular adipose tissue，PVAT），它们被认为是由变化多端的血管外膜分化延续而来，因此血管与脂肪组织之间不但紧密接触，而且相互影响。健康的血管周围脂肪组织由脂肪细胞、微血管、干细胞、神经、巨噬细胞和嗜酸性粒细胞等炎症细胞组成，不同部位的血管周围脂肪组织成分不同，不同的健康与疾病状态也会影响其组成成分与功能。

血管周围脂肪组织不仅具有支撑血管和储存能量的作用，而且具有活跃的旁分泌和内分泌影响力，能够分泌多种脂肪因子和细胞因子，调节血管和全身的免疫微环境，功能失调可以导致高血压、动脉粥样硬化等多种心血管疾病。

血管周围脂肪组织是由白色脂肪组织还是棕色脂肪组织组成取决于血管的位置。在啮齿动物中，胸主动脉周围是棕色脂肪组织，而对人胸主动脉脂肪组织表型的研究显示有三种不同的结果，一些报告说是白色脂肪组织，另一些说是棕色脂肪组织，甚至还有的说没有脂肪组织。主要是因为研究来自不同人群，其饮食结构复杂，健康状况与所患疾病亦不相同，这些因素导致没有办法对研究对象整齐划一。但是人和啮齿动物的腹主动脉脂肪组织则主要是白色脂肪组织和一些棕色脂肪组织的混合物。

在围绕冠状动脉的人类心外膜脂肪研究中，它们的特点存在争议，不同的研究得出不同的结论，有说是白色脂肪组织的，有说是米色脂肪组织的。其所分泌的脂肪因子与皮下脂肪、内脏的脂肪差别也很大，但形态上脂肪细胞却很小。在冠状动脉疾病、心肌梗死和高血压中，好的脂肪因子如脂联素少，炎症浸润细胞，如巨噬细胞较多。

肥胖不但使主动脉的棕色脂肪组织向白色脂肪组织转化，而且会吸引更多免疫细胞浸润而发生炎症，导致各种疾病。高能量饮食和缺少活动是肥胖的最常见原因，导致脂肪组织能量储存的需求增加，脂肪细胞因储能增加而变大。脂肪细胞大小而不是数量是代谢疾病的独立标志，并且肥大与局部缺氧，游离脂肪酸溢出和炎症呈正相关。

血管周围脂肪组织以内分泌和旁分泌方式调节脉管系统相邻的血管信号传导和炎症调节功能。在过去近 30 年中，这已成为一个越来越有吸引力的研究领域。有研究发现它们具有保护性海绵效应。因为肥胖引起的血液中导致高血压的交感神经分泌的去甲肾上腺素增加，但会被血管周围脂肪组织隔离，从而抑制血管收缩。而随着肥胖继续发展，血管周围脂肪组织抗收缩作用就会丧失，这种功能障碍将导致血管张力增加，血管僵硬度增加，最终将导致高血压。此外，脂肪因子失调会减少肌肉的血液灌注、新陈代谢障碍以及降低胰岛素敏感性，并会诱发肝脏炎症，从而导致糖尿病。血管周围脂肪组织中的炎性与血管疾病之间存在明显的联系，了解这些机制对于指导未来肥胖症的治疗和研发控制肥胖造成的血管疾病药物都至关重要。到目前为止，在肥胖啮齿动物模型中，研究显示在体内增加的一氧化氮或硫化氢可恢复分离动脉的血管周围脂肪组织的抗收缩作用，可以改善肥胖症的心血管代谢。多项研究表明，运动与减肥可以抑制功能紊乱的血管周围脂肪组织炎症。然而，坚持运动又依赖于病人一定程度的决心与毅力。

## 让人容颜不老的皮脂

如果你拥有一头乌黑柔顺的秀发，光泽而富有弹性的皮肤，不仅是颜值高的表现，更是健康的一种表征。因为皮肤是人体最大的感觉器官，人体的第一道屏障，因此护肤、护发也是人类，特别是女性一辈子的事业。而皮肤、毛发的好坏都与它们上面一层薄薄的必要的脂质有关。脂质由皮脂腺细胞产生，被称为皮脂（sebum），起到防水和抗菌的作用。皮脂的主要成分包括角鲨烯、甘油三酯、游离脂肪酸、蜡酯、胆固醇、类固醇酯等，在皮肤表面以相对恒定的比例存在。皮脂中组成脂肪与类脂的脂肪酸种类丰富，不但含有饱和与不饱和脂肪酸，而且还有奇数与偶数碳原子的脂肪酸，更有一些既不同于储存脂，又不同于结构脂的特殊的支链脂肪酸。

我们会看到“鸭背上的水”滚落下来，那是因为水生鸟类的皮脂防水性能非常突出。不易湿的皮肤、羽毛不仅可以使鸟在雨中或浪花中减少能量损失，而且还能防止一些细菌和微生物入侵机体引发疾病。可能你总会观察到许多鸟在不停地整理和清洁自己的羽毛，实际上它们在用嘴将特殊的皮脂均匀“涂抹”到其他部位。因为如果不这么做，一旦受伤或生病，羽毛的抗寒、抗潮能力就会被迅速削弱。

狗、鹿、狐狸、大型猫科动物等都有特殊的皮脂，能产生独特的气味，尤其是当皮脂溶于水时，这一过程更增加了这些化学信息的持久性，甚至可以留存几周而不消散。因此，你会看到这些动物常会在树根或岩石上蹭一蹭，排点尿，目的是通过气味为同类彼此识别提供便利。

人的汗液主要由水构成，这些水在蒸发时会消耗人体的能量，并留下少量的盐和脂质，当然其中也包括体内性激素的衍生物。为什么有些人比其他人更招蚊子，人们对这种现象的机制知之甚少。化学分析表明，具有“蚊子磁铁”的人皮肤散发物中有明显不同的更多的羧酸，并且与羧酸受体基因突变表型存在密切联系。科学家们正在深入了解其中的机制，以便开发更有效的驱蚊剂。

皮脂是全身脂代谢的一部分，它的脂肪酸构成比例失常或代谢障碍是很多代谢性疾病的表征，比如糖尿病、动脉粥样硬化等。皮肤脂质代谢受损会导致皮肤的表皮通透性屏障和绝缘性能障碍，引发多种皮肤病，如痤疮、鱼鳞病、银屑病、脱发和特应性皮炎等。饮食中的脂质深刻影响着皮脂的代谢，因为皮肤和毛皮同样需要好的脂肪酸，如 α-亚麻酸及其他的 ω-3 脂肪酸（DHA、EPA 等），亚麻籽等富含亚麻酸的原料是宠物食品中的常用添加剂，因为它们能使动物毛发发亮。日本学者发现，人类的唇部红色区域二十二碳六烯酸（DHA）要显著多于其他皮肤，可能是 DHA 具有优秀的抗氧化作用，保护唇部不老化。

或许不远的将来随着科技的发展，你完全不必忍受采血化验血脂的痛苦，而通过人体的皮脂就能得出体内脂代谢的状况，为你的健康提供可靠的建议。

文明与进步使得人们隔三岔五或者天天洗头、洗澡成为习惯，这是因为皮脂分泌物会与空气中的氧发生反应，再加上许多生长在皮肤上的细菌的作用，不仅会让人觉得很难受，而且会产生令人作呕的气味。

肥皂或浴液、洗发水中含有一些两亲分子，既可以溶解脂质，又能溶解于水，能十分有效地去除衣物、毛发及皮肤上的汗渍、油渍以及其他生物“污渍”。虽然只能去除皮脂和发脂的外层，但如果长期使用强力的洗剂，甚至连“搓”带“洗”，则会使皮肤“干燥”且容易破裂。因为这些洗涤剂不但去除了一层薄薄的皮脂，而且还去除一层死细胞，从而使下面的一些活的、敏感的组织失去了保护。因此，洗脸、洗澡或洗头后尽量要用一些护肤品、浴后乳或护发素，这些护肤品中含有一些附加脂可以迅速改善这一情况并防止皮肤、毛发继续变干变脆。当然皮肤自身也会继续分泌皮脂，不过需要几天后才能恢复正常。另外，当运动洗浴之后，涂抹浴后乳更利于减肥。运动后的肌肉仍然在做功消耗能量并产热，浴后乳使得局部保持一定的温度，从而加快脂肪的燃烧。

# 第三篇 脂肪参与人体生化场

在人类进化过程中，脂肪酸促进了一些重要器官发育，其衍生物是体内重要的免疫反应介质，直接影响了人体的免疫与内分泌系统。

免疫系统对人体的重要性是不言而喻的，无论是清除自然衰老及病变的细胞，还是随时抵抗外界侵入的病原微生物及毒物都发挥着不可替代的作用。自 19 世纪中期以来，人们就知道在脊椎动物血液中存在着白细胞。之所以叫白细胞，是相对于血液里数量最多的红细胞而言，又是因为原本无色的白细胞经离心堆积在一起后，看上去是白色的。白细胞有很多种类，是机体免疫机制抵抗疾病的重要组成部分。当有细菌感染时，白细胞就会大量聚集，吞噬细菌而形成疖子、痈和脓肿。围剿、消灭细菌入侵的过程中，白细胞是按需形成，要构建大量的细胞膜就会需要大量的磷脂，而磷脂中的多不饱和脂肪酸在免疫细胞功能中起着极为重要的作用。那么所需要的多不饱和脂肪酸是来自饮食，还是来自储存的脂肪组织？从哪个部位的脂肪组织获取最为便利呢？

## 一、免疫力与脂肪相伴相生

虽然平时我们检测的是血液中的白细胞，但白细胞主要存在于淋巴结中。遍布全身的淋巴结是淋巴细胞增生、成熟和派送的“大本营”。淋巴结有复杂的内部结构，并由淋巴管提供营养。淋巴液在淋巴管里缓缓流动，其流速比动脉、静脉血液都要缓慢得多，主要是靠重力和邻近肌肉的挤压而流动的。

因为人的直立行走、劳作的原因，手和脚不断地磨损，受到病原微生物的侵袭。为了防护手脚上这些看不见的小创口、小感染，下肢的腘窝、前臂的肘窝都有淋巴结，它们处于四肢中部，保护着膝盖以下的小腿和足，肘关节以下的小臂和手。肠系膜的淋巴结也很多，它最先接触到肠胃吸收的物质，处于抵御胃肠道病原体的前线。大网膜中也含有大量的淋巴组织，主要是清除腹腔内的“代谢废物”。

当全身或局部发炎时，淋巴结会肿大，有时可达原先的 10 倍以上。

流向这些淋巴结的血液增多，因此它们变硬、变红、温度升高。人体腹股沟、腋窝、大腿后侧肌腱之间、腘窝的淋巴结因为处于皮肤之下，所以可以很容易地触摸到，尤其在肿大时更明显。淋巴结的肿大是为了容纳淋巴细胞不断分裂而新形成的细胞，以及从机体其他地方募集来的免疫细胞。一般情况下，如果入侵机体的病原体被成功地消灭吞噬，那么肿胀就会在几天之后消失。

淋巴细胞有许多种类，不同的感染由不同的淋巴细胞应对，在许多情况下，需要几种免疫细胞的共同协作来对付入侵的病原微生物。免疫细胞之间需要互相交流，也要与其他组织中的细胞进行沟通，其作用机制受到广泛而又深入的研究，因此研发出了很多药物。

淋巴细胞会分泌许多细胞因子，有蛋白质分子、脂质分子等，用于调节各类器官、细胞的功能。至今已有十几种不同的蛋白质分子被提取出来，与脂肪酸衍生物前列腺素、白三烯以及凝血烷等协同或相互作用。蛋白质类细胞因子与所有的蛋白质一样，或由细胞自身分泌产生，或由血中的氨基酸合成的。老旧组织中的蛋白质，可以随时被分解而形成氨基酸，被循环利用，因此蛋白质的合成一般不会缺少原材料，只有在严重消耗的情况下才因缺乏氨基酸而受影响。但是对于脂类细胞因子就不好说了，因为它们是必需脂肪酸，不能利用原有的脂肪酸合成，而这些宝贵的多不饱和脂肪酸在很多脂肪组织储存的甘油三酯中含量很少。人体的免疫反应有淋巴细胞因子参与，也有淋巴细胞的迅速分裂，新形成的淋巴细胞同样需要大量磷脂来形成细胞膜。由此看来，人体的免疫反应需要很多的必需脂肪酸的参与。

因此，大多数淋巴结周围有很多的脂肪组织，储存的甘油三酯中链接着很多的多不饱和脂肪酸，很少的饱和脂肪酸，特别是腘窝、肘窝、颈、网膜和肠系膜淋巴结周围的脂肪组织。受到刺激时，淋巴结按需提取必需脂肪酸用于合成免疫细胞。所以推测淋巴结周围脂肪组织的主要作用是提供构建淋巴细胞膜的脂肪酸原料，为应激状态下淋巴细胞增殖、战斗保驾护航。而脂肪组织中也都含有至少一个淋巴结，有的多达十几个，淋巴管穿过脂肪组织，接近淋巴结时分成无数的毛细淋巴管进入淋巴结内部。淋巴结与脂肪组织之间休戚与共、相互作用。

同时，当患有严重疾病，比如传染病、严重的创伤、烧伤时，免疫细胞被大量激活，也会产生大量的细胞因子。通常免疫反应会引起高热，需要消耗大量能量。这些过程都会加速脂肪组织分解，导致血液中的脂肪酸升高。血液中大多数的饱和脂肪酸或不饱和脂肪酸都会被肌肉、肝脏等组织所吸收，并被氧化产生能量。这些组织消耗的脂肪会更多，产生大量热能，体温进一步升高。所以一场大病过后，人会消瘦许多。

应对免疫反应合成免疫细胞所需要的脂肪酸来自食物吗？当人类或动物全身或局部严重感染时，都会没有食欲而又昏昏欲睡。此时动物不愿出去觅食，甚至食物摆在面前也拒绝进食，所以从饮食获得必需脂肪酸的可能性很小。那就只能来自平时的储备与积累，尤其是淋巴结周围的脂肪组织所储存的必需脂肪酸。

当然，包括人类在内的哺乳动物也进化出了相应机制，如脂质代谢最广为人知的是，食物脂质通过淋巴系统吸收形成乳糜微粒。来自小肠的淋巴液在头颈下端的淋巴结直接进入血液循环系统，这样可以避开肝脏，从而为免疫系统、淋巴结周围储备甘油三酯，为优先截留好的脂肪酸提供便利，否则肝脏会吸收掉许多新吸收的脂质。患有慢性疾病的人群或老年人，身体储存一定数量的脂肪，免疫力才能好，因为疾病和衰老就意味着器官组织时时刻刻需要“修修补补”，同时也要应对猝不及防的各种微生物感染以及急慢性创伤。这些过程不但需要结构脂，也需要能量脂，所以一定要储备必要的脂肪。

平时的饮食要注意什么呢？风湿性关节炎、多发性硬化等自身免疫性疾病，其发病机制都是原本为了保护机体免受异物入侵的免疫系统，错误地把自身组织当作“敌人”而“自残”。有一些病人感觉，用鱼油或好的植物油取代食物中的动物油脂、红色肉类可以减缓疼痛。

对这些疾病进行的多层次研究表明，好的脂肪酸确实可以改变其免疫反应。无论是淋巴细胞与各种不同种类的脂肪酸共同培养所做的细胞实验，还是动物实验、人群试验，大鼠或人一连几周都吃不同油脂的食物，检测其免疫细胞功能。得出的共同结论是，ω-3 脂肪酸（海洋脂质中含量最多）对免疫异常的抑制作用最强，其次是 ω-6 脂肪酸（常见于植物油脂），然后是单不饱和脂肪酸，饱和脂肪酸的作用最小。这些作用的确切机制还有待于进一步研究，有几种可能性，包括改变细胞膜流动性或反应性，或改变细胞因子受体功能变化、促进脂质类细胞因子的合成或释放，或脂肪酸对自身基因的直接作用等。

抑制过度反应的免疫功能，虽然能减轻自身免疫系统疾病病人的疼痛，但也可能损害机体抵抗微生物入侵的能力。例如，用不同的油脂喂养小鼠一个月后，测试其抵抗李斯特菌感染的能力。用鱼油喂养的小鼠大部分都死了，而用猪油喂养的小鼠全部都活了。实验结果表明，猪油喂养的小鼠免疫力更强，能及时杀死进入体内的细菌。其他，但不是全部类似的实验显示，用鱼油喂养的动物对致病菌的抵抗力较差，伤口愈合得也慢。新石器时代原始部落的智人喜欢肥肉和牛奶，老鼠偷吃奶酪和板油后会大量繁殖，这些现象的出现都是有道理的。

由上面的例子可以看出，目前阶段我们尚不能给出哪种油脂对健康最好，但或许我们可获得如下的启示：如果你患有某种疾病，饮食中油脂不宜长时间单一固定，可以试着调换为另一类天然油脂，看看所患疾病是否会有好转。而日常生活中要尽量做到维持天然脂肪酸的平衡：饱和脂肪酸∶单不饱和脂肪酸∶多不饱和脂肪酸 =1∶1∶1。

## 二、悄无声息的“化工厂”

以前人们一直以为脂肪细胞“很老实”，懒洋洋、静悄悄地待在那里，现在越来越多的证据说明，它们是 24 小时运行着的异常活跃的“化工厂”，会生产制造出很多的脂肪因子。与邻近的组织，甚至远隔器官进行着密切广泛的信息沟通，而且它们非常“智慧”，能够迅速找出最迫切的能量需求者，并主动而精准地响应着“客户”的需求，知道什么时机输出能量；反过来，又能够指导“客户”，什么时候应该吸收能量以及吸收多少脂肪酸。那么脂肪细胞是如何做到审时度势地释放所存储的能量，又能恰到好处地调整供需量的呢？

1994 年瘦素被发现，它是由脂肪细胞分泌的一种肽类激素，向大脑传递“吃饱了”的信号，然后人停止进食，从而控制体重。当然瘦素可能还有其他许多作用。于是，就掀起了瘦素以及脂肪因子用于减肥和治疗各类疾病的研究高潮。20 世纪 80 年代后期，最时髦的词语就是脂肪因子。自从发现瘦素后，脂肪组织也被确立为重要的内分泌器官。脂肪组织所在部位的不同，分泌的激素不同，发挥的作用也不同，它们积极活跃地参与人体活动。

所谓内分泌，指的是器官、组织、细胞分泌进入血液的物质，随血液循环运输而影响远隔组织器官的功能活动。人体脂肪就像甲状腺、垂体、肾上腺这些传统的内分泌器官一样。除了内分泌作用，脂肪组织还有旁分泌的作用，也就是所分泌的物质影响邻近组织细胞的功能活动。

脂肪具有无限扩张的能力，这是其他内分泌器官望尘莫及的。一个体重正常的人，体脂肪一般情况也要占到总体重的 20% 以上，而且遍布全身各个部位，无处不在，因此它们的威力可以说是很大的。

这表现在以下几个方面，脂肪细胞可以分泌不同种类的细胞因子，如蛋白质类激素、脂质因子和外泌体微 RNA（microRNA）。脂肪因子通过旁分泌作用于局部，通过内分泌作用于全身，影响大脑、胰腺、肝脏、骨骼肌和心血管的生理功能。而且这些脂肪因子使内皮细胞、免疫细胞以及胰腺也具有了内分泌功能，也会分泌一些物质，相互影响、相互作用，把分泌功能一级一级放大，共同组成了强大的内分泌网络。

脂肪组织分泌的细胞因子除了种类众多，更是在分泌量上碾压了传统的内分泌器官。就拿蛋白质激素（也称为肽激素）数量来看：2018 年一项对小鼠白色脂肪和产热的棕色脂肪细胞分泌的肽激素蛋白质组学的比较研究，一共检测出一千多种独特的蛋白质，其中一百多种在两者中是不一样的。脂肪组织分泌的蛋白质激素也有好的，有坏的。所谓好的激素，不但能减重，还能保护血管，具有抗动脉粥样硬化、抗炎症的作用，比如脂联素、卷曲蛋白、抵抗素等。但是如果白色脂肪组织太多，尤其是内脏脂肪、肌间脂肪，这些能量脂就会分泌 WNT5A、内脂素、视黄醇结合蛋白、趋化因子等坏的激素，它们具有促进动脉粥样硬化、炎症、肿瘤发生等作用。

目前越来越多的研究显示，体内脂肪绝不仅仅储藏能量，更主要的是控制能量储存与消耗，调节抵抗力的强与弱，维持血管的稳态，发挥促炎或抗炎作用。脂肪因子失调与动脉粥样硬化、高血压、血栓疾病和代谢性疾病紧密相关，包括糖尿病和肥胖。

当然脂肪组织也会接受其他组织及人体统一的调节。脂肪细胞也与其他细胞一样是自身产生受体，因此能够精准、迅速感应到循环系统的信息，并做出适当的反应。受体的生成不仅会随着机体的长胖和变瘦不断改变，而且还会因脂肪组织的部位、功能的不同而改变。

脂类的研究现在之所以火爆，主要因为检测手段的发展。也就是说，一些物质早就存在于体内，只是科学研究刚刚发现了它们，才开始着手研究其作用。实际上，查看一下现在的血脂检查报告单，项目越来越多，尤其是教学研究医院的报告单，就是因为科技的进步，发现了越来越多的物质调控着人体，与疾病、健康密切相关。

## 三、大脑的进化——吃肉让人类祖先进化成为智人

我们来看一个熟悉的例子，牛、羊、兔子等以草为食的动物，嘴巴总

是在不停地啃草、吃草、咀嚼、反刍，以此来获取能量维持生命。因此“吃”耗去了食草动物大部分的时间。而以肉为食的动物，都有着敏锐的嗅觉、听觉，犀利坚定的眼神，良好的记忆力，敏捷而又爆发力很强的运动能力等，这些都是它们捕杀猎物必备的素质。吃肉让食肉动物拥有了这些能力，因为肉食营养丰富，能量密度大，于是动物就有了足够的休闲时间。狮子一天中大部分时间都在打盹、争斗，为了吸引异性而争风吃醋，而它们的猎物，如斑马和羚羊都在忙着吃草。

动物的体温也说明了食物对进化的影响。消化食物会产生大量的能量，因此天气炎热时，河马为了避免体温过高总是泡在水里，只在凉快的夜间才出来吃草。食肉却可以减少体温过高的风险，动物性食物的体积比提供相同营养的植物性食物的体积要小得多，可以在较短的消化道里很快消化。

对猴子的行为研究发现，那些吃了两年多高脂食物的猴子，比吃低脂食物的猴子更合群，更友好，更容易接纳外来成员，其社会适应性更好；而低脂食物更容易使猴子产生敌对行为。可能的机制是食物影响了大脑脂肪酸的构成，并由此改变了大脑 5- 羟色胺的产生；而之前人们已经清楚，缺乏 5- 羟色胺会使人和猴子产生侵略行为。

同样，吃肉增强了人类祖先的营养，肉比果子更耐饿。原来猿类动物在树上生活，一天当中大部分时间都在寻找食物。自从吃上肉，尝到了甜头，他们便从被动吃肉转变为主动狩猎。同时也逐渐知道了合作，狩猎效率会更高，有时还会拿着棍子跟一些食腐动物抢肉。另外，这些猿类开始用石头作为工具敲碎骨头或切割猎物，闲下来时就会捣鼓一些工具。100 万年前，人类祖先最初用野火，后来通过钻木和打火石学会取火。火的使用加快了人类的进化速度，生肉难以咀嚼和消化，火杀灭了细菌，熟肉更好消化。吃熟肉以后人类祖先肠道开始大大缩短，消化过程变得简单，消耗的能量减少，多余的能量得以供给大脑，从而使大脑的进化成为可能。同时，体型变得较为纤细，这些变化最终促使南方古猿真正进化成智人。

农业革命后，随着人口激增，人们的生活安定下来。食物可以大量储存，其供应得到保障。在人类历史上，第一次有了牛奶产品。牛奶本是为生长迅速的幼畜提供的，有丰富的脂肪，成人吃了会长胖。

大脑的发展可能与肥胖有更为直接的关系，胎儿大脑的发育完全依靠来自母亲的饮食或脂肪组织，怀孕期及哺乳期的妈妈们摄入充足的长链多不饱和脂肪酸，对胎儿及婴幼儿大脑的营养至关重要。同时妈妈的脂肪储备有助于确保胎儿及婴幼儿充足的营养供应，在怀孕前期，妈妈们的脂肪酸通过胎盘从母体进入胎儿，脂质主要进入胎儿的大脑和其他神经组织。在最后三个月里，来自母体的脂肪酸在胎儿的脂肪组织里积存，所以我们会看到婴儿出生时都有不同寻常的肥胖，被称为“婴儿肥”。

神经系统的化学结构与脂肪组织的结构有许多相似之处，大脑就像一个脂肪块，构建大脑结构的基石脑磷脂群约占脑组织干重的25%。因此，大脑在整个成长期中都需要某些多不饱和脂肪酸的充足供应，缺乏这些脂肪酸会导致永久性的功能障碍，并且可能是致命的。而且大脑自身不能合成或储存脂肪酸。因此，大脑发育期的儿童、青少年、慢性疾病病人、脑力工作者，需要摄入高质量的必需脂肪酸。

但是大脑一旦形成之后，它所喜欢的而且唯一供能的营养素却是葡萄糖，这是因为大脑的运转主要是一些电活动，大脑的能耗主要是用在将钠离子泵出细胞膜外，将钾离子泵入细胞膜内以维持细胞膜内外电位差。无论是白天思考时，还是在晚上睡眠状态下，都要完成脑电波的活动，产生“电火花”。也就是说，大脑的能耗水平昼夜变化非常稳定，起伏波动很小。大脑中的神经元非常精细，比较脆弱，所以在能量来源上比较“挑食”，葡萄糖的供能水平与大脑耗能水平相当而副产物最少，因此葡萄糖就成为大脑唯一的能量来源、“天选之子”。而蛋白质氧化代谢会产生氨，脂质氧化代谢会产生大量自由基，都会对神经元造成损伤，因此蛋白质和脂质都不是大脑的能量“供应商”。一个成年人大脑每天约消耗

120g 糖，糖转运到大脑较容易，即使血糖在正常值下限时，葡萄糖转运蛋白 3 也可以轻松把葡萄糖转运到大脑。脂肪转运到大脑则比较难，脂肪酸通常与血清中的白蛋白或载脂蛋白（apolipoprotein，Apo）结合，形成大分子，不易通过血脑屏障。在饥饿状态下，肝脏产生的酮体可以通过血脑屏障给大脑供能。大脑没有储能物质，几乎都用糖来供能，只有在长期饥饿状态，机体才会以脂肪代谢产物酮体来为大脑供能。

大脑的特殊结构导致了它只能进行有氧氧化，而且大脑的耗能是巨大的，安静状态需要消耗全身 25% 的葡萄糖，学习或思考问题时需要得更多。所以我平时总是提醒糖尿病病人要尽量避免低血糖，否则容易引起脑萎缩。有研究显示，一次医源性治疗性降糖导致的低血糖对人体的危害很大，甚至抵消了一个人终生都把血糖控制良好的所获得的状态与结果。因此低血糖导致的危害可能是致命的，是急性事件，而高血糖对人体的危害是一个慢性过程。如果准妈妈的体温超过正常值几摄氏度，即使时间很短，妈妈及胎儿的大脑也会受到伤害。

人类硕大的脑组织需要很多的能量，因此女性在怀孕早期需要更多的脂质来充当胎儿大脑生长发育的原料，还需要较多的碳水化合物来维持母子大脑快速思维的新陈代谢。而人类大脑多样性的结构、复杂灵敏的功能以及包含丰富的脂质是其最重要的特征。因此神经系统中拥有所有种类的脂质，作为构建系统结构和维护其功能反应的基础。脂肪酸是脂质结构多样性的关键组成部分，在脂质的功能特性中起着战略性作用，这些特性决定了神经元和神经胶质细胞膜的完整性、脂质信号介质的产生以及酰基链的化学反应性。

大多数人的大脑是从六十多岁开始衰老的，表现在组织结构（如蛋白质、脂肪等）的各个层面。科研工作者对整个大脑脂质的含量与种类进行分析，探究衰老过程中发生的变化。在正常的人脑老化过程中，第一个变化是总脂质含量的下降。不同的研究证实了与年龄相关的脂质变化的发生，即磷脂含量的降低，这种变化在整个成年阶段随着年龄的增长缓慢而渐进性降低，并在 80 岁以上的高龄阶段加速。第二个更为重要的变化是不同区域的脂肪酸构成谱系重新分布，涉及特定记忆的区域受到的影响最大。也就是智人所特有的新皮质——前脑（理智脑），主管记忆、思维、认知、语言的重要区域，它是受衰老影响最大的部位，好的脂肪酸磷脂减少得最多。其次是中脑（情绪脑），主管喜怒哀乐，黑质变化很小。而后脑（本能脑），生命活动（呼吸、消化、心跳等）最基础的脑干，几乎不受衰老的影响。你想，好的脂肪酸缺少时，调节中枢先要保障人体最重要部位的供应，先活下来，维持生命的正常运行。

在人类漫长的进化历程中，是肉食的出现，使得人类祖先有机会发展出远比猿猴大得多的脑容量，从众多的猿猴亲戚中脱颖而出，爬上了食物链的顶端。人类的进化是一场以百万年为单位的漫长的历史。人类的身体究竟是适应以脂肪、动物蛋白质为主的饮食结构，还是适应植物性食物为主的饮食结构？总的来说，一种食物出现在人类的食谱中的时间越长，它对人类就越安全，人类的基因对它的适应性越好。相反，如果某种食物被纳入人类饮食的时间很短，或者过去很少能吃到的东西现在突然变成了主要的食物，那么人类的基因就有可能无法很好地去适应它。实际上，与其他动物相比，为了演化适应迅速变化的气候环境，人类在基因进化的漫长历程中，转向食肉的道路上走得并不是很远。

# 第四篇

# 血脂——流动的脂肪

血脂是吃进去的吗？是，又不是！为什么这么说，血脂并不是直接来源于食物中的脂肪，因此不是吃进去的；但血液中的一切营养物质，包括血脂在内，都直接或间接来源于食物，血脂虽然不全是直接来源于食物，也可通过人体进食后的新陈代谢转化而来，因此又与进食有一定关系。

人体内含有大量的脂类，有构建身体所需的结构脂，更有从细胞到组织、器官中时刻储备的、无处不在的能量脂。然而，无论是哪种脂类，都不会老老实实待在一个部位，而是要服从于人体的统一调配。比如，乳汁里的脂类并非来自乳腺周围的脂肪组织，而主要来源于臀部和腿部的脂肪。同时，各个部位的脂类也会主动或被动地与其他细胞进行沟通交流，参与人体的新陈代谢。另外，脂类是人体三大宏量营养素之一，有些脂肪酸必须从食物摄入，人体自身无法制造。

吃进去的，身体制造的，各个部位脂肪组织分解、合成调动的脂类，都需要在血液中运输。如果以质量计算，脂类占血浆干重的 70% 以上，剩余的组分为蛋白质、核酸和碳水化合物。大约一半的循环脂类为固醇类，其他主要脂质成分为磷脂和甘油三酯。

因为脂类不溶于水，必须借助蛋白质形成脂蛋白作为载体，才能在血液中畅通无阻，脂蛋白的蛋白质部分又叫载脂蛋白。脂质的转运系统在动物体内经过了无数代的演化，疏水的脂肪由肝脏、肠道系统生产出来，在血浆的水环境中与载脂蛋白结合形成脂蛋白，被转运到肌肉或其他组织消耗掉。

载脂蛋白（Apo）调控着这一转运过程，是血浆脂蛋白中的蛋白质部分，是高度保守的蛋白质序列，大多数来源于祖先基因，是能够结合和运输血脂到机体各组织进行代谢及利用的蛋白质。

脂蛋白转运系统有两个主要作用：一是有效地将肠道和肝脏的甘油三酯转运到利用地点，如脂肪组织或肌肉；二是将胆固醇转运到外周组织，用于类固醇激素生成或转运到肝脏进行胆汁酸合成等。

血液中的脂类主要包括胆固醇、胆固醇酯类、磷脂和甘油三酯。我们平时检查化验的血脂，指的就是这些脂蛋白上的胆固醇、甘油三酯，还有血浆白蛋白上的游离脂肪酸。运输脂质的脂蛋白多大呢？在光学显微镜下，我们可以看到满视野的红细胞，但却看不到脂蛋白，因为它比红细胞要小得多。尽管如此，微小的脂蛋白却运输着上千个脂质，有磷脂、氧化磷脂、鞘磷脂、胆固醇及胆固醇酯、氧化胆固醇及非氧化胆固醇、甘油三酯、游离脂肪酸等。

除了这些有形的脂类，血液中还有一些无形的气态挥发性短链脂肪酸。血液中脂还有很多存在形式，比如各种细胞膜上的结构脂，如红细胞、血小板、白细胞膜上的磷脂、糖脂、胆固醇等。这些脂类以及它们的哪种形式、哪种成分与疾病相关，以及它们与动脉硬化、血栓、肿瘤的相关性，都是脂类学家研究的内容。因此化验单上的“血脂”只是血液里脂类中的一部分。

近几年，研究最火的领域之一是氧化磷脂与动脉粥样硬化的关系，但要使其成为临床化验指标，以指导健康及疾病预防与治疗，还有很长的路要走。实际上，现在化验单上关于血脂的检查项目越来越多，也是研究成果转化成临床应用的实例。尽管临床常规检测的血脂仅占全身脂类很小的一部分，但它们也能够反映人体的健康状况。

**脂质的消化**

以我们吃一块五花肉为例，对于成年人来说，脂肪消化的第一阶段主要是物理过程：胃壁强健的肌肉搅动，将食物与胃液充分混匀，就像破壁机一样将食物（包括脂质）打成微小的颗粒；然后胃的蠕动将食糜推向十二指肠，这里有肝脏分泌的胆汁和胰腺分泌的脂肪酶；伴随着食糜不断向下推进，肠道成为消化脂质的主要“化学工厂”，同时开启了让脂肪进一步大变样的化学反应过程。

胆汁酸的乳化是物理过程，是将脂质破碎成悬浮于水溶液中更小的脂滴，就像洗涤剂使油腻的脂肪分解成小胶体微粒才能冲洗干净一样，胆汁酸就起到了类似洗涤剂的作用。胆汁由肝细胞持续不断地分泌，人不进食时，胆汁经胆管贮存在胆囊中；进食过程中，胆汁可直接由肝脏和胆囊大量排入十二指肠。胆汁中活跃的胆汁酸不是酶，是一种复合的胆固醇盐，使脂肪、磷脂形成足够小的微粒，最大程度地拓展油水界面，为脂肪酶、磷脂酶彻底分解脂质提供了充分的接触面积，因为后两种酶只在水溶液的环境下才能最大限度地发挥打破连接脂肪酸和甘油的化学键的作用，形成甘油、游离脂肪酸、胆固醇、少量的甘油二酯和未消化的甘油三酯，这是一个化学反应过程。

裂解脂质的酶叫作脂肪酶，请记住这个重要的酶，它在脂肪的消化过程几乎无处不在。口腔、食管中没有脂肪酶，胃里只有少量脂肪酶，脂肪酶绝大多数存在于肠道内。而且这些酶只在中性 pH 环境下才被激活，而人的胃液呈酸性，所以这些酶在胃里几乎没有活性。成人食物里的脂肪只有 10% 在胃里分解，但长期吃高脂肪食物也会让人适应性产生很多的胃脂肪酶。另一种类似的磷脂酶在肠道将磷脂中的脂肪酸裂解出来。从两类复合脂——脂肪与磷脂中游离出来的多种脂肪酸被肠道细胞吸收。肠道细胞将进入到细胞内的各类脂肪酸，按照数量、种类等的需要，制造并重新组装到脂蛋白乳糜微粒上。再由肠道细胞分泌到血液中，参与脂质的循环与代谢。

乳汁，具有独特的化学构成和物理状态，包括人类幼崽在内的哺乳动物的唾液含有脂肪酶，能够水解甘油三酯。因此婴幼儿消化脂肪是从口腔开始的，由于用进废退的机制，断奶后这个功能就消失了。乳汁是一种水脂相溶的液体，因此胃部的搅动和胆汁的分泌对乳汁消化就不那么重要了。人类、猩猩，可能还有其他灵长目动物以及食肉动物的乳汁都含有一种脂肪促进酶，它能帮助幼儿自身制造出的更多脂肪酶。因此，有人建议在婴儿乳制品中加入这种脂肪促进酶，帮助早产儿或体弱的婴儿更好地消化脂肪。而且婴儿的胃酸浓度低，pH 接近中性，乳汁里的脂肪可以被部分消化。

裹着奶油的食品和一些油炸的食品被认为是油腻的食物，之所以人吃了之后会有饱胀感，难以消化，是因为这种物理状态的食物中的脂肪难以被胆汁充分乳化，脂肪酶“英雄无用武之地”。得了胆囊炎的人，也会讨厌油腻的食物，如果吃了高脂肪的食物就会出现恶心、腹痛、反酸、腹胀等消化不良的症状。如果胰腺、肝胆有疾病，脂肪酶分泌减少，人会出现没有完全被消化吸收的“脂肪泻”，大便呈现油脂状或泡沫状。

那么脂肪消化的过程需要多长时间呢？我们都知道脂肪吃得多抗饿，是因为人对脂质的消化和吸收比碳水化合物要慢得多。人平时吃的食物基本是含有蛋白质、脂肪、碳水化合物三大营养素的混合性食物，碳水化合物中葡萄糖、蔗糖和其他单糖在多数脂质还未进入血液时就已经被消化、吸收并分送给各组织了，比如供能给肌肉用于收缩。所以人吃了碳水食物，马上就觉得有劲儿了，这是糖的作用。成年人需要花 6 个小时才能完成油腻食物的消化、吸收。

## 一、血脂从哪里来

血脂的来源有三个途径：一是来自肠道的脂类，包括动植物来源的脂类饮食，还有肠道黏膜上皮脱落的脂类、胆汁酸肠肝循环的脂类，更有近来研究火爆、越来越受到关注的肠道微生物合成的脂类，但这里我们说的是食物里的经过消化吸收进入血液的脂质过程；二是肝脏制造的脂类，除了必需脂肪酸需通过食物获得外，大多数脂类物质都是在人体内部，利用其他营养物质从头合成的，比如肝脏和小肠合成的胆固醇、脂肪等；三是分解体内储存的脂肪进入血液并被利用，这是想减肥的人最渴望的。

**食物来源的脂质**

生命离不开脂肪。人体从饮食中获取它不能自身合成的必需脂肪酸（亚油酸，花生四烯酸的来源；亚麻酸，参与二十碳五烯酸的形成）。脂肪通常提供人体每日所需能量的 20% 至 40%。摄入的脂肪绝大部分是甘油三酯。一个人大约每天消耗 2 000 千卡的能量，其中 30% 为脂肪，这意味着每天消耗约 70 ～ 150 克甘油三酯和 1 ～ 2 克胆固醇或磷脂。肠道具有非常高效的脂肪吸收机制，可在食物供应有限或不规律的情况下最大限度地为机体提供营养物质。

食物中的动物脂有结构脂和能量脂，植物脂包括结构脂和果实、种子中的磷脂或甘油三酯，这些都是肉眼能够看到的“大块”的脂。想要进入血液变成脂蛋白或白蛋白能够运送的脂，它们首先需要经过胃肠道内物理的拆解与化学反应的破解，变成显微镜下才能分辨的脂肪酸、胆固醇、磷脂，这个过程叫作消化。其次，这些分解产物会经肠道黏膜进入血液，这个过程叫作吸收。

多数动物虽然具备合成脂质的能力，但效率很低。人类的脂肪组织和肝脏可以用葡萄糖合成脂肪，但肝脏脂肪合成酶的活性不到大鼠或鸟类的 1/4，有时只有 1%。如果食物中含有足够多的脂肪，人体就不需要费时费力地将葡萄糖、氨基酸等物质用来合成脂质。现在的食物总是糖、脂混合在一起，使人食欲大开，吃得很多。频繁进餐、吃含糖油的小零食的主要后果是摄入的糖、脂都过多，能量过剩。一方面糖被优先作为能量使用，多余的糖被合成脂肪储存起来；另一方面食物中的脂肪没有机会被利用，而直接被储存在脂肪组织里，这样就会让人长胖。当然这些脂质中的磷脂会被用于生物膜的构建。长期食用大量碳水化合物，尤其是精米、精面做的食物，配有大量植物油的方便面、炒饭，或者吃大量的水果，或者饮用含有大量高果糖玉米糖浆的饮料，都会刺激脂肪合成酶的分泌增加，促进葡萄糖、果糖合成脂肪，贮存在肝细胞内形成脂肪肝，或者集聚在内脏周围。所以，碳水化合物类食物吃多了会胖肚子。

### 脂质吸收进入血液

经过上述物理与化学过程拆解，当脂质到达小肠时，已经转化为游离脂肪酸、单酰甘油以及甘油，这里是吸收的主要场所。先看看脂肪酸吸收入血的过程。碳链的不同决定了它穿“肠”而过进入血液循环的方式。

中链脂肪酸、短链脂肪酸乳化后直接穿过肠道的细胞入血，这属于被动扩散作用，脂肪酸的亲脂性可以让中链脂肪酸、短链脂肪酸很容易地穿过肠道细胞的脂质双层，经肝脏的门静脉进入血液循环。它们在肝脏很容易被代谢，不形成储存的脂肪，像葡萄糖那样迅速氧化释放出能量，供给心脏、骨骼肌及大脑利用。中链脂肪酸已经被美国食品药品管理局（Food and Drug Administration，FDA）批准广泛应用在婴儿配方奶粉、运动营养及特殊医学用途的配方食品、药品中，比如脂肪乳。

一部分中链脂肪酸是体内长链脂肪酸代谢不完全的中间产物，母乳、奶及奶制品，棕榈油和椰子油等食物含有中链脂肪酸多一些，而其他食物中的含量非常少。

肠道里短链脂肪酸主要来自食物中被称为多糖的植物纤维素。纤维素是植物细胞壁的主要成分，是一种结构性碳水化合物。结肠里的厌氧菌产生的酶将纤维素发酵，分解成葡萄糖和短链脂肪酸。短链脂肪酸溶于水，有挥发性，包括甲酸、乙酸（醋酸）、丙酸、丁酸（酪酸）、异丁酸、戊酸、异戊酸等。打嗝，从胃中逸出的气体中，就包含这些小分子气体。许多微生物和真菌也能产生一些分解酶，这些酶可腐蚀坚硬的木头，使木头越变越小逐渐腐烂。

牛吃草，结肠中会产生很多的短链脂肪酸，它们被酯化后进入牛奶中。很多人喝奶后会腹胀，放屁或打嗝排出这些气体后，感觉会好受一些。人们用牛奶制作黄油，新鲜黄油的所有脂肪酸都是酯化的，它们无气味，但煮沸或长时间暴露在空气中会产生一种强烈的刺激性气味，这也是由短链脂肪酸逸出造成的，其中也有酪酸。酪酸首次是从黄油中被分离出来的，其中的“酪”即是黄油的意思。

结直肠癌是全球第三大常见癌症之一。每年有超过100万新增病例和60万死亡病例。更糟糕的是，患结直肠癌的年轻人越来越多。有报告称，与20世纪50年代出生的人相比，1990年后出生的人患结肠癌的可能性是前者的两倍，患直肠癌的可能性是其四倍。究其原因，遗传因素在癌症发展中的作用相对较小；而环境因素，例如植物纤维素摄入不足，食用大量加工食品、预制食品、无肉不欢的高脂肪食物，压力、炎症、过度使用抗生素导致的肠道菌群失调，一些益生菌在体内减少甚至绝种是这些肿瘤的重要致病因素。

对相当一部分人来说，肠道内短链脂肪酸生成太少是导致肠道肿瘤发生的直接原因，如丁酸盐具有一系列非常显著的促进结肠健康和抗肿瘤的特性，作为结肠细胞的首选能量来源，它能保障肠黏膜的完整性，减少促炎细胞因子形成，并诱导结直肠癌细胞系凋亡。结直肠癌和晚期结直肠腺瘤病人的粪便微生物群显示制造丁酸的细菌丰度显著降低，并且这一变化直接促进了结直肠癌的进展。结直肠缺少短链脂肪酸的原因主要有两个，一是因为饮食中缺少足够的纤维素；二是即使有少量纤维素类也可能没有机会到达结肠，因为只有在禁食空腹的情况下，胃肠移行性复合运动（migrating motor complex，MMC）才会进行，这些多糖才能达到结肠。纤维素类多糖只有到达结直肠，并被那里的微生物发酵分解成为短链脂肪酸，才能遏制大部分的结直肠肿瘤。而现在很多人常常嘴不闲着，前一顿还没消化完全，又吃了下一顿；零食吃太多，胃肠始终处于餐后状态。因此要想预防肠道肿瘤，应该多吃一些长在地面上富含纤维素的茎叶类蔬菜，并把就餐间隔时间尽量延长。

再来看长链脂肪酸。长链脂肪酸进入血液有两种方式，一种是与中链脂肪酸、短链脂肪酸一样通过被动扩散形式来完成。但在过去的二三十年中，大量证据表明，长链脂肪酸进入血液的主要方式是在脂肪酸膜转运蛋白[③]的帮助之下，

③ 膜转运蛋白包括分化簇36、脂肪酸转运蛋白4和脂肪酸结合蛋白。

先进入肠道细胞再入血，并受到机体的快速和缓慢调节。

胆固醇也是同样先进入肠道细胞再进入血液。进入小肠的胆固醇主要有三个来源：饮食、胆汁和肠上皮脱落。第一个来源是饮食，它的占比并不太多（动物性食物才有胆固醇，植物中起同样作用的叫植物固醇，可以抑制胆固醇的吸收）。即使我们天天以吃肉为主，食物中胆固醇也只是肠道总胆固醇的 1/5 ~ 1/4，约 300 ~ 500 毫克。第二个来源是胆汁酸肠肝循环，也是最主要的来源，占了肠道总胆固醇的一大半，约 800 ~ 1 200 毫克。第三个来源是肠黏膜更新脱落的上皮胆固醇，这只是很小的一部分，占肠道总胆固醇的 1/5 以下，约 300 毫克。理论上讲，整个小肠都能够吸收肠道上皮脱落的胆固醇进入血液，但这里主要指的是小肠的上部，即十二指肠和近端空肠脱落所致。通常情况下，上皮脱落的胆固醇我们可以忽略不计。

无论是哪种来源的胆固醇，其通过肠道吸收比脂肪酸的吸收更难。因此，在生命进化过程中，胆固醇的吸收虽有很多途径，但非常复杂。除了胆汁酸增加的油水界面促进了胆固醇吸收，还需要经过很多步骤，并且受多个基因调控。如果这些基因发生缺陷或突变，也会成为一些家族性高胆固醇血症的原因。比如，尼曼 - 匹克 C1 型类似蛋白 1（Niemann-Pick C1-like 1，NPC1L1）是肠胆固醇转运蛋白复合物的一部分，它们能够增加肠上皮细胞胆固醇吸收，临床常用的降胆固醇的药物依折麦布（Ezetimibe，处方药）就是这个蛋白的抑制剂。

总体来说，血液中食物来源的胆固醇只占一小部分，抑制肠细胞胆固醇摄取和转运是降低血高胆固醇的一种方法。胆酸螯合剂或称作碱性阴离子交换树脂类药物的作用机制是在肠道内与胆汁酸不可逆结合，减少乳化作用，阻止肠道对胆固醇的吸收。

一些脂溶性维生素，如维生素 A、维生素 D、维生素 K 和维生素 E 常常能随着脂肪酸和甘油一酯进入人体。然而，还有一些脂溶性“异物”是我们肠道“不得不”吸收的，影响人体健康的“不速之客”。当食物表面或食物内部含有这些物质时，它们就会在人不知不觉间通过被动吸收进入体内，比如广泛使用的杀虫剂双对氯苯基三氯乙烷（dichlorodiphenyl-trichloroethane，DDT）[④]、大型电池和其他电器使用的多氯联苯（polychlorinated biphenyls，PCBs）[⑤]等可溶于脂肪的有害物质。

这些人工合成的化工产品不能被机体分解代谢，它们像垃圾一样，无法进入到进化过程中脂质代谢的正常通路，并且由于它们的体积过大，很难溶解于水中而被排出体外，所以它们常常聚积在富集脂质的组织，比如脂肪组织和结构脂中，这样的聚积对机体危害巨大。

2017 年 10 月 27 日，世界卫生组织国际癌症研究机构公布了致癌物清单，DDT 在 2A 类致癌物清单中。由于 PCBs 的化学性质非常稳定，很难在自然界分解，目前对于 PCBs 废弃物还没有行之有效的无害化处理方法。

上述的脂肪酸、胆固醇、脂溶性维生素以及这些“不速之客”，进入肠道细胞后再重新酯化为甘油三酯、磷脂、胆固醇酯并与其他脂类、脂溶性维生素（当然连到甘油环上的脂肪酸不一定是原来的），结合到肠道细胞制造的载脂蛋白 B-48 上，成为富含脂质的乳糜微粒分泌到肠黏膜的末端淋巴管。这些乳糜微粒通过淋巴胸导管和辅助通路，主要在左侧颈静脉和锁骨下静脉的交汇处进入上腔静脉，再到右心房，随着血液循环运送到机体各个部位。所谓“吃肉胖全身”就是这个道理，这里的肉指的是高饱和脂肪酸的动物性食物，尤其是家畜肉。

**肝脏制造脂肪进入血液**

没有脂肪就没有生命，脂肪在人体中非常重要。在人类进化过程中，远古时代的人类大多以野果、野菜类植物充饥，吃肉只是一个意外或是对“素食”不足的补充，吃素的胖人也很多，这些都说明机体能够制造脂肪。当然植物类食物也有脂肪，并且有很多人体必需脂肪酸，主要是在果实及种子里，如芝麻、葵花子、花生、核桃、松子、黄豆等。高等植物在叶绿体中或在非绿色组织中，如种子的类似膜结构，利用光合作用直接合成小分子的脂肪酸。而动

④ DDT 又叫滴滴涕，是有机氯类杀虫剂。

⑤ PCBs 是多种含氯数不同的联苯含氯化合物的统称。

物的脂肪酸是在酶的参与下，在半流质的细胞中合成，而不是在线粒体或其他膜结构中合成。

虽然起点不同，但动物、植物和微生物合成脂肪酸的基本生化步骤相似。在数种酶的共同作用中，每次有两个碳原子及其氢原子被添加进循环过程。脂肪酸的这种合成机制通常以 16 个碳原子为限，即合成十六烷酸后，必须添加其他酶才能使碳链延长。合成过程需要消耗大量三磷酸腺苷（adenosine triphosphate，ATP）形式的能量，人体如果要将食物中葡萄糖转化为脂肪酸，最终变成甘油三酯进行储存，会消耗葡萄糖 25% 的能量，而合成糖原仅需 7% 的能量，所以制造脂肪很不划算。

大多数动物、植物的细胞也只是合成少量脂肪酸供自身使用，例如作为细胞膜脂的成分。皮肤的外层细胞可以合成各种复杂的皮脂。在哺乳期，哺乳动物的乳腺会为分泌含有甘油三酯的奶而制造脂肪酸，而且效率很高。一些哺乳动物如大鼠、小鼠和豚鼠的脂肪组织会制造大量的脂质。但从总体上看，只有肝（或者无脊椎动物身上类似肝的器官）才有能力大规模合成脂质，并将其输送到身体各处的细胞。

**脂肪分解进入血液**

脂肪分解，也就是人体分解甘油三酯形成脂肪酸进入血液。那么在什么情况下，机体会分解脂肪呢？当人在激动、压抑、兴奋、受寒、运动、饥饿 6 小时以上，血液中胰岛素水平降低时，都会导致交感神经兴奋释放去甲肾上腺素，黏合在脂肪细胞表面的受体上，在几秒钟内刺激脂肪分解。交感神经系统的兴奋也会增加通过脂肪细胞的血流量，因此大量的脂肪酸和甘油进入血液，转运出去，使身体获得大量持续的能量。

而维持人的心率、血压、呼吸、体温、肠蠕动与分泌，以及其他一些我们通常没有意识到的活动也受到交感神经系统的调节，但是这些活动不能受意志控制。我们不能“凭主观意志”指挥脂肪细胞，只有在进行锻炼身体等活动时，才能刺激交感神经系统，继而刺激脂肪细胞释放脂肪酸。

人在跑步 1 小时后，血液中脂肪细胞释放的脂肪酸和甘油会加倍，最大可达到休息状态时的 3 倍。这个数值看起来似乎很多，但对于营养良好的人来说，这只是脂肪细胞中储存的脂质的很小一部分。

我们现在还不知道在中等强度运动时，如慢跑、快走、爬坡、上楼梯、坡路骑自行车、划船、滑冰、打排球、登山等，全身的脂肪会不会都在分解？不同部位脂肪的分解速度是否一样？还是只是某个部位或一两个部位的脂肪进行分解，而其余的只是“袖手旁观”？一些研究显示，交感神经系统可能根据生理状况，有选择性地刺激某些部位脂肪组织分解。

长期以来，人们认为血液中释放的脂肪酸，与在脂肪细胞中储存的脂肪酸无论是在种类，还是在数量上都相一致。但近来更精确的测量显示脂肪细胞分解多不饱和脂肪酸比饱和脂肪酸要高得多，而同样是长链脂肪酸，较短一些（C14 或 C16）的脂肪酸更容易脂解。所以未被脂解的剩余的脂肪组织中的脂肪酸，多是脂肪酸链更长一些的长链饱和脂肪酸。

## 二、血脂的流动

我们知道，油不溶于水，进入以水为主的血液中的脂质怎样运输呢？正常情况下，体外静止的血液表面并没有漂着油。因此脂质要进入血液，必须先“打包”，用一层特殊的蛋白质和磷脂包裹上脂质，形成脂与蛋白质结合的脂蛋白才能在血液中运输。这种结构就像细胞膜一样（细胞膜是磷脂夹杂蛋白质的双分子层，细胞内外都是以水为主的环境），不过，脂蛋白只是单层结构而已。脂蛋白的结构也像护送氧气到全身各处的血红蛋白。实际上，在机体内，一般情况下脂质都要与蛋白质结合才能稳定下来。可以把脂蛋白想象成五颜六色巧克力糖豆，表面的涂层是为了防止巧克力粘手，脂蛋白的磷脂蛋白质外壳也起到了相似的作用，使结构上像潜水艇一样的脂蛋白在血液中畅通无阻，避免了脂肪粘在血管壁上阻塞动脉。脂蛋白是球形，不溶于水的脂类——胆固醇酯和甘油三酯被包裹在球体的核心以避免与水接触，而未酯化的游离胆固醇、磷脂和载脂蛋白质排列在它们的表面。表面的蛋白质与磷脂也如生物膜一样不仅起着“包装”作用，还承担着与其他细胞联络沟通等重任，积极地参与脂质运输过程中与“客户”细胞的对接传送作用。

**血脂的主要运输工具——脂蛋白**

人体的血液循环系统应该是世界上最繁忙的运输系统，人生命不息，血液循环运输不止。运送的“货物”不同，运输工具脂蛋白也有各种不同的型号。餐后的几个小时，是血液中脂质运输最繁忙的时候。

根据进入人体以及自身合成的脂质的种类与数量，不同的脂蛋白被按需组装，并进入血液循环。主要的“生产组装车间”有三个：第一是肠道细胞，负责分配运输食物中的脂；第二是肝脏，负责分配运送机体制造的脂；第三是一些“外围场地”，如皮肤、大脑和其他器官也会产生一些脂蛋白。其中，肝脏是脂蛋白合成的主力，大部分的脂质是经肝脏合成的；再输送到血液，成为血脂的主力军，肠道是合成脂蛋白的副手，以上这些是血脂的来源。血脂的去处则是去往全身各处，送达各个器官、组织、细胞。然后，血脂浓度下降，一些脂蛋白也随之逐步解体，越来越小、越变越沉。最终，一小部分密度大的脂蛋白残粒运回肝脏，被重新分类，留其精华、去其糟粕。部分脂质回到肠道，进行肠肝循环或随粪便排出体外。

下面我们就来认识一下几种脂蛋白，图 4-1 为脂蛋白结构图。

脂蛋白的分类最初是在 20 世纪 40 年代后期被提出，第二次世界大战后，由约翰•戈夫曼（John Gofman）领导加利福尼亚大学伯克利分校的一个医学研究小组，应用超速离心技术对血浆脂蛋白进行了分类，从而分离出了现在仍然使用的低密度脂蛋白（low density lipoprotein，LDL）和高密度脂蛋白（high density lipoprotein，HDL）等。超速离心法是一种分离生物大分子的标准方法，试管在离心机中快速旋转几分钟，

**脂蛋白**

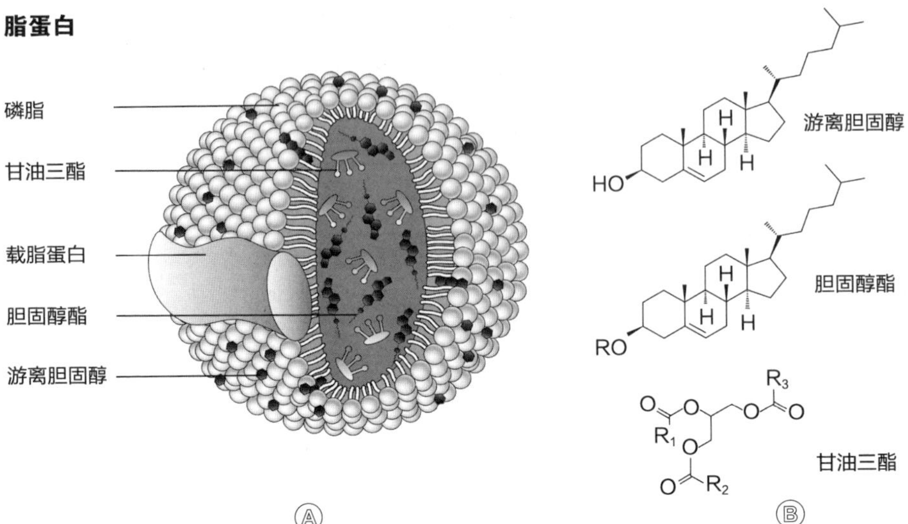


图 4-1

脂蛋白结构及不同脂质结构式

A 为脂蛋白结构模式图。脂蛋白是一种复杂的蛋白质 - 脂质复合体，表层主要由极性的磷脂和载脂蛋白组成。磷脂的亲水性保障了其在水溶性的血液环境中运输；蛋白质镶嵌或贯穿于其中，磷脂间镶嵌着游离胆固醇；内核由甘油三酯（皇冠形状）、胆固醇酯（串珠形状）等非极性物质组成。B 为不同脂质的结构式。—OH：羟基；—R：脂肪酸残基。

密度最大的分子最快地沉到试管底部，而较轻的分子会停留在试管上层。由于蛋白质的比重比脂质大，脂蛋白中蛋白质含量越高，脂的含量越低，其密度就越大；反之，则密度低，浮上来。HDL 含有最多的蛋白质（约 50%）和最少的脂质，因此它的密度最大，体积最小；LDL 含有 10% 左右的蛋白质；最轻最大的是乳糜微粒，浮在试管的最上层，含有最少（只有 2%）的蛋白质，最多（83%）的甘油三酯。还有中密度脂蛋白（intermediate density lipoprotein，IDL）及脂蛋白 a。

乳糜微粒直径超过100nm（1nm是一根头发丝直径的六万分之一），它却携带了上千个胆固醇、磷脂、甘油三酯等油性脂类分子。

### 血脂的辅助运输工具——白蛋白

血液中绝大部分脂质的运送，主要由脂蛋白运输，但脂肪分解后入血的脂肪酸被称作游离脂肪酸，虽然叫游离，其实并不孤单，需要与血清白蛋白相结合才能被运输，而且两者之间的结合能力很强，每分子血清白蛋白可以结合10分子游离脂肪酸。由脂蛋白运输的脂肪酸常常成为“抢手货”能够被迅速利用，而由白蛋白运送的脂肪酸（虽然只占一小部分）四处游荡，寻找愿意接受它们的“客户”，但却非常不受欢迎，因为它们不能被肌肉等组织利用。因此，血液中的游离脂肪酸常常超量并不合时宜地“硬贴”在细胞膜上，导致某些血细胞彼此黏结成块，影响细胞内外和细胞间信号的传送并破坏一些酶的活性，从而引发疾病。

因此，血中游离脂肪酸升高是代谢性疾病的危险因素，与高甘油三酯血症一样，无论空腹与餐后，它的升高可促进脂质的异位沉积、胰岛素抵抗、血管和心脏功能障碍。肥胖、糖尿病、脂肪肝、肾上激素分泌、生理压力、睡眠质量差和睡眠不足、睡眠呼吸暂停、吸烟等都会引起游离脂肪酸升高；长期限制饮食和减重以及运动也会导致游离脂肪酸升高。但两者有着本质的不同：由慢性营养过剩导致的游离脂肪酸持续升高造成的危害远远大于禁食、节食导致的一过性升高。因为长时间主动地限制能量来减重以及运动，最终会使得总体血浆游离脂肪酸浓度下降，从而改善健康。

另外，血浆中白蛋白非常丰富，它的重要作用是运输营养物质，如转运血液中金属离子、药物、胆红素和各种小分子，因此白蛋白又被称为“分子海绵”，而血浆游离脂肪酸过高，就会竞争性影响到它们的功能，从而引发疾病。比如近期的热门研究锌离子（$Zn^{2+}$）和游离脂肪酸转运的竞争机制，因为都是通过白蛋白转运，而且两者在白蛋白上的结合位点非常近。

因此，血浆游离脂肪酸过多，会显著降低白蛋白与 $Zn^{2+}$ 的结合能力。

而锌离子是体内含量仅次于铁的第二丰富的金属离子，是所有生命形式必需而且非常重要的微量元素。比如农作物生长，仅仅通过施加锌肥就可以将农作物产量提高 30% ~ 600%。据 2008 年的《哥本哈根共识》，确定全球 1.4 亿营养不良儿童中 80% 的改善营养不良方案中，首要任务是必须补锌，因为锌直接参与儿童很多生理过程，缺锌会导致生长发育迟缓、皮肤损伤、腹泻、不孕不育以及免疫和认知功能受损，并且促进血栓形成、糖尿病和神经退行性疾病的发生，增加心肌病和心肌梗死的风险。从这个角度来说，人们吃了高脂肪食物或剧烈运动、禁食后，激发血浆游离脂肪酸升高的同时，不妨吃些锌含量高的食物以降低其对身体的损害。

## 另有他用的脂蛋白

卵，常见的家禽类的蛋，几乎是全世界营养密度最高的食物。鸟类和爬行动物的胚胎发育所需要的脂质和能量，如胆碱、卵磷脂、甘油三酯等与微量维生素、矿物质都集中于蛋黄中。受精卵在几天内发育成胚胎，胚胎生出血管进入卵黄，从那里获取营养物质。卵黄里有脂蛋白，帮助胚胎吸收和利用脂质。

人们制作蛋糕、蛋黄派一类的食物就是利用了脂蛋白能够吸收脂肪的特性。操作者选取生蛋黄和大量的植物油作食材，将植物油小心地、一点点地加入蛋黄中，迅速搅拌，手法力道的控制是成功的关键因素，力量不能过大，以免破坏卵黄脂蛋白的超微结构。当脂蛋白吸收了很多的甘油三酯进入其磷脂、蛋白质膜框架时，就会高度膨胀，正如机体内餐后输送脂质的脂蛋白一样，从而形成美味可口、奇特而紧实油脂混合物。

再举一个利用卵黄脂蛋白的例子，那要追溯到 15 世纪现代油画颜料发明之前。目前创作油画所用的专业颜料分为矿物质和化学合成两大类，主要包括矿物质颜料、化学合成颜料、有机颜料、无机颜料、透明颜料、半透明颜料及不透明颜料等。因此，当代有些油画作品能够达到与实体或照片一模一样，以假乱真的程度，这得益于现代化颜料工艺的发展。但是对于非工业时代中世纪的人，他们的日常生活用品都来自自然界，绘画的颜料也是如此。

《最后的晚餐》是一幅广为人知的大型蛋彩壁画，是文艺复兴时期达・芬奇（Da・Vinci）在米兰圣玛利亚感恩教堂修道院的食堂墙壁上绘成，1980 年被列为世界文化遗产。

蛋彩画的英文叫 tempera 或 egg tempera，起源于古希腊、古罗马时期，是欧洲最古老的画种之一。蛋黄中的脂蛋白是被广泛应用制造古代颜料的载体，主要是将天然颜料研磨成粉，加入蛋黄；有时也会加入如蜂蜜、水、牛奶、醋等，还可能包括各种植物性颜料。所使用的黏合物是通过沸水烧煮牛、羊或马的皮而制成的。质量最好的绘画所用颜料都使用鸡蛋，整个蛋、纯蛋黄与渐干的油画颜料混合使用，有时候同一幅画中不同的颜料会使用不同的黏合剂。

可使用的蛋彩颜料的关键成分脂蛋白与颜料紧密黏合，形成油水乳胶，并可以用油或水稀释到相应的黏稠度。水多时薄如水彩，透明流畅；水少时则饱满沉稳，这些特性适于多层次的细腻描绘。蛋彩画干燥速度取决于蛋黄中甘油三酯的含量。水分的蒸发仅需几分钟，但脂肪的氧化和聚合使蛋彩颜料完全干燥要长达一年的时间。蛋彩颜料最后形成一层坚硬、光滑的表面，可被细细抛光成薄膜，而且不会随着时间而剥落、变黑或变质。

蛋黄和颜料大致以同等比例混合，所以即使是很小的一幅画也需要大量的蛋。中世纪的蛋比现在要小得多，而且鸡只在春天下蛋。为了达到最好的效果，蛋必须是新鲜的，因为不新鲜的蛋，其中的脂蛋白会发生酸败而被分解，不能吸收颜料。而一旦混合，就要尽快绘画，这些纯天然、无抗氧化剂、无防腐剂的蛋彩颜料保质期通常不超过两天，也无法再将混合物分离开而再次使用。况且许多颜料的成分价值连城，例如天青石，常常用于圣袍的亮蓝色，不能因为变质的载体连带着浪费昂贵的颜料。只有新鲜的鸡蛋才能保障创作出不易剥落、不易龟裂、色彩鲜明、恒久保存的珍品。

在中世纪基督教美术中，蛋彩画得到了前所未有的发展，并在文艺复兴时期达到顶峰，16 世纪随着油画的兴起逐渐衰退，达·芬奇、米开朗基罗（Michelangelo）等绘画大师都曾经用蛋彩进行过创作。

## 三、化验单上的常客：不同名字的脂蛋白

### 乳糜微粒

乳糜微粒（chylomicron，CM）由肠道细胞分泌进入血液循环，运输食物中的脂，含有大量甘油三酯和少量胆固醇，直径为 80 ~ 500 纳米。它首先出现在淋巴液中，然后进入血液，送到各个组织。虽然它们相对其他脂蛋白是最大的，却比红细胞小得多，也不能像红细胞一样变形，所以它们在通过大多数组织的毛细血管时，几乎挤擦着血管壁行进。如果人们吃了高脂肪的食物，比如羊肉串或涮羊肉之后，乳糜微粒增加更多，体积变得更大，血液的颜色和流动速度就会发生显著改变。各个组织的整个细小的毛细血管可能挤满了这些乳糜微粒，邻近细胞分泌的脂蛋白脂肪酶就会向各个方向围攻每一个微粒，看起来就像蚕在蚕食桑叶。甘油三酯被分解为脂

肪酸，各个组织器官的细胞膜“伸出”一些脂肪酸受体，将脂肪酸接进细胞中被利用。在乳腺中，这些脂肪能够被整合到乳汁中，因此妈妈的饮食决定了乳汁的质量。乳糜微粒一般仅存活几分钟，血中的半衰期为 10 ~ 15 分钟。但从吃进第一口脂肪开始，即肠壁细胞按需组装合成第一批乳糜微粒到饭后，血液中乳糜微粒存在的时间取决于用餐持续时间与饮食结构。

乳糜微粒上不只运输甘油三酯一种货物，还有磷脂、胆固醇等。你也可以把乳糜微粒想象成携带着不同包装，包裹着不同脂质的圆球状运输体。运输过程中不断地“送脂上门”，或者与其他脂蛋白互换脂质。随着微粒上面的甘油三酯被水解，释放出磷脂、游离胆固醇和可交换的载脂蛋白，这些组分又被转移到血液中的其他脂蛋白上，尤其是未成熟高密度脂蛋白中，这样高密度的脂蛋白才能转化为成熟的能够完成运输任务的脂蛋白。乳糜微粒水解后失去了甘油三酯核心，越变越小，却越来越重，成为富含胆固醇酯的乳糜微粒的残粒，与肝细胞膜上特殊受体结合，经过细胞内吞作用被肝脏完全吸收。而上述过程分解的甘油穿过血管，也是被肝摄取，用于糖酵解或糖异生。

乳糜微粒残粒就像下面要讲到的低密度脂蛋白一样，也是富含胆固醇的脂蛋白，所以它也是引起动脉硬化的罪魁祸首之一，但是它们在化验单上体现不出来。一是通常不检查这个指标；二是一般检测的血脂都是空腹 8 ~ 12 小时后，次日清晨采血化验的结果，正常人查不到乳糜微粒，也查不到脂蛋白残粒。个别情况，前一天晚上就餐太晚，或者吃了高脂肪食物，吃进去的油脂还没有被彻底消耗，次日空腹采血会有大量的乳糜微粒，就是乳糜血。采血管下方是红色的血，上方有一段漂浮着的黄白色的油脂。医护人员会告诉受检者，清淡饮食几天后再来采血，因为这样的油脂血，使得大多数的生化指标检测不出来。糖尿病病人或高甘油三酯血症家族的人会有病理性乳糜血，这些人可能会突发胰腺炎，临床表现为突然的肚子痛。

### 极低密度脂蛋白与低密度脂蛋白

这两个脂蛋白密不可分，低密度脂蛋白（LDL）是极低密度脂蛋白（VLDL）的残粒。肝脏会把过剩的碳水化合物、蛋白质、糖和氨基酸等合成甘油三酯，并根据生产出来甘油三酯的量，按需制造相应数量的极低密度脂蛋白，再将其转运出肝脏进入血液。不同的饮食，肝脏制造的极低密度脂蛋白的量不同，精制米、面等碳水化合物是主要的“始作俑者”，它们导致生产出的甘油三酯最多，制造的极低密度脂蛋白也最多。这些脂蛋白比乳糜微粒要小得多，在血中存在时间可长达几小时，而且在运输过程中异常活跃，与其他脂蛋白随意地交换脂质，把甘油三酯交给低密度和高密度脂蛋白，换来一个胆固醇分子。渐渐地，极低密度脂蛋白蜕变为低密度脂蛋白。

近几年，人们发现低密度脂蛋白微粒有三种类型，分别是小而密、大而轻以及介于二者之间的低密度脂蛋白。研究发现，肉吃得多，也就是动物脂肪吃得多的人，体内所产生的低密度脂蛋白以大而轻为主，一般不会导致动脉粥样硬化；而以吃精制碳水化合物为主的人，常常合并高甘油三酯血症，小而密的低密度脂蛋白产生得最多，而这种小而密的低密度脂蛋白是致动脉粥样硬化的罪魁祸首。

低密度脂蛋白在血中存在的时间很长，可以达到 3 ~ 4 天。停留时间越长，被氧化的机会越大，而氧化型低密度脂蛋白运送脂质的功能受到毁损的机会也变大，存留时间更长。这些脂蛋白在血中存在时间越长，数量越多，机体发生动脉粥样硬化的概率越大。

正常情况下 60% ~ 70% 的低密度脂蛋白经受体途径被肝脏回收，清除出血液。然而，一旦低密度脂蛋白受体缺陷（这也是一部分杂合子或纯合子家族性高胆固醇血症的原因），不但低密度脂蛋白不能被肝脏清除出血液，极低密度脂蛋白残粒、乳糜微粒残粒也会受到影响，因为它们在肝脏表面的受体都是含有载脂蛋白 B 的同源受体。最终血液中含载脂蛋白 B 的所有脂蛋白都会进一步增加，导致动脉粥样硬化发生。

除此之外，约 1/3 的低密度脂蛋白通过非受体机制，被血管壁周围组织等清除出血液循环。与此同时，进入动脉血管壁的巨噬细胞，通过吞饮活动，将血液中的胆固醇吞噬、分解。在此过程中，哪一个环节出现差错，都会促进动脉粥样硬化的发生。

## 高密度脂蛋白真的那么好吗

人们常说“血脂高高低低好”，也就是高密度脂蛋白（HDL）越高越好，低密度脂蛋白越低越好。那么高密度脂蛋白真的能够承受得起“好胆固醇”的美誉吗？20世纪60年代，高密度脂蛋白被发现。它的脂质和蛋白质含量各占一半，主要的载脂蛋白A-Ⅰ含量最丰富。如果某些人的高密度脂蛋白低，要注意是否存在优质蛋白质的摄入不足的问题。高密度脂蛋白有多种不同的亚类分型，主要在肝中合成，也有一小部分在小肠合成。

20世纪70年代，美国米勒（Miller）博士的研究小组发现八例病人血脂水平都在正常范围，却患有严重的冠心病，这是因为高密度脂蛋白水平低。美国的迈克尔·布朗博士（Michael Brown）和约瑟夫·戈尔茨坦（Joseph Goldstein）博士发现高密度脂蛋白能够把血液和组织中多余的胆固醇“垃圾”送到肝脏进行分解，转化为胆盐等排出体外，这一过程称为反向胆固醇转运。同时，高密度脂蛋白具有改善内皮功能不良、刺激前列环素生成（具有扩血管和抗血栓形成作用，用于周围血管病治疗的前列地尔也有此功能）、抑制内皮细胞凋亡、减少血小板聚集、抑制低密度脂蛋白氧化等许多功能。这一理论为高密度脂蛋白贴上了“好胆固醇”的标签，也奠定了脂蛋白代谢的理论基础，以及高密度脂蛋白在机体内的重要性。因为这两位博士的突出贡献，他们被授予1985年诺贝尔生理学或医学奖。

高密度脂蛋白在血液中调节不同脂蛋白之间载脂蛋白和脂肪的交换，高密度脂蛋白颗粒将载脂蛋白E和载脂蛋白C-Ⅱ提供给乳糜颗粒和极低密度脂蛋白，一旦乳糜颗粒和极低密度脂蛋白中的甘油三酯消耗掉，这些脂蛋白就转化成低密度脂蛋白和乳糜颗粒残留物，而载脂蛋白E和载脂蛋白C-Ⅱ则回到高密度脂蛋白上。

高密度脂蛋白代谢理论的发现，犹如一石激起千层浪，很多科学家一辈子为此呕心沥血。有些科学家认为，大幅度升高高密度脂蛋白就能降低冠心病甚至是整个心脑血管疾病的发病率，就能把人类的寿命从理论上延长几十年。

然而，希望是美好的，现实却不尽如人意，过去几十年进行的一系列研究并未获得预期结果。2012年4月《美国心脏病协会杂志》（*Journal of the American Heart Association*，JAHA）的一篇论文显示，一种特定的高密度脂蛋白亚型扮演着反面角色，提高了患冠心病的风险。这种高密度脂蛋白表面结合载脂蛋白 C - Ⅲ后，使健康人群患心脏病的概率提高近两倍。

还有一项研究从另一个侧面证实了高密度脂蛋白并不都是好的，一些人的清道夫受体（还有人把高密度脂蛋白称为血管清道夫，肝脏清除高密度脂蛋白的受体，被称为清道夫受体）基因发生突变导致“好胆固醇”增多，心脏病风险反而升高了。此前曾有几项药物临床试验虽然增加“好胆固醇”的水平，但发现对心脏有很少或几乎没有保护作用。

怎样理解这些相互矛盾的结论呢？首先需要弄清楚脂蛋白的几个概念。高密度脂蛋白主要是由载脂蛋白 A - Ⅰ组成的运输工具，携带数百种脂质。在这些货物中，胆固醇虽然占了相当大的比例，但也不到所有脂质的一半（约 10% 的游离胆固醇和 35% 的胆固醇酯）。当脂蛋白在血液中循环时，脂质“货物”输送给不同的“客户”——外周组织（比如肌肉、心脏、大脑等），同时在循环过程中也会与其他脂蛋白之间交换“货物”。可以把肝脏视为制造和回收的中央枢纽，极低密度脂蛋白主要的运输路线是把肝脏制造的甘油三酯、胆固醇转运出去，通过血液循环送到外周组织；高密度脂蛋白主要的运输路线是把外周组织的脂质收集运回到肝脏，被肝脏回收后，大部分脂质被“卸下来”，脂蛋白被代谢掉；一部分脂蛋白可以进入血液参与再循环。肝脏也能新合成高密度脂蛋白，成为新生力量，补充进入血液中。当然，前面说过的含载脂蛋白 B 的脂蛋白也如高密度脂蛋白一样，也能把脂质运回肝脏。

而我们化验的却是高密度脂蛋白携带的胆固醇含量，是对脂蛋白运送的胆固醇货物数量的检测，就像是对动态行驶的“货船”定格的“快照”，用胆固醇的多少推测脂蛋白功能的好坏。虽然一般情况下胆固醇多少能够代表高密度脂蛋白运输和排泄的胆固醇能力的强弱，但也有一些情况例外：比如，因为脂蛋白和外周细胞之间的胆固醇交换是相互的，因此高密度脂蛋白有可能在过饱和状态下反向为外周细胞送去胆固醇，或者应该在肝脏回收的脂质货物被滞留在高密度脂蛋白上。那么，检测到的血液中高密度脂蛋白胆固醇的高低就不能代表高密度脂蛋白清除血中胆固醇功能的强弱了。

这个理论也解释了为什么过去研发的升高高密度脂蛋白的药物治疗动脉粥样硬化无效，导致几十年一两代人的工作无功而返。

我们再举一个药物研发失败的例子，比如转运蛋白抑制剂。在人体内脂蛋白循环中，胆固醇酯转运蛋白是一种疏水性蛋白质，很容易被氧化而失活，它是由肝、小肠、肾上腺、脾、脂肪组织及巨噬细胞合成的476个氨基酸残基组成的多肽。这种转运蛋白把高密度脂蛋白中的胆固醇货物转移到低密度脂蛋白、中密度脂蛋白和极低密度脂蛋白中，最后运回肝脏。其与血浆中高密度脂蛋白的浓度一致，饮食导致的高胆固醇血症可以促进它的表达。转运蛋白抑制剂就是通过阻止这种转移，导致血液中高密度脂蛋白胆固醇的升高和低密度脂蛋白胆固醇的下降。在这种情况下，临床检测的高密度脂蛋白胆固醇的确增加了，但却是通过阻断胆固醇转运回肝脏排泄的途径，而导致高密度脂蛋白胆固醇的增加。这样的效果是表面上看高密度脂蛋白增加了，但外周胆固醇的净清除能力并未增加，此类药物反而使得这些脂蛋白超载，并失去了原有的脂蛋白逆转运清除胆固醇的能力。因此，这种情况下高密度脂蛋白胆固醇升高是无用的，此时对高密度脂蛋白胆固醇的检测也不能成为预测疾病风险的标志物，当然，这类药物也不可能是有效的药物。

随着对高密度脂蛋白组成和功能研究的不断深入，脂质组学和蛋白质组学方法的进步，我们现在已经可以检测到高密度脂蛋白上有数百种脂质和九十多种蛋白质，将来肯定能够研发出更准确反映这个脂蛋白功能的血液生物标志物，来替代高密度脂蛋白胆固醇的检测。但目前绝大多数的高密度脂蛋白胆固醇检测仍然是动脉粥样硬化性心血管病风险分层的重要组成部分。

既然高密度脂蛋白清除外周胆固醇的途径和作用是好的，“空”或少装些货物的载脂蛋白也是有效的，那就帮助身体多制造一些这样的运输工具。是的，你与科学家想到一起了。贫脂的高密度脂蛋白药物已经进入临床试验的第三阶段，在理论上模拟了新生的活性高密度脂蛋白颗粒，就像空的蛋白质序列运输工具，希望它收集并运输脂质以此来逆转动脉硬化斑块。

随着对高密度脂蛋白胆固醇生理学的认识，可以明确的是，“好胆固醇”标签已经过时。在这里也要提醒，应谨慎对待并避免通过各种单纯地提高高密度脂蛋白胆固醇数值为目的的处方药或补充疗法的过度治疗。实际上，预防心血管疾病的战略应全方面、多层次，以控制各种能够改变的危险因素和共病条件。坚持良好的生活方式、保持健美的体型始终是各国相关心血管疾病指南推崇并应该贯穿生命始终的第一要素。

## 脂蛋白 a

1963 年，遗传学家卡尔 • 贝克（Kare Berg）在人体血清中发现了脂蛋白 a，英文缩写 Lp（a）。20 世纪 80 年代末，确定了血液中 Lp（a）的含量主要由遗传基因决定，不受饮食、性别、年龄以及运动等的影响。1987 年朗（Lawn）及其同事揭示了 Lp（a）的基因是从纤溶酶原基因进化而来的，因此它能促进血栓形成。

Lp（a）主要由肝脏直接产生，是一类独立的脂蛋白，不能转化为其他种类的脂蛋白。结构类似于低密度脂蛋白，但比低密度脂蛋白更复杂。在肝脏和肾脏被降解，因此肝、肾功能受损的人，血中 Lp（a）的含量会升高。

Lp（a）具有三个很强的促动脉硬化机制：它所携带的载脂蛋白 B-100 及载脂蛋白（a）都有促动脉硬化作用；因为与纤溶酶原的同源性，有促进血栓作用；同时也是促炎症的氧化磷脂的载体，血浆中 85% 的氧化磷脂都由它携带，这是导致斑块炎症和动脉硬化的关键。

大量遗传学和流行病学研究证实，Lp（a）易引起血管痉挛，促进了心肌梗死、缺血性卒中、主动脉瓣钙化和全因死亡等发生风险，是家族性高胆固醇血症病人发生动脉粥样硬化性心血管病的独立预测因素。

美国和欧洲国家大约有 20% 的人 Lp（a）高于正常值，非洲人比欧洲人、亚洲人更高。相比其他国家，中国人的 Lp（a）水平整体偏低。大剂量烟酸可以使Lp（a）降低25% ~ 40%，但是烟酸副作用很大。目前，许多能显著降低Lp（a）水平的疗法正在临床试验阶段。

有个别专家认为携带这个基因的家族在日常生活中，吃肉应该多一些，碳水化合物应该少吃一些，因为高碳水化合物食物可以使Lp（a）升高。我的建议是，在食物总能量一定的情况下，高脂肪的饮食可以多一些，这里的高脂肪并不是家畜类红肉，而是深海鱼、虾、贝类，也可以是天然未加工的坚果。

这里要提醒以下几点。

◇ Lp（a）升高的人及具有血缘关系的家族成员，要特别注意心血管疾病及主动脉瓣疾病的防控与筛查。

◇ 过早发生心血管疾病的年轻病人要注意检测Lp（a）是否升高。

◇ 他汀类药物对降低Lp（a）水平无效。

◇ 烟酸可降低Lp（a），但当它与他汀类联用时，并没有发现明显的进一步降低动脉硬化等心血管疾病风险的结果，并可能造成危害。

◇ Lp（a）大于600mg/L（60mg/dL）和低密度脂蛋白胆固醇 > 100mg/dL（2.6mmol/L），并且心血管事件持续发作的病人，可以用血浆置换技术。但这个治疗方法需要几周做一次，并且价格昂贵，潜在风险大，不能成为常规治疗。

◇ 前蛋白转化酶枯草溶菌素9（proprotein convertase subtilisin/kexin type 9，PCSK9）抑制剂可降低Lp（a），但降低后能否降低疾病风险，病人获益多大仍不明确。所以目前治疗的原则是进一步加强对其他危险因素的控制。比如，如果Lp（a）高，对于能控制的低密度脂蛋白胆固醇水平更要降低一个档次。

## 脂蛋白的“商标”——载脂蛋白

载脂蛋白（Apo）是血液中脂蛋白表面的蛋白质，是“载”着“脂”的“空”的运输工具。一个脂蛋白上可以有很多的载脂蛋白，它们相当于“商品二维码商标”，一个载脂蛋白对应着一类脂类货物。

目前已报道的Apo有二十余种，也可以把脂蛋白想象成一个潜水艇，有些被称为可溶性或称为可交换的载脂蛋白就像可以脱离母体的救生艇，可以作为游离蛋白质存在于血浆中，也可以存在于脂蛋白分子内，并且可以在脂蛋白之间自由交换，比如高密度脂蛋白的特征性载脂蛋白是Apo A - Ⅰ、载脂蛋白C - Ⅱ（Apo C - Ⅱ）、载脂蛋白C - Ⅲ（Apo C - Ⅲ）和载脂蛋白E（Apo E）。它们大都是好的载脂蛋白，能够减轻动脉硬化。而另一些被称为不溶性或称为不可交换的载脂蛋白是不能移动的，只能固定在母体上而不会“漂移”走。因此，它们不能在血浆中与其他脂蛋白交换，不能在血浆中自由存在，总是作为脂蛋白的一部分，充当“支架”作用。如Apo B为低密度脂蛋白、乳糜微粒残粒等的重要组成成分，其在血液中的浓度与动脉硬化呈正相关关系。

血中检测到哪种载脂蛋白，就能知道它来自哪种脂蛋白，运的是哪种脂类，是甘油三酯，还是胆固醇酯，以及它们的去向。载脂蛋白既然是蛋白质，就会受到基因控制，就有遗传突变或遗传易感性。它们的检测比现在常用的指标脂蛋白胆固醇，对于诊治疾病更精准有效，对其进行深入研究，对于了解脂质和脂蛋白代谢以及研发新药至关重要。

先看看化验单上常检测的一些载脂蛋白指标都代表什么。常化验的指标有载脂蛋白Apo B，实际它包含至少两类，有Apo B-100和Apo B-48。它们是脂蛋白的框架，有三个特点：一是装载货物多，有惰性的（甘油三酯和胆固醇酯）、活性的（游离胆固醇和磷脂）脂类货物，在不同组织间穿行运输，“送货上门”；二是在动脉硬化斑块中，不能保持脂蛋白的结构完整性，并会发生“整体坍塌”；三是与周围组织细胞上的脂蛋白受体相结合，水解甘油三酯和胆固醇酯，变成脂肪酸、胆固醇才能被细胞利用。

载脂蛋白 B-100（Apo B-100）是一种不溶性载脂蛋白，主要运输自身合成的甘油三酯，存在于极低密度脂蛋白、低密度脂蛋白、中密度脂蛋白和脂蛋白 a 上，构成其结构骨架。载脂蛋白 B-100 会被按需组装拆卸，如果肝脏生成的甘油三酯少，载脂蛋白 B-100 就被拆卸了；而当肝脏生产出来很多的甘油三酯时，就会组装很多的载脂蛋白 B-100，由肝脏分泌到血液中，将甘油三酯运输到骨骼肌、心脏和脂肪组织供其利用。它是低密度脂蛋白的主要载脂蛋白，促进了动脉粥样硬化发生发展。

载脂蛋白 B-48（Apo B-48）在小肠中合成，是载脂蛋白 B-100 的截短型，是乳糜微粒及其乳糜微粒残粒的主要结构成分，负责吸收食物来源的脂肪。载脂蛋白 B-48 的代谢与载脂蛋白 B-100 的代谢非常相似。在食用高脂肪食物时，肠道生产的载脂蛋白 B-48 多，而脂肪被吸收后就会降解。

载脂蛋白（a）［Apo（a）］在肝脏中产生，与低密度脂蛋白样颗粒的 Apo B-100 结合形成 Lp（a）。遗传分析表明人类编码 Apo（a）的 *LPA* 基因位于 6 号染色体，是由纤溶酶原的基因进化而来。

载脂蛋白 A - Ⅰ（Apo A - Ⅰ）是一种可溶性载脂蛋白，是高密度脂蛋白的主要结构成分，乳糜微粒脂蛋白上也有一些，参与胆固醇逆向转运过程。Apo A - Ⅰ最初由肝脏和肠道细胞合成并分泌进入血液中，经过转化与肝、肠和泡沫细胞中转体相互作用，小的、盘状的、贫脂的、新生的高密度脂蛋白颗粒被重塑，形成大的、球形的、富含胆固醇酯的高密度脂蛋白 3（HDL3），最终形成高密度脂蛋白 2（HDL2）颗粒。

成熟的高密度脂蛋白颗粒可以介导动脉血管壁泡沫细胞中的胆固醇流出。肝脏通过清道夫受体 $B_1$ 接受这些成熟颗粒的胆固醇酯、磷脂和甘油三酯来完成反向胆固醇转运循环。然后这些脂质被分泌到胆汁中，随胆汁进入肠道。

载脂蛋白 E（apolipoprotein E，Apo E）

阿尔茨海默病病人要检查的载脂蛋白 E，它也是一种可溶性载脂蛋白，主要在肝脏和大脑中产生、分泌和代谢，参与脂质的运输、储存及排泄。

人类共有三种载脂蛋白 E 基因型：*E2*、*E3* 和 *E4*。每个人都有两种载脂蛋白 E 基因型，分别来自父母双方，这样就形成了 6 种可能的基因型组合（*E2/E2*，*E2/E3*，*E2/E4*，*E3/E3*，*E3/E4*，*E4/E4*）。

*Apo E* 基因家族的大姐，也就是 *Apo E2* 能够高效地运送脂质到神经胶质细胞，是“工作标兵”。但是 *Apo E* 基因家族的小弟 *Apo E4* 却是个“害群之马”，几乎不能完成脂质配送任务，导致神经胶质细胞的脂滴不足，隔绝过氧化脂质功能失效，从而导致疾病的发生。

我们知道阿尔茨海默病是一种无法治愈而且不可逆转的退行性疾病。全球每 7 秒就有一个人被确诊为阿尔茨海默病，而每四个人中就有一个中国人。更令人忧心的是，阿尔茨海默病正逐渐年轻化。如果病人在疾病的早期阶段被诊断出来，并得到适当的治疗，就能够很好控制它的进展。研究表明，*Apo E4* 这个“害群之马”是阿尔茨海默病的风险因子之一，携带一个 *Apo E4* 等位基因，个体患病风险提升 4 倍，带有两个 *Apo E4* 等位基因该风险提升高达 12 倍。

有些人血液化验的总胆固醇和甘油三酯都很高，高密度脂蛋白胆固醇也低，眼睑或皮肤的其他部位有黄色瘤，伴有早发的老年痴呆。这些人可能是家族性异常 β - 脂蛋白血症，这是一种主要由 Apo E 遗传变异引起的常染色体隐性遗传病。值得注意的是，有一小部分，约 15% 的人，最先表现出来的是一些看似次要的症状，如肥胖、胰岛素抵抗、甲状腺功能减退和提前发生的更年期，而这些是诊断这个疾病的必要条件。

## 四、血脂的呈送与转归

人体从自然界中获取动、植物的能量脂、结构脂整合到体内，从食物吸收，血脂循环到人体细胞利用，再到排出体外这一系列的过程，要穿过一道道屏障：从人体肠道细胞到血管内皮细胞，穿过内皮细胞进入血液循环，再经过内皮细胞呈递给各个组织器官，作为能量使用或成为建构材料。这是一个进化适应过程中高效运作的系统，下面就来看一下血脂是怎样供给人体组织细胞并被利用的，细胞又是怎样快速、便捷、有序地得到所需要的脂。

**脂肪酸的呈送**

先说说脂肪酶。脂蛋白在血液运输脂质前往脂肪组织储存或者被心肌、骨骼肌作为能量、结构材料利用的过程中，沿途会遇到血细胞（如肥大细胞、巨噬细胞）以及各个部位的血管内皮细胞派出的很多“快递员”脂肪酶进行“召唤”，这是客户细胞获取脂质的手段，是细胞表达需求的一种方式。

脂肪酶（lipase）也称为甘油三酯水解酶，是一大类酶的总称。它有不同的类型，脂蛋白脂肪酶（lipoprotein lipase，LPL）是其中之一。人体中的脂肪酶无处不在，比如胰腺、肝脏是产生脂肪酶的主要器官，胰腺、肝脏产生脂肪酶分泌到肠腔，用来消化食物脂肪。脂肪组织、心肌和骨骼肌是需要脂肪的最大客户，它们会制造、分泌大量的脂蛋白脂肪酶到血液中，用来招募、分解脂蛋白上的脂肪；血液中白细胞、巨噬细胞、肥大细胞也需要脂肪酸，不同的脂蛋白也会互换脂质，这些过程都会派出脂蛋白脂肪酶。在不胜枚举的过程中，甘油三酯被拆解、打包是体内最常见的过程。当然此脂肪非彼脂肪，即在上述过程中，甘油环上新链接的脂肪酸要重新整合，多半不是来自原来的脂肪酸。

下面举两个具体的例子，以健康心脏为例，由于不间断跳动是心脏的独特特征，心肌细胞对能量的需求很高。它们想要更多的脂肪酸了，该怎么办？心肌细胞会生产、制造、分泌脂蛋白脂肪酶，随后转移到心尖腔表面，就像“快递员”静静地等候“客户”指令一样，呈现一种无活性状态；同时心肌细胞会向血液中投放信号，很快在血液中“巡游”的装载着脂肪酸的脂蛋白就会捕捉到这一信息，便停了下来，“快递员”立即出发核对信息后，一边指引着脂蛋白前往心肌细胞所在之处，一边分解其上的脂肪。

再说说接收脂肪的“最大客户”脂肪细胞。脂肪细胞或脂肪组织相当于机体储存甘油三酯的油库，吸收储存甘油三酯是其主要功能。因此，它们也会制造并派出脂蛋白脂肪酶。同样当脂蛋白脂肪酶在脂肪细胞里时，也是无活性的，伺机而动。恰当的时机就是餐后，在各种脂蛋白运输最繁忙的时候，脂肪细胞敏锐地抓住这个时机，派出细胞膜表面的脂肪酶，进入相邻的血管内皮细胞表面，和许多生化机制相同，此过程并非总是 100% 地完成。这些脂蛋白脂肪酶在血液循环中也会被冲走，但大多数都被黏性碳水化合物（寡糖链）粘在血管壁上，招募脂蛋白，并就地分解甘油三酯成为脂肪酸进入脂肪细胞。有研究表明，在人体腹部外壁的脂肪组织中，并非所有被脂蛋白脂肪酶释放的脂肪酸都被邻近的脂肪细胞所吸收，也有一些“脱逃”了，与白蛋白或其他蛋白质结合，进入全身流动的循环状态，成为游离脂肪酸。

脂蛋白脂肪酶在其他许多细胞的外表面都有少量“潜伏”，包括一些免疫细胞和精子生成细胞，当这些细胞迅速分裂需要大量脂肪酸时，脂蛋白脂肪酶可以帮助它们快速提取到脂肪酸。长时间禁食或持续运动的人，心肌和骨骼肌组织消耗完葡萄糖和糖原的储备，就会制造分泌脂蛋白脂肪酶以获取脂肪酸。实际上这些肌肉组织也能合成一部分甘油三酯，但是通过脂肪酶来获取脂肪酸是其获取燃料及建构材料的最主要、最经济的方式。在这种情况下，脂肪组织也会减少脂质的储备，避免竞争性冲突的发生。

接下来就是脂肪酸进入到细胞内部被利用的过程，这又是怎样进行的呢？当血液中的脂蛋白载着脂肪酸被招募到心肌细胞或脂肪细胞的附近，脂蛋白与客户细胞之间还隔着毛细血管内皮细胞。脂肪酸要穿过内皮细胞屏障有几种方式：第一种方式是血管内皮细胞之间让开一条小的缝隙，客户细胞表面伸出一个蛋白接收器——脂蛋白受体，就像小的“钓鱼竿”能够捕获漂浮的脂蛋白；第二种方式，脂蛋白把“货物”卸载给内皮细胞，再由内皮细胞转交给客户细胞；第三种方式，内皮细胞可能会铺设一个直达客户细胞内部的“绿色通道”，允许脂蛋白穿过内皮细胞，直接进入客户细胞内。总而言之，客户细胞最终得到了脂肪酸。

在人体进化过程中，不同的组织器官有不同的“口味”，称为组织特异性。正如我们前面所说，各个组织都喜好必需脂肪酸，而大脑细胞对 ω-3 脂肪酸的需要更迫切，如果 ω-3 脂肪酸短缺，脑细胞就有优先权。

**胆固醇的呈送**

同样，需要大量胆固醇的器官也是如此，如肾上腺皮质、睾丸、卵巢等要用胆固醇合成类固醇激素，肝脏需要胆固醇合成胆汁酸，因此它们的细胞表面就会有脂蛋白胆固醇受体。在这里要插一句，胆固醇作为生物膜结构脂的作用固然是重要的，但几乎每个细胞都会自身合成胆固醇，并不需要通过细胞外环境进行补给。低密度脂蛋白受体是目前了解较为清楚的脂蛋白受体，它们几乎存在于哺乳动物和人体所有的细胞表面，在肝细胞上最为丰富。

肝脏是胆固醇的最大制造商，也是回收胆固醇的最主要器官，血液中绝大部分，可达 98% 的胆固醇都会被肝脏吸收。肝细胞膜表面有许多载脂蛋白 B 受体、载脂蛋白 E 受体。这些受体在细胞的粗面内质网合成，经高尔基体加工成熟后转移到细胞表面，在被覆陷窝内聚集成簇，与血浆低密度脂蛋白中的载脂蛋白 B-100 或载脂蛋白 E 结合，引导脂蛋白进入细胞内，再卸载胆固醇。低密度脂蛋白受体主要招募、吸引极低密度脂蛋白、中密度和低密度脂蛋白、乳糜微粒残粒、极低密度脂蛋白残粒。

在单核巨噬细胞膜上还有清道夫受体和极低密度脂蛋白受体，这两种受体数量比较恒定，不受细胞内游离胆固醇含量的调节。这里只是简单描述了细胞捕获脂类物质的环节，实际上它涉及多个步骤、多种酶与受体。体内脂类调配系统精密、古老，而过程又复杂得令人惊叹，到目前为止还有太多细节没有弄明白。

**脂质的利用**

人体内的胆固醇主要在肝脏中，用于制造在肠道内起乳化作用的胆汁酸，而且胆固醇是转化为胆汁酸的唯一物质，这也是体内大部分合成胆固醇的最主要作用。胆固醇在体内的另一项作用是由肾上腺皮质、睾丸、卵巢等转变为类固醇激素，在皮肤可转化为维生素 $D_3$。

进入细胞的脂肪酸则有很多用途，可以构建生物膜、制造对外沟通交流的信号分子等，但最主要的功能是作为燃料被氧化，这一过程称为脂质的燃烧，这是在线粒体中进行的过程。原理就像蜡烛的燃烧，蜡烛的主要成分蜡和油也是脂，燃烧产生了光和热。生物系统中脂质的分解、燃烧与上述过程基本相似，只是其进程比较缓慢，产生的温度比较低，释放出的能量主要是供给细胞进行化学反应。

在这个过程中氧是必需的。线粒体需要大量并且持续的氧气才能有效地使用脂肪酸，但人类的肺、心脏和血管持续供应足够的氧气的能力往往是有限的，如跑步和跳远比赛结束时，人常常因为“喘不过气来”而无法再继续运动，就是因为缺少了氧气，而不是因为肌肉的能量耗尽了。

一般情况下，使用脂肪酸做燃料的组织总是含有很多线粒体，心肌细胞就是如此，能够很好地利用脂肪酸供能，这也是杂食性动物的心脏最喜欢脂肪酸的原因。一旦脂肪酸进入一个线粒体，就开启了由若干步骤组成的脂肪酸的循环反应，每次有两个碳原子与氢原子结合被转移出去，例如十八烷酸（C18:0）循环 8 次之后被分解成二碳碎片。这些小分子仍被留在线粒体中，经过十几次不同的生化反应后，被氧化产生三磷酸腺苷（ATP，结构是腺苷—磷酸基团 ~ 磷酸基团 ~ 磷酸基团）、二氧化碳和水，二氧化碳主要通过呼出气体排出，而水则主要从尿中排出体外，这样脂肪酸的氧化过程就基本完成了。当体温升高蒸发失去的水超过摄入的水时，脂质氧化产生的水还可帮助维持体内水电解质平衡。

## 五、心脏是一个最喜欢脂肪的“杂食性”器官

健康的心脏可以“吃多种食物”，脂肪酸、葡萄糖、乳酸、酮体、氨基酸等。其中心脏最喜欢的是脂肪酸，它占心脏供能的65%，其次是葡萄糖，占到30%。那么心肌为何偏爱脂肪酸呢?

心脏作为一个血泵，时时刻刻都在搏动着，面对主动脉的高压力，背负着为全身供血的任务，随着机体活动强度的变化，能量需求波动的范围非常大。可以用心输出量来间接衡量心脏的耗能状况：一个正常的普通成年人在安静时，心脏每一次搏动约泵出70毫升血液，而每分钟心脏搏动70 ~ 75次，那么一分钟内左心室泵出的血量（心输出量）为5 000毫升左右（职业运动员在安静下也是这个数值，只不过他们的心脏每次搏动能输出更多血液，心率较低）。而在剧烈运动时，未经训练的普通人心输出量可达20 000毫升，而高水平职业运动员可达35 000 ~ 40 000毫升，比安静状态下的心输出量增加了600% ~ 700%。

心脏喜欢脂肪酸是因为脂肪酸能量密度大、供能效率高，同样质量的脂肪酸和葡萄糖相比，脂肪酸氧化分解能够产生更多能量。脂肪在体内的储存体积最小，而糖原储能需要两倍的水，所占体积大出两倍，心肌也不像骨骼肌那样储存糖原。心肌有高密度的线粒体，有利于脂肪酸进行β氧化产生三磷酸腺苷（ATP）。而且脂肪供能更稳定，而血糖上下波动很常见。

心脏如此偏爱脂肪，它也有自己独特的“脂肪建筑材料”，叫作心磷脂（cardiolipin），由潘伯恩（M.C.Pangborn）1941年首次从新鲜的牛心肌中分离出来。后来发现，心磷脂不仅仅存在于人类心脏中，在自然界中

广泛存在于植物、微生物、高等动物中。心磷脂主要存在于动物细胞的线粒体内膜上，机体 15% 的心磷脂存在于心肌中。线粒体相当于细胞内的“动力工厂”，心磷脂是磷脂二聚体结构，它是线粒体膜上一个大型跨膜蛋白质质子泵的结构组分，它的存在部位与心脏的能量产生密切相关。另外，脂肪性食物被机体分解吸收后，其中的脂通过乳糜微粒运输首先经淋巴系统送达心脏，由心脏优先挑选好的脂肪酸之后，再送给其他组织器官，这些都说明好的脂肪对于心脏的重要性。

心脏对“食物”的选择也极其灵活，会根据血液循环中某种物质含量高低，以及含氧量的变化进行灵活转换，目的是保障心脏在面对血压突然升高和氧化应激时能够维持足够的心输出量。在高血压状态下，心脏从使用脂肪酸代谢可能转化成糖代谢。目前研究认为，随着脂肪酸氧化的显著降低，心动能下降，心肌代谢会转向更依赖葡萄糖提供能量。而当心脏能量代谢异常时，心功能会逐渐恶化，此时，心脏也会选择其他“经济实惠小巧”的能量物质如酮体、短链脂肪酸、乳酸、乙酰乙酸作为“食物”。

哪种脂肪酸对正常的心脏最好？在此之前先说一个现阶段随着老龄化到来的常见病——主动脉瓣疾病。主动脉瓣狭窄是老年人最常见的瓣膜性心脏病，发病时会出现心绞痛、头晕、疲劳等症状，严重的病人发病 1 年内死亡率高达 60%。主动脉瓣小叶增厚和钙化是导致疾病逐渐进展的主要原因。目前临床上还没有遏制其进展的根本方法，唯一有效的治疗方法就是心脏瓣膜置换术。2020 年的一项临床研究显示，主动脉瓣钙化区与非钙化区域相比，ω-3 脂肪酸减少。研究者给病人服用高剂量的二十碳五烯酸（EPA），与没有服用的病人相比，包括心血管疾病死亡、非致死性心肌梗死、非致死性卒中、冠状动脉重建术和不稳定心绞痛发作的相对危险度降低了 25%，并且控制了主动脉瓣膜病变的进展。所以这给予我们很好的提示：为了心脏健康，平时的饮食中要注意多摄入含多不饱和脂肪酸的天然食物。

在临床工作中，我看到一些消瘦的老年人常常不是主动脉瘤样扩张，就是心脏瓣膜狭窄或弹性降低的关闭不全。询问这些人的营养结构，共同的特点就是饮食清淡，以碳水化合物为主，不敢吃肉，包括鱼、虾、贝类等海鲜。实际上，想要预防心血管疾病就应该供应给心脏合成心磷脂的材料，如多不饱和脂肪酸，三文鱼、坚果等食物里富含这些营养物质。

## 六、好的卵磷脂对肺来说也是抢手货

肺的主要功能是通气和换气，通气指的是肺和外界环境进行气体交换，也就是吸入大自然的氧气，把人体内的二氧化碳排出去。换气指的是肺组织和血液要进行气体交换，肺泡内的氧气进入血液，供给组织器官利用，而血液中的二氧化碳进入肺泡，通过肺呼出去，排到体外。

这些功能都是通过每一个肺泡完成的，肺泡需要保持最大的表面积才能更高效地完成气体交换。由Ⅱ型肺泡上皮细胞不断地合成和分泌的“肺泡表面活性物质”是一种磷脂蛋白混合物，其中磷脂约占 80%，蛋白质约占 13%，还含有少量中性脂类和糖。这些活性物质以单分子层的形式排列在肺泡表面，用来减少液体分子之间的相互吸引，降低肺泡表面张力，减小肺泡回缩力，降低吸气阻力，减少吸气做功，从而防止呼气的终末期肺泡张不开。呼吸时时刻刻进行着，这些由肺泡细胞分泌的物质依赖于持续地补充二棕榈酰卵磷脂。

呼吸窘迫综合征（respiratory distress syndrome，RDS）是许多国家新生儿发病和死亡的主要原因，在发达国家占新生儿死亡的 15% ~ 20%，而在发展中国家这一占比则相应的低一些。RDS 只影响早产儿，并且越早产发病率越高。早产儿发生 RDS 主要是由于未成熟的肺脏缺乏足够的表面活性物质。在肺表面活性物质的磷脂中，卵磷脂是起表面活性作用的重要物质，其次是磷脂酰甘油，还有少量的鞘磷脂。

在怀孕 24 周时，Ⅱ型肺泡细胞出现在肺泡表面，并且开始制造储存卵磷脂，其含量不断增加，直到怀孕 32 周表面活性物质在肺和羊水中出现。在怀孕 28 周之前，胎儿的肺主要合成鞘磷脂，它们的含量较恒定，只在怀孕 28 ～ 30 周出现小高峰。因此，分娩前几周羊水或气管吸引物中卵磷脂 / 鞘磷脂的比值可作为评价肺成熟度的重要指标，据此来判定胎儿或新生儿发生呼吸窘迫综合征的风险。卵磷脂 / 鞘磷脂值会随着妊娠的进行缓慢升高，直到怀孕 31 或 32 周该值达到峰值后才停止上升。正常情况下大约在怀孕 34 周，卵磷脂 / 鞘磷脂值达到 2.0 时，说明胎儿已经足月。而肺脏的成熟则是以该比值达到或超过 2.0 为标准的。当卵磷脂 / 鞘磷脂的比值为 1.5 ～ 1.9 时，发生呼吸窘迫综合征的概率大约为 40%，而当比值小于 1.5 时，概率则会上升到 75%。尽管检测该比值已经广泛用于 RDS 的危险性预测，但是该结果经常会由于羊水被血液或胎粪污染而不稳定。检测饱和棕榈酰磷脂酰胆固醇、磷脂酰胆碱和磷脂酰肌醇的浓度也能预测呼吸窘迫综合征发生的危险度。

这一点对于选择何时分娩很有用，如果胎儿或新生儿肺发育不好，孕妇可以接受糖皮质激素治疗，以加快胎儿肺的发育成熟，或者新生儿接受地塞米松治疗，预防性治疗新生儿的慢性肺疾病（例如支气管肺发育异常）。皮质激素虽然可以有效改善肺功能，但是在一些情况下也会引起神经精神异常。使用人源或动物源的表面活性物进行替代疗法也能有效预防和治疗 RDS。

另外，应用免疫抑制药物或者化疗药物也会诱发Ⅱ型肺泡细胞损伤，导致表面活性物质不足，进而引发成人的呼吸衰竭。

构建血管的各层细胞生命力非常旺盛，不但动脉是有“活力”的管道，动脉斑块也不是无生命的“垃圾”，而是代谢相当活跃的组织。近几年，随着血管介入、移植技术的发展和降脂药物日新月异的进步，部分临床医生对治疗这些常见病、多发病似乎胸有成竹，表现出充分的自信，但事实是我们对其认识总体来说才刚刚起步。为什么作为多种用途的脂质，正常情况下本应该被送到需要它们的各个“客户”细胞所在之处，却在中途“滞留”，异位沉积下来形成斑块；为什么只留在某些特定部位的血管；为什么只留在含有肌肉的动脉血管壁中；为什么在某些特定的情况才突发一些临床险情；同样是动脉粥样硬化，为什么某些血管表现为狭窄阻塞，另一些血管却囊性扩张形成动脉瘤？有些人害怕血管的阻塞，而实际上某些情况下突发的“血栓”更可怕。

“人与动脉同寿（A man is as old as his arteries）”这句话意味深长，即使在今天仍能引起人们的共鸣，告诉我们血管健康对衰老和寿命的重要性。下面我们看看正常血管的结构与功能。

血液循环系统堪比世界上最繁忙的航运河流，一秒钟就需要协调数千次生化活动。它的总长度也很惊人，人体每 6.5 平方厘米的皮肤上就分布着长约 6.1 米的血管。这个系统由心脏、血管和血液组成，它们共同协作，以保障机体的各个微型生化工厂协同工作，肌肉收缩、心脏泵血、大脑思考、胃肠蠕动、气体交换、尿液排泄、汗液分泌等活动得以正常运作。

心脏就像一个强大的血泵，它不断地将血液推入血管，使其流动。心脏的跳动频率和力度可以根据身体的需求进行调整，以满足身体各部位的氧气和营养需求。

血管是循环系统的重要组成部分。它们像一条条河道，将血液从心脏输送到身体的各个部位，再将各部位血液运回心脏。血管分为动脉、静脉和毛细血管，它们分别承担不同的运输任务。动脉负责将氧气丰富的血液从心脏输送到身体各部位，而静脉则负责将血液从身体各部位返回心脏。因为这是一个连续且相对密闭的循环，没有任何开口，所以动脉、静脉是相伴相行的。毛细血管则位于各个器官和组织中，完成交换氧气和营养物质的任务，并排出废物。

血液是循环系统的核心，由血浆、血细胞等组成，血浆中含有大量的水、电解质和血糖、血脂等营养物质，血细胞则包括红细胞、白细胞和血小板等。红细胞负责运输氧气和二氧化碳，白细胞可以保护机体免受各种病原体、癌变细胞等的破坏，而血小板则有助于止血。

人体的动脉根据管径的粗细分为大、中、小等动脉（图 5-1）。大、中动脉有“三明治”一样发育完整的三层结构。与血液接触的内层叫作血管内膜，为血液流动提供光滑的无摩擦表面。血管的中间层叫中膜，它们由弹性组织和肌肉组织组成，肌肉的收缩、舒张调节着血管内径的大小。最外层叫作外膜，为血管提供结构支撑，保持血管的形态。当动脉到达各

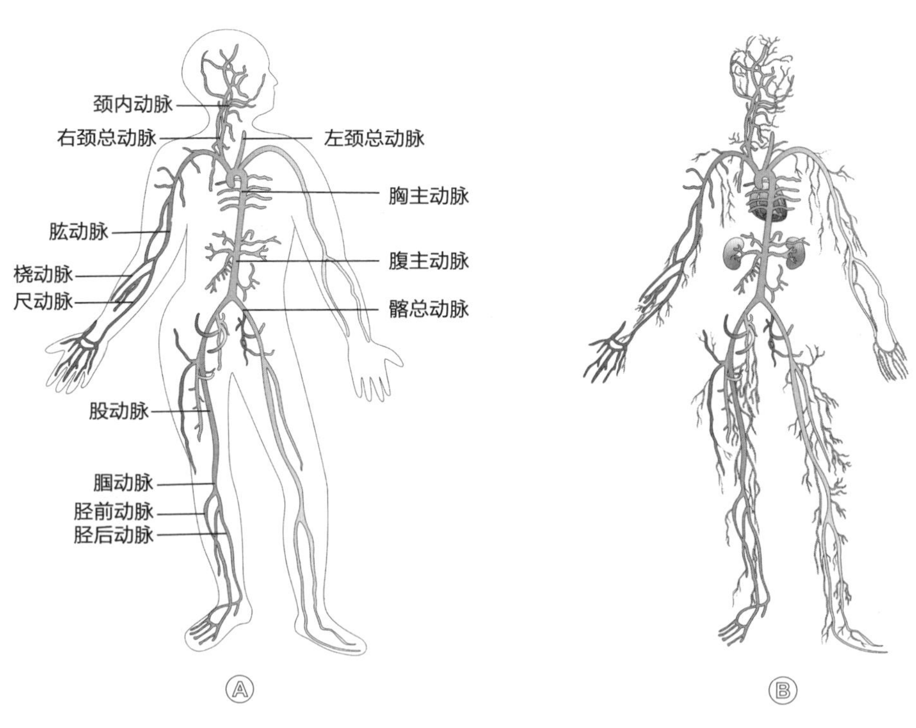


图 5-1
人体大、中、小动脉“树状”分布解剖结构模式图

个器官时，管径也变细，弹性组织逐渐减少，平滑肌越来越多，血流速度也减慢下来，最后成为只有单个内皮细胞组成的薄壁血管，叫作毛细血管。在这里，长链脂肪酸、胆固醇等在受体的协助下进入细胞，其他大多数营养物质和代谢产物的交换主要通过扩散作用完成。

血液循环系统最主要的功能是进行运输，所以最常见的问题是各种原因造成的拥堵。动脉粥样硬化是一个增龄性疾病，从出现病变到有或无症状的发病过程可能长达几十年，女性发病时间甚至更晚。随着年龄的增长，血管壁的弹性越来越差，血管壁变硬变厚，管腔里积的“垢”就是动脉粥样硬化斑块。在古埃及木乃伊的动脉就发现了斑块。随着时代的变迁，人的寿命越来越长，大多数人避免了生命早期的传染病和营养不良的死亡，活到了罹患动脉粥样硬化的年龄。

## 一、内层是血管健康的底子

人刚出生时，动脉血管壁最内的这层内膜，很薄，仅由单层内皮细胞（endothelial cell，EC）构成，但成年后的内膜却是一个复杂的、不同个体具有不同结构的系统。而且随着年龄的增长，人的动脉血管壁形成了包含多种细胞、多种成分的更复杂的内膜结构，如外部迁入的异位细胞、毗邻层迁入的错位细胞和间质胶原纤维等，被病理学家或超声医生定义为弥漫性内膜增厚，这是大多数人动脉老化的共同特征，即动脉没有粥样硬化的情况下，也可能出现内膜增厚。动脉“树”的某些特定部位较其他区域更容易出现内膜增厚，例如，左冠状动脉前降支的近端通常含有更丰富的平滑肌细胞内膜垫。动脉内膜的功能主要有两方面，对内与血液“对话”，对外调控血管壁自身。内膜又具有抗炎作用，调节免疫反应，防止白细胞黏附，防止局部炎症。

在长时间与血液接触中，内膜中的内皮细胞必须提供一个始终不凝固的抗血栓、保护血管的表面。这样每个内皮细胞就成为时刻运行，不间断作业且极其活跃的“化工车间”，生产制造并分泌出一些抗血栓的化学物质，随时输送、聚集在细胞表面，从而保证血液的流动状态。

现在已经把内皮细胞定义为“分布式器官”，它们非常广泛地分布在所有的血管，包括动脉、静脉、淋巴管内和心脏的内表面，连续的单层细胞形成了一个大大的“血液容器”，具有 6 000 平方米的巨大表面积。成人的这些弥漫性组织大约重 720 克，即 1 斤半左右，而且绝大部分（超过 600 克）覆盖在毛细血管表面。比如大脑的微血管虽然只占大脑的 3% ~ 4%，但是长度却是约 643.737 6 公里，血液和大脑实质之间的交换表面约 20 平方米。

一些临床常用药物的研发也是通过研究内皮细胞的功能和结构获得，比如人们熟悉的抗血栓或溶栓的药物，如肝素、血栓调节素、纤维蛋白溶酶原激活剂；缓解心绞痛的硝酸甘油；治疗肺动脉高压的内皮素拮抗剂等。

内皮细胞也会产生其他一些抗凝血物质进入血液，调节整个机体活动，如前列环素、氧化亚氮等；而在应激、病变时也可以产生凝血物质。动脉粥样硬化发生时，内皮细胞又会吸引白细胞黏附到血管壁上。

内皮细胞除了调节血液之外，也会分泌一些物质调控血管壁外侧的中膜平滑肌细胞功能，包括血管扩张物质，如一氧化氮、前列环素，以及血管收缩物质，如内皮素。通过调节血管舒缩、管径的大小，进而改变血管的阻力，推动血液流动，控制血流量，调节血压。正常情况下血管扩张物质占主导，平滑肌呈松弛状态。一些抗高血压药物及改善供血的药物都是通过控制平滑肌细胞的收缩、舒张从而调节血管管径的大小发挥作用。内皮组织也会分泌一些物质，抑制平滑肌细胞增殖，迫使其驻留在本职位置中膜，避免进入不该在的内膜。内皮功能紊乱或失衡是动脉疾病的主要原因之一，关于内皮细胞的研究一直是热点。

## 二、中层是动脉富有弹性的基础

大动脉、中动脉的血管壁中层最厚，是血管推动血液前进的“动力”。动脉粥样硬化都是发生在有平滑肌细胞的中膜，一些抗高血压药也是作用在中膜而发挥作用。

中膜的平滑肌细胞（smooth muscle cell，SMC）呈同心圆结构，与富含弹性蛋白的弹性组织交错分布，是驻扎在这里的主要细胞，也是正常动脉血管壁的第二类重要细胞，起着承上启下的作用。

先看看胸腹主动脉这些弹性大血管的中膜结构。它们的管壁最厚，管腔最大，通常含 40 ~ 70 层弹性纤维把各层连接起来，之间夹杂着环形平滑肌和少量胶原纤维，弹性十足，又称弹性动脉。年轻人的大动脉具有足够的弹性，这使得血压波动减小，脉压差较小，从而缓冲心脏收缩时血流的冲击，当心脏舒张时血管回弹又能维持一定的血流速度的均衡性。

大动脉的口径逐渐变细，将血液“分送”给所到达的各器官组织，这样的动脉称为“中动脉”，这时管壁的弹性纤维逐渐减少，一般 10 ~ 30 层，称为肌性动脉。当血管功能良好时，血管镜下让人看着特别舒服：血管富有活力，口径大，管壁光滑、柔软，粉嫩而弹性良好，输送血液的能力也最强。平滑肌细胞通过收缩与舒张，控制管径的大小，调节血液供给、血流速度及血压高低。

平滑肌细胞层状结构是维持动脉结构完整性的必备条件。但较小的肌性动脉的中膜组织结构，能够灵活地根据功能的不同而发生改变，它们的平滑肌细胞虽然连续，但并非总是以层状结构嵌入到周围的基质中，所以平滑肌细胞在动脉血管壁中的结构和功能是动态改变的。

平滑肌细胞合成和分泌血管最外层细胞外基质的一些原材料，比如胶原、弹性蛋白、蛋白聚糖；也可以合成一些血管活性物质和炎症介质。正常情况下，它们比较“老实”，安于现状，很少发生细胞增殖、分裂，因此细胞死亡的也很少。

但在发生一些病变时，比如容易发生动脉粥样硬化的部位，这些细胞在病人发病前后的合成、分泌、调节等功能变得异常活跃，“挣扎”或“抵抗”得很剧烈，从而导致平滑肌异常收缩引起血管痉挛，使得原本狭窄的血管雪上加霜，进一步减少了血流量。

进展到晚期的动脉粥样硬化斑块中除了细胞外，大部分是由不定型的复合基质成分构成的，包括间质胶原蛋白和蛋白多糖、少量弹性纤维。这些基质都是由平滑肌细胞产生的，产生什么样的物质、产量多少都随着动脉的健康或疾病的状态而变化，并受到血液成分的影响。

平滑肌细胞还可以迁移、增殖到内膜所在部位，导致内膜增生性病变，形成动脉粥样硬化、支架处血管的再狭窄、搭桥吻合处增生等并发症。它们的死亡会导致可怕的斑块不稳定或者动脉瘤的形成。

## 三、最外的保护层

因为动脉的外膜细胞少而薄，所以人们关注得很少，研究也不如内膜与中膜多。但近年来研究人员发现，血管外周组织包括脂肪组织在维护动脉健康和疾病中有很多潜在作用，越来越受到重视，已经成为研究的热点与焦点。

动脉外膜对血管起着保护、支撑、调控等作用。血管部位不同，功能不同，外膜的成分也各不相同。与内膜相比，外膜的胶原纤维的排列更松散，这里有滋养血管和神经末梢。外膜里的细胞数量非常少，但种类很多，有成纤维细胞、肥大细胞、脂肪细胞、巨噬细胞、淋巴细胞等。最新研究表明，在动物的动脉粥样硬化和动脉瘤的发病过程中，肥大细胞发挥着一定作用，但其在人类这些疾病中是否也有类似作用还没有相关研究报道。

大动脉的外膜相对较薄，由结缔组织构成，大部分为胶原纤维，还有少量弹性纤维，没有明显的外弹性膜。外膜主要是疏松结缔组织，含有较多的营养血管、淋巴管和神经纤维，有时可见少量的平滑肌。中动脉的中膜与外膜相接处的外弹性膜明显，外膜与大动脉一样，也主要是疏松结缔组织，并有少量毛细血管淋巴管等。小动脉的各层结构就不太明显了，但也可见内弹性膜，偶尔可见外弹性膜，微动脉各层结构更加微小，近乎毛细血管的结构。

同样，驻扎在这里的细胞也会分泌多种血管活性物质，以旁分泌、自分泌的方式调节血管壁的舒缩功能及结构变化。

细胞外基质的分解在动脉硬化逐步加重的过程中发挥重要作用，在动脉粥样硬化病变的早期，斑块通常向腔外生长，而非向管腔内生长，以便保持病变处动脉的正常口径，不影响血流速度与血液供应。但是当斑块负荷超过约 40% 的动脉管径横截面面积时，斑块向腔内凸出，管腔开始狭窄。细胞外基质促进了平滑肌细胞的迁移——穿过致密的细胞外基质，从中膜进入内膜，再穿过富含弹性的内弹性膜。

## 四、爱捅娄子的动脉——冠状动脉

这里显示了冠状动脉供血模式图（图 5-2），之所以叫冠状动脉，是因为它们就像一顶倒扣在心脏外面的帽子。心脏作为血泵通过主动脉将血液泵向各器官，在主动脉根部的起始段，发出左右两个分支，左冠状动脉、右冠状动脉，供给心脏自身血液。尽管心脏重量约占体重的 0.5%，但冠状动脉血流量占心排血量的 4% ~ 5%。与体内的其他动脉不同，冠状动脉的血液灌流发生在心舒张期或舒张早期。心脏收缩结束后，主动脉近段的血液倒流，从而流入冠状动脉。冠状动脉的血流依赖于主动脉的弹性。成人心率超过 120 次 / 分时，舒张期就会缩短，从而导致冠状动脉的血流量明显减少而可能发生心肌缺血。支架、搭桥都是对心外膜血管的操作。左侧最重要的左主干，它就像一个单位的“一把手”，如果它的狭窄

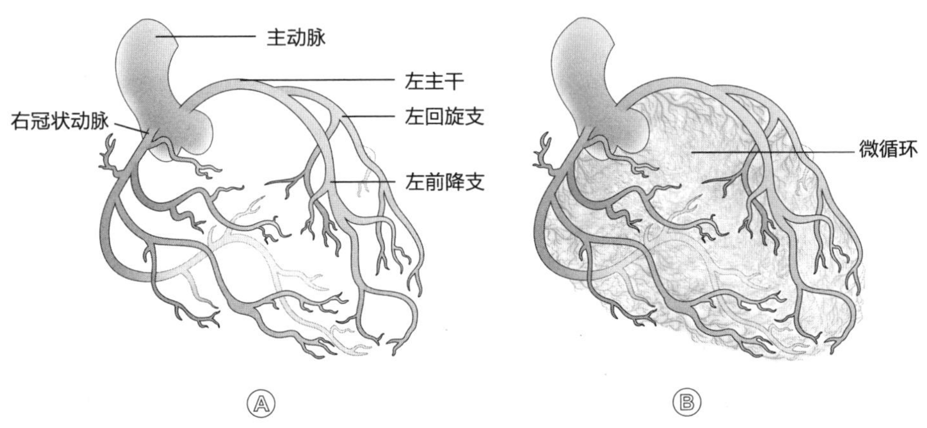


图 5-2

冠状动脉心外膜血管与微循环模式图

注：从心脏生理学角度来看，冠状动脉呈现树状结构，血管树的大小取决于所供应心肌的数量。

A 为心外膜冠状动脉及其主要分支，这里是发生动脉粥样硬化的部位。

B 为冠状动脉微循环。

超过了 50%，病人发生猝死的风险非常高，而且往往男性发病率高，后果相当严重，又被称为“寡妇制造者”。左主干进一步分为前降支和回旋支，前降支相当于“二把手”，分叉比较多。右冠状动脉之所以相当于“三把手”，是因为约 2/3 的中国人是右冠状动脉优势型，其发育较大，供血范围也比较广。

心外膜大血管继续往终末端走行，接下来是中血管、小血管和微血管，几乎垂直进入心肌组织。血管越分越细，最后的毛细血管仅有单层，一直“铺设”到每个心肌细胞。所有的营养物质和氧气，当然也包括脂蛋白携带的脂类物质，通过毛细血管呈递给心肌细胞。心脏产生的“垃圾”由静脉带走。打个比方，整个心肌就像一片庄稼苗，心外膜血管就像主干道，血液供应永不停息，一到两个心搏周期血液就能灌满整个心脏的心肌细胞。心肌细胞就像一个个小秧苗，每一个心肌细胞之间的小水系就是微循环。心脏表面的这些血管仅能存 5% ~ 10% 的血流量，90% ~ 95% 的血聚集于微循环。只有每个心肌细胞得到足够的营养“茁壮成长”，才能更好地完成心脏的泵血功能。

动脉血管壁内各层细胞及组织各司其职、和谐共处、相互影响，并且实时调节。但有害因子可以扰乱正常血管壁的内环境稳定，成为动脉粥样硬化发生的罪魁祸首。例如，当体内局部有炎症时，高度敏感的血管内皮和平滑肌细胞就会与炎症介质如白介素 -1 和肿瘤坏死因子 -α 等发生反应；反过来，这些炎症因子又能激活血管壁内的多种细胞产生白介素 -1 和肿瘤坏死因子 -α 及其他一系列炎症反应介质，从而成为“引爆”动脉硬化炎症风暴的“第一块多米诺骨牌”。随后引发动脉粥样硬化进展的多个关键环节，包括内皮功能紊乱、脂质积聚、招募免疫细胞和管壁平滑肌细胞、促使泡沫细胞的生成和血管外基质的沉积等。受动脉粥样硬化损害的细胞不断地互相牵制和彼此竞争，经过数十年的“博弈”，斑块被塑造成多种表现形式，出现不同的症状表现。

## 五、易损的斑块，易损的血供

尽管对人类动脉粥样硬化起始步骤的认识在很大程度上仍处于推测阶段，但是通过采集年轻人群动脉血管开展组织学观察，结合其他研究结果得到了一些启示。常吃高胆固醇和高饱和脂肪酸食物，人及动物的动脉内膜会出现细小的脂蛋白颗粒沉积从而导致了疾病的发生、发展。

虽然衰老是最强的致病因素，人到了一定年龄，动脉形成斑块似乎是必然的，但斑块在整个血管系统并不是均匀分布的。内皮功能的好坏决定了斑块形成、发展的快慢，所谓“苍蝇不叮无缝的蛋”，如果内皮完好无损，再多的胆固醇、再多的致病脂蛋白也不能渗透进去。

在斑块形成的过程中，血流动力学的物理因素和血液的化学刺激起着决定性的作用。物理因素指的是动脉粥样硬化常常好发于分叉处及高血压冲击的一些特定位置，不容易发生病变的血管中血流呈现层流状态；而斑块易发部位的内皮细胞承受了湍流形成的剪应力影响，容易受到损伤，屏障功能被破坏，渗透性因此增强。

流行病学及相关研究发现，动脉粥样硬化出现的部位有先后顺序，它们常常先在腹主动脉的背侧面和冠状动脉的近端形成；随后累及腘动脉、降主动脉、颈内动脉和肾动脉。

内乳动脉分支少，不容易发生动脉粥样硬化，因此常常用内乳动脉分支作为冠状动脉搭桥术的桥血管来使用。肺动脉中流动的是静脉血，肺脏的血供来自支气管动脉，起源于胸主动脉，分布弥散，管径比较细，不容易发生动脉硬化。肝脏有双重血液供应，来自门静脉与肝动脉，输送的营养物质遵循先到先得的原则，不会出现竞争，所以肝动脉也不容易发生动脉硬化。脾脏与胰腺动脉管径较细，也不容易发生硬化。但脾动脉与肠系膜动脉容易发生栓塞，栓子主要来自房颤、心肌梗死、先天性心脏病的心源性血栓。

化学因素指的是血脂异常、高血糖和吸烟等“毒性”化学刺激，会引发白细胞、血小板聚集，扩血管物质一氧化氮和前列环素的减少，导致内皮损害或诱发血栓。

人们常用1913年俄国科学家的方法制备兔子动脉硬化动物模型，实际上是通过强化物理与化学刺激所得的综合结果。兔子除了吃草等植物外，很少吃其他食物。如果在兔子的食物中加入蛋黄和荤油，两周后兔子血液中的胆固醇会增加7到15倍，8周后增加30到50倍。吃了这种高胆固醇高脂肪食物的兔子，一段时间后，它们的动脉就会长出斑块，出现一些症状。但是，如果你想缩短制备动脉硬化动物模型的时间，就需要人为地破坏血管内皮，常用血管球囊拉伤或套管夹紧实验动物的颈动脉或其他动脉干扰其正常血流，目的是破坏内皮的屏障保护作用。

受损的内皮不能有效地形成屏障，其渗透性增加使含有载脂蛋白B的脂蛋白（包括低密度脂蛋白）进入中膜。除过度饮食导致低密度脂蛋白等水平增高外，还有很多单基因病变引起低密度脂蛋白水平增高。大多数低密度脂蛋白在血液里停留达数小时之久，直至肝细胞回收，再用于分解或合成其他物质。人们普遍认为，它们在血液中存留时间越久，危害越大。一旦进入内膜，低密度脂蛋白在内皮下积聚，与细胞外基质中被称为蛋白聚糖的物质黏合，这种“捕捉”增加了低密度脂蛋白在血管壁中的停留时间。雪上加霜的是在“毒性”环境（如吸烟、高血糖等）的侵蚀下，这些脂蛋白被氧化和糖化，经过“乔装改扮”延长了滞留于血液及血管壁中的时间。高血压是动脉粥样硬化主要的危险因素，可促进平滑肌细胞合成更多的蛋白聚糖，促进了脂质在中膜的停滞。

脂蛋白的“乔装改扮”会吸引漫游在血液中被称为“血液警察”的单核细胞前去“查看”。单核细胞平时大量驻扎在毛细血管的后静脉，而不是动脉。当某些组织出现了病毒、细菌、受伤和衰老的细胞及其碎片，单核细胞就会从“大本营”中快速游走出去，用8～12小时达到病变组织，定点聚集围剿消除异物。单核细胞吞噬了“垃圾”后，体积增大，也改名换姓变成了更加强大的“人体斗士”，被称为清道夫的巨噬细胞！

在正常情况下，巨噬细胞通过表面的专门受体吞噬低密度脂蛋白，并且在自己的细胞质中将它们降解，这是清除血中胆固醇的方法之一。脂蛋白分解后释放的胆固醇，会通知巨噬细胞核内的指挥系统，不再接受更多的胆固醇了，避免超出其处理胆固醇的能力，于是巨噬细胞做出了抑制受体产生的命令，也就不再吸收血液中的低密度脂蛋白。然而，对于氧化型低密度脂蛋白，巨噬细胞就失去了自控力，无限制吸收，变得“贪得无厌”。

最初，巨噬细胞吞噬脂蛋白是为了清除血液及血管壁内皮间隙中异位的“垃圾”，这个阶段巨噬细胞又有一个别称——泡沫细胞。一些泡沫细胞死亡后会将所含的脂质释放到细胞间隙，这种脂肪斑的形成是分解的脂蛋白与存活的泡沫细胞聚集在一起的结果。尸检时，把动脉打开，肉眼下清晰可见。脂肪斑似乎不会引起危害，并且在包括儿童在内的心血管系统功能良好的人当中普遍存在。在此阶段，疾病进程可以持续数年，也许数十年，才会导致动脉粥样硬化的进一步病变。

随着年龄的增长，低密度脂蛋白源源不断地生成，清障的免疫细胞疲于奔命、应接不暇，巨噬细胞会召唤更多的同伴，一起战斗。如果还不能满足需要，就会诱导动脉内膜附近的平滑肌细胞赶来帮忙，于是平滑肌细胞趋化、游走到血管内膜间隙，转化成类巨噬细胞。

如果超过了这些细胞清理的速度与能力，患病的原因仍未解决，巨噬细胞便与脂蛋白同归于尽，残存的细胞碎片会起到固定脂蛋白在血管壁内的作用。围绕脂蛋白颗粒逐渐缠绕起柔软而坚韧的蛋白质网络，甚至还包裹上了一层厚厚的肌肉细胞，形成的“斑块”将血管腔逐渐阻塞甚至闭塞。与此同时，为了适应逐渐变窄而拥挤的血管，血管壁的平滑肌会不断地扩张，让血流和各种血液细胞能够顺利通过。随着年龄的增长，血管壁的“弹性”变得越来越差，血管的内径越变越窄，通过的血量逐渐减少，需要泵血的压力越来越大，“血压”越来越高。

早期阶段的血管壁并非束手就擒，也会做出顽强的抵抗，进行自我保护，表现出来的是斑块向动脉管壁外生长，以便保持管腔内径，而不影响血流。因此，人往往没有症状或表现，血管造影也不能发现。这样的病变可以在任何的血管（动脉、静脉）中发生，但是其后果在动脉中最为严重。

你可能会有疑问：斑块持续的生命力来自哪里？这种异位沉积的组织由细胞和基质构成，细胞需要生长，在生长过程中会自发形成微循环，而且再生的血管非常丰富。

这些丰富的微血管提供了白细胞运输及进出的通道。在斑块生长的晚期阶段，微血管内皮比斑块所在的大血管内皮细胞更容易黏附单核细胞。斑块持续地生长，类似于恶性的肿瘤和肿瘤血管的生成、长大。事实上，动脉斑块与某些肿瘤的病因是一致的，所以在临床上常常看到这两个病相伴相随，动脉硬化的人不少也得了肿瘤，反之患有肿瘤的人，动脉硬化也很重。与此观点一致的是，在动物实验中对动脉粥样硬化小鼠使用血管生成抑制剂，可以抑制动脉粥样硬化病变的扩大。此外，斑块微血管像糖尿病病人视网膜的新生血管一样易损并容易发生破裂。

人们往往害怕动脉硬化斑块形成的狭窄，但其实更为可怕的是血栓，这也是我们常说的没有血栓就没有急性心肌梗死、急性脑卒中等事件。

就拿心肌梗死来说，它是冠状动脉的突然闭塞。完全阻塞血流的情况一般由两部分构成，一部分是斑块所导致的解剖结构性狭窄，另一部分是血栓。两部分形成了一个塞子使血流完全阻断，导致血管段供应的心肌组织很快因缺氧而坏死。通常情况下，病人表现出胸骨后或心前区或者横贯前胸闷、堵、憋的感觉，范围约手掌或手拳大小，可以向肩膀和手臂放射，可以伴有恶心或呼吸急促，甚至有人会出现胃痛、乏力、说不出的难受感。如果得不到及时治疗，这些症状会加剧，成为持续性疼痛或憋闷，接着是人的意识丧失，随后可能就是死亡。所以我们常提醒大家，从下颌牙到肚脐以上的部位，如果出现任何不舒服的感觉，先检查心脏，排除或明确心脏病的诊断。心肌梗死等冠心病的后果可能是灾难性的，不可挽回的。对死于心脏病且生前没有任何症状的病人进行的尸检，结果显示，他们 3 ～ 4 根主要的冠状动脉中平均有 2.7 根的直径已缩小到正常值的一半。人能活到动脉粥样硬化的后期，就已经是奇迹，可见人体的代偿能力多么强大。

另一种与血栓相关的急性事件就是脑卒中。如果供应脑部的几千根细小血管中的其中一根堵塞，都会导致大量的脑细胞死亡，增加病人的致残、致死、失能、失智的风险。脑血管堵塞的当时，人可能不会感觉到，但很可能会在稍后突然之间出现剧烈头痛，身体的一侧变得无力或麻木，并且可能出现意识混乱、言语不清、无法思考或丧失运动能力等。

动脉粥样硬化斑块破裂引起血栓有几种主要模式。通常 60% ~ 70% 的易损斑块都有一个薄的“炎性”纤维帽和一个大的脂核，广泛的巨噬细胞浸润和较少的平滑肌细胞。相反，稳定斑块是以厚纤维帽或小脂核为特征，就像煮饺子，饺子皮比较厚馅又少的，就不容易破。如果斑块纤维帽的厚度大于 70 微米一般不会破裂，不会诱发血栓事件。临床上多种成像方法如血管造影、血管内超声成像等技术都能够判断斑块的易损性。另外的 30% ~ 40% 易破裂斑块，常常为蛋白多糖丰富的糜烂斑块，多见于年轻女性。

动脉粥样硬化斑块的破裂不一定会引发恶性临床事件，如心肌梗死和脑卒中。但斑块破裂的反复愈合、原位血栓形成促进了病变的进展和斑块的生长。小的非闭塞性血栓[⑥]可以重新吸收进入斑块，进一步刺激平滑肌细胞的增长和纤维素的沉积。而一些情况下斑块破裂和愈合是很多导致猝死的血栓形成的基础，表明在发生致命事件之前，病变血管可能频繁地形成了非闭塞性血栓。

有的年轻人的冠状动脉在完全没有斑块的情况下形成闭塞性血栓，导致血流突然阻断，发生猝死。这是由于年轻人血管平素健康，血流通畅，没有必要，也不需要建立任何侧支循环，心肌也不可能有缺血预适应，导致突发血栓就可能是致命性的。

上述这些并发症在不同器官系统会引发对应的临床后果，如冠状动脉的斑块，病变逐渐扩大和厚的纤维帽使管腔变窄可以引起阵发性劳力性心绞痛；血管管腔轻度狭窄的斑块对血流没有影响但可能有易损特征——薄的纤维帽和大的脂核，它的破裂

⑥ 非闭塞性血栓，指尚未造成血管完全闭塞的一类血栓。

会引起急性血栓的形成（图 5-3）。这些导致血管管腔狭窄不严重的斑块常常数目众多且遍布动脉各处，因其无血流限制，人们平时没有症状时，并不会做动态心电图、运动试验和血管造影检查，或者即使做了相关检查，发现病变不严重而被忽视，由于没有防范与及时治疗而导致致命后果。

对这些不同并发症的治疗也存在着局限性。例如，有症状的冠脉狭窄病人进行血运重建、血管成形、支架置入的介入治疗或者外科的搭桥手术，这些虽然可有效缓解心绞痛症状，但不一定能预防未来心肌梗死的发生或有效延长寿命，个体预后的差异主要取决于发生血栓事件风险的大

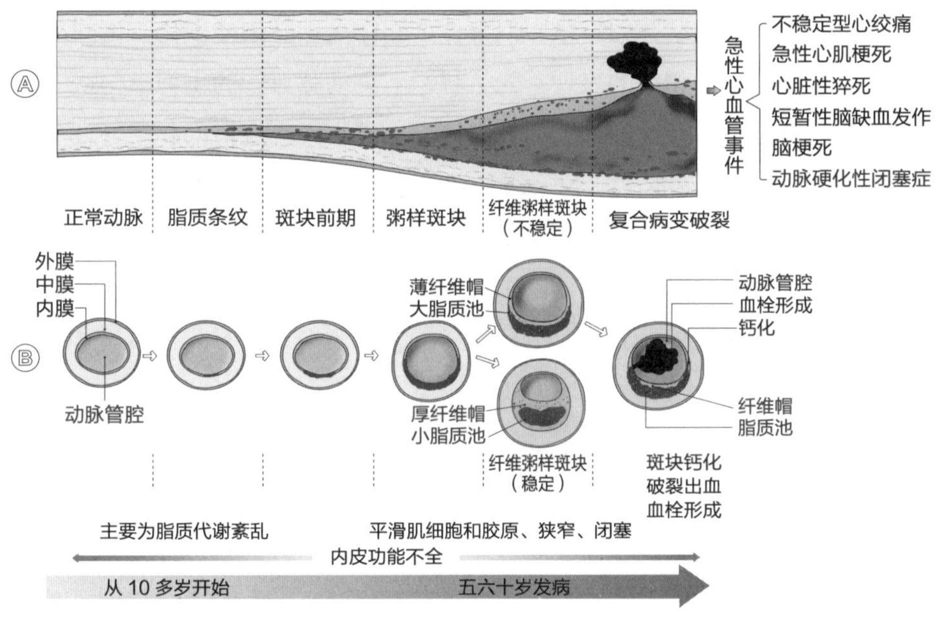


图 5-3

每 10 年动脉粥样硬化进展模式图

A 为动脉粥样硬化进展过程血管纵切面结构示意图。

B 为动脉粥样硬化进展过程血管横切面结构示意图。突发的血栓形成是促使血管闭塞而导致急性心血管事件发生的关键因素，并且血栓形成可以发生于动脉硬化发生发展的各个阶段。图中深黑色代表血栓，淡黑色代表脂质条纹、脂质核和脂质池，细黑点代表纤维帽。

小。而改变不良生活方式及药物治疗控制斑块形成的危险因素，减少斑块、控制炎症、避免斑块易损性，是预防斑块进展和并发症的重要基础。

斑块除了会发生钙化、破裂、出血和栓塞等并发症，还有一些其他表现，比如血管壁越变越薄弱，纤维斑块使邻近的中膜受压，致使弹性组织的萎缩和缺失进而引起动脉扩张，形成动脉瘤⑦。动脉瘤并不是长了肿瘤，而是对动脉的一段血管呈现出病理性囊性扩张的形态描述，动脉瘤进一步发展的结果是破裂，可能威胁生命。主动脉瘤的判定标准是与相同年龄和性别的健康人的同一主动脉段相比，病变段直径扩张 50% 以上。

动脉粥样硬化是导致动脉瘤的原因之一。一部分冠状动脉狭窄的病人，也会发现腹主动脉的扩张，但为什么同样是动脉粥样硬化，不同部位的血管却会有完全相反的表现？先了解一下主动脉血管的生物学构造。

主动脉是血管系统中最大的输送血管，成年人心底根部起始处直径约 3 厘米，通常小于 4 厘米。这个直径数值取决于年龄、性别、体型和血压的变化，男性每十年增加 0.9 毫米，女性则每十年增加 0.7 毫米。主动脉分为胸腔段和腹腔段，胸主动脉可进一步分为升主动脉段、主动脉弓段和降主动脉段。升主动脉长 5 ~ 6 厘米，向上延续为主动脉弓，在此发出 3 个主要分支，俗称“三根毛”：头臂干（再分出右颈总动脉和右锁骨下动脉）、左颈总动脉及左锁骨下动脉。主动脉弓向下延续为降主动脉，直径变为 2 ~ 2.5 厘米。降主动脉向下穿过膈肌延续为腹主动脉，腹主动脉则可分为肾上段和肾下段，向腹腔脏器，如肝、脾、胃、胰、肾脏等发出动脉分支，再分为左、右髂总动脉为盆腔和下肢供血。由主动脉开始向下管径越来越细，血管内压力越来越小，管径越大的动脉所含弹性蛋白的量越多，血管壁越厚。

主动脉作为一个弹性储器，将动脉血压脉冲式传递到各个动脉分支。如前面所述，主动脉由 3 层结构组成，管腔面为内膜层，由被覆于内弹性膜上的内皮细胞组成。该层是血管与循环血细胞及血浆间的功能性屏障。中膜由平滑肌细胞和包含胶原以及弹

⑦ 动脉瘤，动脉管壁的局限性囊性扩张。

性纤维的基质组成，弹性纤维和血管平滑肌细胞呈同心圆排列，交替组成。胶原为血管提供张力，使其能够承受高压负荷。弹性纤维可延伸到原长的 2.5 倍，使血管有很大的膨胀性，并在一定压力下弹性回缩，推动血液向远处运行。外膜主要由胶原纤维、外周血管神经及滋养血管组成。

由于主动脉长期处于很高的脉压和剪切应力中，在受到机械创伤时很容易损伤。血管中层以弹性蛋白为多，与胶原成分比为 2∶1，使得主动脉在收缩期可以扩展，在舒张期可以回缩，协助血液在左心室舒张期主动脉瓣关闭后继续向血管远端推进。随着年龄增长，主动脉及其分支的弹性成分变性，胶原成分占优势，动脉变得僵硬，在左心室收缩期心脏排血转换为主动脉弹性势能的部分减少，故收缩压随着年龄增长而升高。

血管壁的细胞及基质需要大量的营养供应，在近端主动脉，就如同心脏一样，有双重的血液供应。一方面，能够近水楼台地从血液中由内到外地获取氧气和营养物质，主要通过单纯扩散作用进入主动脉壁内；另一方面，胸主动脉壁外 1/3 包含多支滋养血管，这是由血管外膜发出的血管，由外向内，提供管壁的外 1/3 的营养支持。但腹主动脉通常缺乏这些独立的滋养血管的营养供应结构，导致远端主动脉 80% 以上的肾下腹主动脉中层仅仅依赖动脉管腔的扩散作用获得营养供给。随着年龄的增长，内膜增厚和动脉粥样硬化出现，阻碍了营养的获取，供血相对不足，导致动脉结构的透壁性破坏，弹性纤维断裂，平滑肌细胞死亡，这是动脉树的腹主动脉区域容易发生动脉瘤的原因。此外，人类双足站立，腰椎前凸可能会改变这部分腹主动脉血流动力学，导致血流紊乱，也促进了病变的形成。

腹主动脉直径≥3 厘米是临床上诊断腹主动脉瘤的参考标准之一。年龄越大，腹主动脉瘤发病率越高，男性发病率是女性 5 倍以上，50 岁以上男性体检时要注意腹主动脉瘤的筛查，尤其是吸烟，患肺气肿、高血压或高脂血症的人。75 岁以上的老年人突然发生肚子痛，更要警惕腹主动脉瘤导致的并发症。

有 1/5 的病人有主动脉瘤家族史，所以一个人患病，其一级亲属（父母、孩子以及亲兄弟姐妹）更应该注意定期筛查。实际上，很多疾病都有遗传或遗传易感性，一级亲属中有人患病，其他人都应该注意筛查此病。

引起动脉瘤的病因很多，并且因病变部位不同而异。比如胸主动脉瘤不同于腹主动脉瘤，它的发病机制首先是遗传因素；其次是与老龄以及患高血压有关，而不是动脉硬化单独引发的动脉瘤。升主动脉瘤的特点是中层囊性坏死，这一过程包括弹性纤维的变性和断裂，以及继之发生的胶原和类黏蛋白物质在中层的积聚。

某些结缔组织病影响到主动脉壁的结构完整性。以马方综合征为例，这是一种常染色体显性遗传病，病人的原纤维蛋白 -1 基因发生突变，影响了弹性蛋白中功能性微纤维的形成。人类的升主动脉通常含有 40 ～ 70 层弹性纤维，而马方综合征病人的主动脉中层发育薄弱，仅含有十几层弹性纤维，同时伴有动脉中层坏死和弹性组织稀疏、碎裂，平滑肌束紊乱。血压升高时容易形成主动脉夹层瘤样扩张，甚至破裂，威胁生命。

还有很多的基因突变影响血管壁的功能及结构。以构成血管的成分来说，弹性蛋白和胶原蛋白的合成与分解是由特定的蛋白酶（如弹性蛋白酶、胶原酶、基质金属蛋白酶）来调控，酶的产生受遗传基因的控制，它们的突变也会引发疾病。

炎症性疾病，如多发性大动脉炎或巨细胞动脉炎，同样可能使血管受损并导致动脉瘤的形成。其他炎症与动脉瘤的发生很可能也有相关性，动脉瘤的组织学检查常发现炎性细胞。还有相当一部分人，当检查出动脉硬化后，不敢吃“肉”，导致优质蛋白质及好的脂肪酸摄入不够，构建血管壁的原材料缺乏。这些人的全身动脉硬化非常严重，不同部位有不同的病理改变，一些血管表现为溃疡、血栓，而另一些部位的血管呈现扩张或狭窄。总而言之，种种环节的微效应导致了疾病的发生发展。

少见的主动脉瘤病因包括血管壁中层被细菌、梅毒螺旋体或真菌感染而受损。

20 世纪初期，人们认为这种令人痛苦的动脉粥样硬化是一个不可避免的衰老进程。但到了 1984 年，弗莱明翰心脏研究（Framingham Heart Study）结果发表后，建立了动脉粥样硬化危险因素的概念。这项研究始于 1948 年，研究的目的是通过随访特定人群，以确定随时间的推移哪些风险因素导致了冠心病。最初的研究人群是在马萨诸塞州弗莱明翰小镇上随机挑选的，年龄从 30 岁到 62 岁不等，共 5 000 多名受试者，每两年体检评估，随访了 30 年。该研究通常被认为是“风险因素”这一术语的来源，并且发现家族史和生活方式是评估心脏病风险的重要指标。

根据研究对象能否影响这些因素，将其称为可控或不可控危险因素。可防可控的危险因素包括血脂异常、吸烟、高血压、糖尿病、缺少体力活动和肥胖。主要的不可控因素为家族史、年龄和性别，如直系亲属年轻时（男性 55 岁以下、女性绝经前）有冠心病病史。图 5-4 显示的是 2004 年《柳叶刀》（*Lancet*）杂志发表的高水平研究，有 52 个国家参与，涉及 3

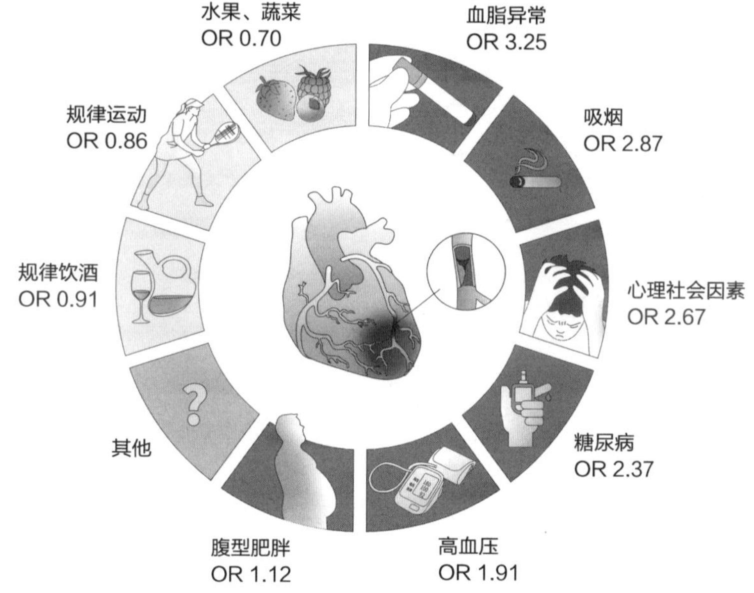


图 5-4

心肌梗死可改变的危险因素人群归因危险度分析

深色底显示的是不良危险因素，浅色底显示的是保护性因素。比值比（odds ratio，OR），是流行病学研究中病例对照研究中的一个常用指标。OR > 1，表示该因素是危险因素；OR < 1，表示该因素是保护因素。

万人的急性心肌梗死的标准化病例对照研究。研究者研究了吸烟、高血压或糖尿病史、腰臀比、膳食模式、体力活动、饮酒、血液载脂蛋白和心理社会因素与心肌梗死的关系。

长期以来，乙醇与心血管疾病（动脉硬化、冠心病、脑梗死、脑出血、高血压、房颤、心衰、痴呆等）发生风险，有着说不清的关系。个体之间也有太多的差异，比如酒品的种类、饮用量、经济地位、心理状态等。上图文献中“规律饮酒”指的是一周 3 次，但研究中并没有提到酒的种类与饮用量。而且文献中分析数据显示，该项因素 OR 的置信区间为 0.82 ~ 1.02。从统计学的角度解释，如果置信区间包含 1，那么即使其 OR < 1，也尚不能认为规律饮酒是一个保护性因素。我们知道，酗酒是危险的。很多研究发现，适量饮酒（每天约 1 到 2 杯，或每周 100 克乙醇）与不饮酒相比，血管性疾病（中风和心肌梗死）的发病率略低。酒虽有活血作用，却增加了高血压、房颤、心衰、痴呆等的发生风险，所以对于慢性病的防控，指南推荐由“戒烟限酒”改为“戒烟戒酒”。

## 六、动物的动脉粥样硬化

研究动物动脉硬化的成因，或许可为人类控制动脉粥样硬化带来很多启示。结果显示，大多数缺乏运动的哺乳动物都会患上动脉硬化，比如长期生活在动物园的动物，尤其是年老的动物，发生动脉硬化的部位广泛而严重。

解剖鸟和哺乳动物的动脉，也发现了大约 1/4 的动脉出现了早期动脉粥样硬化脂肪斑的表现；但爬行动物却很少出现，尽管这类动物的寿命长得多。最令人惊异的是，不管哪个物种的动物，它们的动脉都不容易形成血栓，引起动物死亡的直接原因是斑块造成的狭窄。灵长目动物也是如此，黑猩猩、猿猴等动物血液中含有大量的血小板，远远高于其他物种，而血小板增高是形成血栓的必要条件之一。

如果猪活到中年，大约是 8 岁以上，它们的动脉很容易发生粥样硬化，随后几乎和人一样常因心肌梗死或卒中而死亡。

狗的动脉粥样硬化非常少见，不论是老年的流浪狗，还是宠物狗。尽管后者往往吃得过饱，运动得很少。但如果狗先得了糖尿病，动脉硬化就会紧随其后，而且所导致的并发症非常严重。这进一步验证了动脉的内膜在高血糖等的化学刺激下，会造成内皮损伤，从而引发动脉硬化。

狗和猫的祖先吃肉至少 5 000 万年，但是人类祖先吃肉的时间还不到 500 万年。人类与猪等杂食性动物的动脉容易发生粥样硬化，这可能是由于人类还是“新晋”的食肉动物，其基因还不能有效地处理大量的动物脂肪。人类患有动脉粥样硬化的时间至少有 5 300 年，1911 年在奥地利和意大利交界的阿尔卑斯山脉发现了一具约 5 000 年前的尸体，其死亡时年龄大约 45 岁，被命名为“冰人奥茨”，他的有些动脉里出现了严重的动脉粥样硬化。然而，他却出身于劳苦大众，因为他的骨头和关节显示出从童年起就经常劳作的痕迹。

了解了动物发生动脉硬化的状况，为我们挑选什么动物制备动脉硬化模型留下很多思考空间，也让我们知道了为什么有些权威研究要选择猪作为研究人类冠心病及其他部位动脉硬化的实验动物。

# 第六篇 肥胖——过剩的脂肪

人之所以会肥胖，有生物进化的必然性，也有其复杂的社会属性，某些情况下并不是肥胖个体“懒惰”与“贪吃”，心理状态及肠道微生物的平衡同样对体重有着重要的影响。

什么情况下肥胖是一种疾病状态？什么情况下又必须胖一点才好？这要结合年龄、健康状况、慢性疾病等个体情况，才能精准判定。

身体主要由 3 种成分构成：肌肉、骨骼和脂肪。实际上，“肥”与“胖”有所区别。“肥”主要指的是“体内脂肪含量多”，而体内肌肉多，看上去也“胖”，但不是脂肪过剩，用“壮”来描述更准确。我们这里说的“肥胖”主要指“脂肪多”。因此，减肥的理想境界是“减脂不减重”，脂肪减了，但肌肉增加上来了，即减脂增肌更健康。

肥胖被定义为体内多余脂肪的堆积。

那么肥胖的判定标准是什么；胖与瘦怎样测量、监测；什么标准才是符合大众审美、看起来匀称好看的；哪个指标能更好预测健康或疾病；最健康的体型又是什么，毕竟好身材，能给人带来活力与自信；哪些人并不需要减肥，胖一点更健康呢？

## 一、胖不胖要看什么

肥胖主要取决于体内的脂肪含量，要想准确测量并不容易，要知道体内的脂肪无处不在，目前已有的测量方法也良莠不齐。

体脂率（body fat rate），又称体脂百分比，指人体内脂肪含量占体重的百分数，是反映身体成分的经典指标。成年人的体脂率正常范围分别是男性 15% ~ 20%，女性 20% ~ 30%（图 6-1）。运动员的体脂率普遍更低，一般男运动员为 7% ~ 15%，女运动员为 12% ~ 25%。若体脂率过低，低于体脂含量的安全下限，即男性 5%，女性 13% ~ 15%，也可能引起一系列健康问题。男性身体的总脂肪量≥总体重的 25%，女性的总脂肪量≥总体重的 33%，通常被认为是超重或肥胖的指标。

随着体脂率的增加，男性的脂肪主要集中于上半身，肩背部、腹部；女性脂肪则集中于臀和腿。

水下称重法是科学研究中常见的体脂率检测方法之一，原理是基于阿基米德定律，即当物体浸入水中时，减少的重量可通过其所排开水的重量推算得出。它虽然准确但烦琐而不适用，目前逐渐被双能 X 射线吸收法

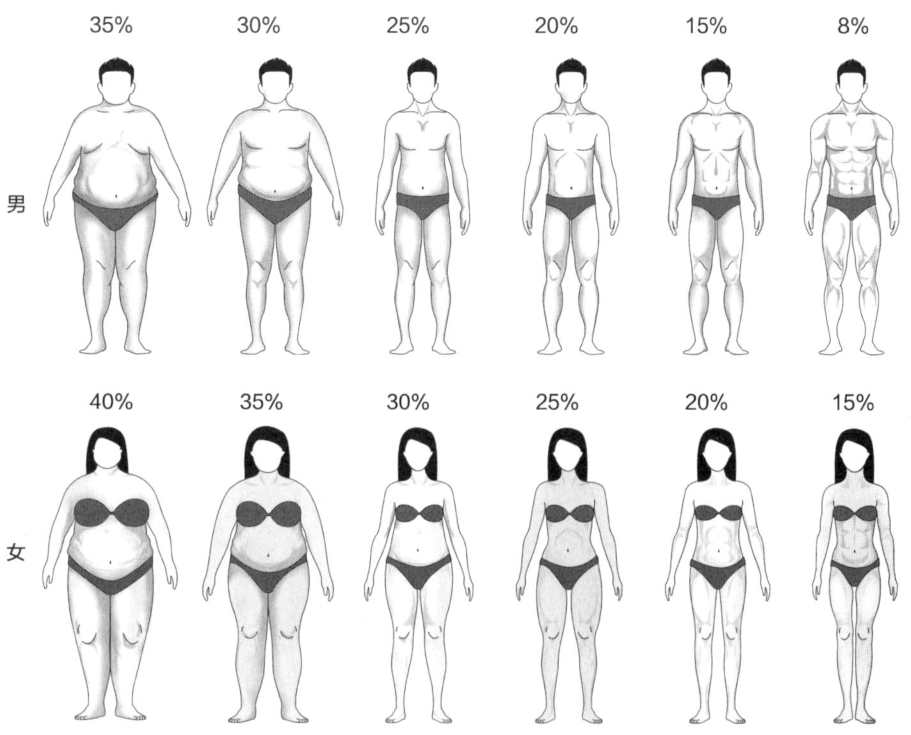


图 6-1

体脂率与体型对照模式图

（dual-energy X-ray absorptiometry，DEXA）所取代。健身房、体检中心常用的体脂率测量方法是生物电阻抗法（bioelectric impedance analysis，BIA）、皮褶厚度法（skinfold measurements，SFM）等。

除上述测量体脂率的方法外，还有磁共振成像法、红外线法、CT 法、超声波法、空气置换法、稀释法、人体测量估算法等。

除了体脂率，更为常用的指标是体重指数（body mass index，BMI）。BMI 是各学会、协会和其他卫生组织判断一个人是否肥胖的测量指标。计算公式为：BMI= 体重（千克）÷ 身高（米）$^2$。体重单位用千克，身高单位用米表示，体重的数值除以身高的二次方，所得的数就是体重指数。

一般采用 BMI 区间的分界点进行分类，比如对亚洲成年人来说：BMI ＜ 18.5kg/m$^2$，代表体重过轻，有营养不良的风险，更要注意筛查某些疾病和肿瘤，可能导致不孕不育。

BMI 18.5 ～ 23.9kg/m$^2$，代表体重正常。

BMI 24 ～ 27.9kg/m$^2$，代表体重超重。

BMI ≥28kg/m$^2$ 代表肥胖。

BMI 28kg/m$^2$ ～ 32.5kg/m$^2$ 为轻度肥胖症；

BMI 32.5kg/m$^2$ ～ 37.5kg/m$^2$ 为中度肥胖症；

BMI 37.5kg/m$^2$ ～ 50kg/m$^2$ 为重度肥胖症；

BMI ≥50kg/m$^2$ 为极重度肥胖症。

世界卫生组织将 BMI 超过 25kg/m$^2$ 定义为超重；BMI 超过 30kg/m$^2$，定义为肥胖；BMI 超过 40kg/m$^2$ 或超过 35kg/m$^2$ 且合并其他疾病的人定义为病态性肥胖或临床严重肥胖。

为什么亚洲人的标准要严格一些？因为亚洲人相较其他人种更易发生中心性肥胖（肚子大）。这种类型的肥胖对健康的危害较大，因此中国肥胖工作组和中华医学会糖尿病学分会把 BMI 为 24kg/m$^2$ 定为中国成人超重的界限，BMI 为 28kg/m$^2$ 定为肥胖的界限。

历史上有名的以胖为美的杨玉环，她算不算胖呢？据野史考证，杨贵妃身高 1.64 米，体重 69 千克，算下来 BMI 为 25.3kg/m$^2$，这个值真是在超重范围内，与古书的记载对杨贵妃体态丰腴的描述相吻合。

BMI 有哪些优缺点呢？这一测量概念最早是在 19 世纪中期，由比利时通才兰伯特·阿道夫·雅克·凯特勒（Lambert Adolphe Jacques Quetelet，1796—1874）提出的。当时是为了帮助法国和苏格兰军队挑选身材匀称、智力超群的人：谁适合参军，谁战斗力最强。

BMI 是对胖瘦的一个粗估，不能反映影响体型的其他因素，比如受测者的年龄、性别、骨架大小、脂肪分布状况以及肌肉质量、含量等。经历 100 多年的发展，BMI 仍然是目前关于肥胖研究中检测最方便、实用而简单的无可替代的指标，准确地说是监测大样本人群中的统计学的指标。

## 二、胖哪里更好

实际上，无论哪个年龄段的人，都要有一定数量的脂肪。因为脂肪酸是细胞膜的主要成分之一，而脂肪则是身体每时每刻都在进行着的生物合成的原材料库。尤其是老年人或者慢性疾病病人，他们的各个器官组织都需要更多地修修补补。但脂肪要长在哪里，就大有学问了。

俗话说“腰长一寸，寿减十年”。向心性肥胖、腹部内脏脂肪过多，而身体外周四肢脂肪分布较少，更容易引发代谢紊乱，如胰岛素抵抗、血脂异常和炎症指标升高等。这种体型的人有更高的死亡风险。腰围是一种简单评估脂肪向心性分布情况的实用方法，如果男性腰围大于 102 厘米，女性腰围大于 88 厘米，就意味着他们患心血管疾病风险显著增加。

腰围衡量内脏型肥胖，臀围及大腿围判定下半身肥胖。“翘臀”和“大象腿”代表脂肪储存于外周皮下组织内。也就是说腰越细，臀越大，越健康。因此腰臀比是近年逐渐被重视的一个健康指标。很多流行病学研究验证了这一结论，如 2022 年 9 月爱尔兰的一项研究发现，相比 BMI，腰臀比能更好地预测过早死亡风险，腰臀比越低，过早死亡风险越低。另一项对 38 万多名英国居民的研究也得出了同样的结果，BMI 每增加 1 个标准差，死亡风险增加 14%；体脂率每增加 1 个标准差，死亡风险增加 17%；但腰臀比每增加 1 个标准差，死亡风险增加 41%。而 BMI 最不准确，最容易被干扰、被混淆，因为它无法判断哪个部位沉积了脂肪。而腰臀比能反映中心型肥胖的程度，与 2 型糖尿病、心脏病以及某些癌症的患病风险密切相关。

怎样测量腰臀比呢？用卷尺在腰部最细的地方（通常是肚脐周围）绕一圈测量计数，再将卷尺绕在臀部最宽的部位测量计数。腰围除以臀围，即为腰臀比。WHO 将中心型肥胖定义为，男性腰臀比超过 0.90，女性超过 0.85。目前，我国尚无健康腰臀比的统一标准。通常认为，男性不超过 0.90，女性不超过 0.80 为健康。若大于 1，大肚子小屁股就要特别注意了，因为这意味患代谢病风险大大增加。

类似的，还有腰高比，指的是腰围除以身高的比例，正常在 0.5 以下。如果腰围超过身高一半，则期望寿命可能会减少 14%。

随着年龄增长，人体脂肪的分布是倾向于在腹部堆积的。因为胸腹腔是重要的维持生命的器官系统所在地，内脏脂肪的聚集可能是人体对衰老的一种代偿性保护。因此，提醒我们在日常的运动中，要有抗阻训练与核心肌群的锻炼。这样做一方面是为了干预脂肪的分布，使脂肪储备在臀和腿的皮下，“听从”人体统一调配；另一方面是为了避免老年性肌少症的发生，因为肌肉分泌的肌肉因子对于维护健康非常重要。

## 三、隐性肥胖

看上去身材匀称，BMI 正常，但肝、胰、胃、肠道等内脏周围和腹腔内部已经堆积了不少脂肪组织。隐性肥胖暗藏的危机更大，会导致雌激素和炎性因子异常增高，从而诱发心脑血管疾病、糖尿病、男性前列腺癌和女性乳腺癌、子宫内膜癌等慢性疾病。一项报告对 2012 年我国 27 个省（自治区、直辖市）近 10 万人现场体检数据进行了分析。结果显示，参检人群中，男女体重正常率分别为 46.06% 和 56.06%；而体重正常的人群中，隐性肥胖检出率为 39.44%，其中男性隐性肥胖检出率为 50.54%，女性为 28.45%。

隐性肥胖中最常见、最可怕的是肌少症性肥胖（sarcopenic obesity，SO），又称为肥胖的肌少症，指的是体脂肪增多同时合并肌少症。它在老年人群常见且多发，但是常常被忽视。

肌少症主要成因为骨骼肌数量、质量、力量、功能的低下，它是一种多病因的老年综合征，患病率随着年龄的增长而增加。但肌少症可能出现在任何年龄的个体中，比如二三十岁的年轻女性，出门坐车、上下楼坐电梯、不运动、坐办公室、不晒太阳、不做家务，这些习惯会导致人体脂肪增加，肌肉逐渐萎缩，进而向肌少症性肥胖发生和发展。

已有研究证实，与没有肌肉减少的胖人相比，肌肉减少的胖人有更高的心血管事件风险。这主要是由于脂肪组织引起的代谢紊乱，例如氧化应激、炎症和胰岛素抵抗等，这些因素可以独立地导致肌肉质量下降和功能的丧失。此外，肥胖的人慢性疾病患病率很高，这些疾病会对肌肉代谢产生不良影响，逐渐导致病人向肌少症性肥胖发展。久坐不动的生活方式，既是肌少症和肥胖症的主要原因，也是其结果。重要的是，针对多余脂肪的治疗性减肥不可避免地会导致不同数量的骨骼肌质量的损失。这种情况常见于减肥手术后，没有进行进一步科学规范的营养调理和随访的人群，或长期摄入不适当或不平衡的饮食（特别是低蛋白质饮食）的人群，或体重反复波动（溜溜球效应）的减肥者。

另外，肌肉减少降低了基础代谢的总能量消耗，直接导致了脂肪积累。因此，肥胖和肌少症可能通过降低活动能力、增加依赖性和残疾风险相互协同促进了脂肪的增加，肌肉损失的恶性循环。脂肪组织和骨骼之间的相互作用，也促进了骨骼结构和骨质疏松症的病理生理学和临床改变。

慢性疾病、认知障碍、营养不良都能导致肌少症，当一个人出现体重波动、反复跌倒、备感疲劳时，要特别注意筛查！

肌肉质量及功能的检查包括：

骨骼肌功能及身体成分的测定。例如，握力（GS）、膝关节伸肌力或椅子站测试（5 次坐站测试；30 秒椅子站测试）能够评估骨骼肌的功能与质量。

计算机断层扫描（CT）和磁共振成像（MRI）可以针对局部某个组织、器官进行高度精确地测量哪些是肌肉、哪些是脂肪，并能够量化。

双能 X 射吸收法（DEXA）和生物电阻抗分析法（BIA）可用于身体成分的综合测量。

但是，这些检测由于太贵、检查时间长、辐射暴露的风险，并且有时候不是太准确，一般只是用于科学研究，不是临床实践的常规方法。

更经济、实用性强的一些人体测量方法，如上臂围、小腿围和皮褶厚度，已被提议作为替代方法，特别是用于确定肌肉质量。比如，常用一个简单的肌少症筛查评分系统，输入年龄、握力和小腿围，就能够有效识别出肌少症病人。年龄越大，握力越小、小腿越细，心血管事件风险就越高。

近年，韩国首尔大学医学院内科部内分泌和代谢科的专家提出了一个新的人体测量指数——通过将腰围与体重标准化来调整体重的腰围指数（weight-adjusted-waist index，WWI）。注：WWI 按腰围（单位：cm）除以体重（单位：kg）的平方根计算评估隐形肥胖的方法。

治疗方法包括生活方式指导、药物及手术治疗，而以饮食、运动为主要内容的生活方式干预是目前的主要方法。越早进行治疗，获益越明显。

在饮食上，给予肥胖的老年人低盐、低脂的限制能量均衡饮食方案，控制总能量摄入。肾功能正常的老年肥胖病人，蛋白质的推荐摄入量应维持在 1.0 ~ 1.5g/（kg・d）（按标准体重计算），优质蛋白质比例最好能达到 50%，其中包括乳清蛋白及其他动物蛋白，并均衡分配到一日三餐中。同时还要注意补充维生素、矿物质、膳食纤维和水，尤其是补充钙、维生素 D 等。

运动上，应注重加强日常有氧运动以减少体内多余的脂肪，在高蛋白饮食基础上结合抗阻运动，以达到增肌的效果。抗阻运动与快走、慢跑、骑自行车及游泳等有氧运动不同，有一些特殊的运动形式甚至需要健身器械的协助才能完成，例如坐位抬腿、静力靠墙蹲、举哑铃、拉弹力带。这些运动能帮助机体增强肌肉，增加肌肉的强度和肌肉的数量，提高肌肉运动能力，降低肌肉的流失速度，将两种运动形式相互结合是逆转老年人肌少症性肥胖的有效措施。

## 四、人为何变得肥胖

人们印象中一些天生肥胖的动物，比如猪的体脂率通常在 15% 左右。

人类的近亲灵长目动物，如猴子、猩猩、长臂猿，成年后的平均体脂率约为 6%，它们的幼仔出生时的体脂率约为 3%，而远古时代人类狩猎采集者新生儿的体脂率通常为 15%，童年期升至约 25%，成年后降至男性约 10%，女性约 20%。现代成年人的体脂率要远远高于他（它）们，因此，相对来说当代几乎所有人都是胖子，哪怕是骨瘦如柴的人。

动物对胖瘦的调节能力似乎是天生的，比如野生动物为了迁徙、冬眠和繁殖，短期内就能迅速胖起来，而不需要时又很快瘦下去。因此，在一年中大部分时间里野生动物都很瘦，肥胖持续的时间很短。人类为什么一直胖了下去？

我们知道，人有多个属性，生物学、社会学以及精神心理等。对于肥胖，我们也将从生物学、社会学、心理学三个属性来分析。

**人类吃肉后脂肪细胞增多了，建立了肥胖的基础**

吃肉的动物，天生脂肪细胞数量就多，比如成年的食肉动物与体型相近的非反刍类食草动物相比，其脂肪细胞数量是后者的 4 倍，约占身体的 1/4。而在近 100 年中，以传统高脂肪饮食为主的西方人，身体脂肪细胞数量大约是根据他们体重预期推算数量的 10 倍之多，超过任何天生肥硕的北极哺乳动物的脂肪细胞数量。

如我们通常所见，食肉动物都不如食草动物肥，这是因为食肉动物的脂肪组织较小。但它们拥有足够多的脂肪细胞，使之具有长胖的潜力。比如，家里肥吃肥喝的宠物猫、狗，如果不加限制，就会长得很胖。

大多数食肉动物不胖，还有一个原因是它们小时候长得快，性成熟期出现得早，生长期短，于是新生脂肪细胞的生长就会慢下来或停止。而人类小时候长得很慢，性成熟延迟，生长周期长，就有足够的时间形成新脂肪细胞。因此，人类成年后就有了巨大的变胖潜力。

人类食肉的习性是从什么时候开始的呢？对于人类进化史的研究，祖先的化石最有说服力。迄今为止发现最早的一个直立人化石是个女性，被命名为“露西”，是人类目前所知的“老祖宗”。之后，露西的后代分出了好几支。据考古学的研究，大概在二十多万年前，也就是前面说过的，露西的一支后代因为吃肉，发生了质的飞跃，成了智人的祖先。

智人的化石显示了颅腔变大，即智人脑容量的增大。但是对于脂肪、毛发这些无法保存下来的组织，作为化石的骨头不能提供关于它们的直接证据。况且人类祖先的化石少得可怜，远不及猫狗的化石丰富。因此，对脂肪的进化多半是靠推测与想象。人类是从“食素”的环境中进化过来的，早期人类依靠吃野果和野菜生存。为了生存的需要，群体狩猎促进了早期智人的合作和部落的形成。狩猎的危险和季节的限制，加上猎物的肉无法长期保存，使得人类可能始终都是杂食者。冰河时代的先人开始捕食动物，与同时期的杂食性棕熊进化成食肉性的北极熊一样，都是适应环境变化的结果。经过了数百万年的进化，生活在非洲热带的人类食肉后，不再像其他灵长目动物那样局限在一定的生存空间里，先人们开始扩展自己的地理生存空间，甚至将生存范围延伸到了人迹罕至、不适合人居的极地区域。

食用动物性食物的好处是，它含有很多的储存脂肪、优质蛋白质和钙；植物性油脂容易被消耗掉，人不容易长胖。从不同物种、不同生长期的动物选择食物情况进行分析，获得的结果可见端倪。这些觅食功能是由动物在长期进化过程中体内的生理功能与结构决定的，比如很多种鸟类，成年的鸟爸、鸟妈主要以植物种子和其他植物为食。但在喂养幼鸟时，它们往往会给幼鸟带回一些昆虫和其他高蛋白、高营养的动物作为食物。对一些雏鸟来说，足够的动物性蛋白质有利于其瘦小的器官组织生长，但它们往往无法消耗掉多余的储存脂，因此，雏鸟非常容易变肥。成年狐蝠以及一些其他哺乳动物和鸟的父母一样，喜欢植物的种子，这些食物氮和矿物质含量更低，这些动物体内的棕色脂肪组织完全可以消耗掉多余的能量而避免肥胖。

20 世纪电冰箱和汽车的发明使肉类食品能够保鲜，并且能够将肉类食品运输到遥远的地方，为人类吃肉创造了条件。中国是从 20 世纪 80 年代开始，因为改革开放，人民生活有了大幅度的改善，开始可以尽情吃肉。目前我国肉类食品总产量已经超过了美国和欧盟，并以每年 7% 的速度增长，跃居世界第一。2023 年，联合国粮农组织测算，中国人均肉类消费量一年接近 70 公斤，远远超过膳食营养指南推荐的 18 公斤。在肉类消费量里，中国人吃得最多的是猪肉，占 50%，而国际上鸡肉是第一大消费肉类。

### 人类是否适合吃肉呢

从人体进化的证据看，人类并不适应吃大量肉，无论是牙齿还是肠胃，都没有为吃很多肉做好准备。每一个器官的构成都是经过了千万年不断地演化，才成为如今的样子，都有其特定的意义。比如牙齿进化到目前的形状也有其原因，健康的人类有 32 颗牙齿，上下左右对称，包括 8 个切牙，4 个尖牙（犬牙），20 个磨牙（也叫臼齿，8 个前磨牙，12 个后磨牙）。切牙主要是用来切割蔬菜、水果，如食草动物的牙齿，扁平而厚实。尖牙（犬牙）是用来撕碎肉类，一般肉食动物的牙齿，都是尖锐而锋利，像一把把匕首，撕咬猎物，咀嚼动物的肌肉组织。磨牙正如其名，用来碾压、磨碎谷类及豆子等植物性食物。由此，人类选择食物的结构也应该与牙齿的结构相符合，即以谷类及豆类为主，蔬菜及水果为辅，肉类最少，其比例应为 5∶2∶1。人的消化系统与食草动物更加相近，与食肉动物的消化几乎完全不同。比如食肉动物前牙尖利，胃酸特别强、肠子短都有助于不易消化的肉消化和排泄。食草动物和人都没有太多的利齿，肠子长度相当于体长的 10 ～ 12 倍，人体胃酸的酸度只有食肉动物的 1/20。一个人吃了动物性食物，需要 4 ～ 6 个小时才能完全消化。如果有胃肠蠕动障碍、便秘的问题，这些腐烂的食物会在肠壁上滞留好几天，增加发生肠道肿瘤的风险。

**基因告诉你为什么肥胖**

我们知道，任何疾病或性状，都是基因加环境促发的，那么是否存在肥胖基因呢？这就是肥胖机制中非常有名的“节俭基因”理论。这些基因究竟是怎样被发现的？

什么是节俭基因呢？我们会看到身边很多老年人似乎特别节俭，喜好囤积各种东西，根源在于他们中大多数人，生长在缺衣少食的年代。仿佛有一种反弹（缺失）心理，想要把不曾得到的都给补回来。当类似的能量代谢机制被印刻在基因里，这就是可能让很多人胖一辈子的节俭基因。

1962 年，美国遗传学家詹姆斯·尼尔（James Neel）提出了“节俭基因”理论。在漫长的进化过程中，由于食物供应的不确定性和食物不能被长期保存，人类经常处于食不果腹的饥饿状态。在自然选择中，人类进化出了节俭基因，以便能够存储尽可能多的脂肪，从而在食物供应不足的时候，能更好地存活下来。虽然饥荒逐渐远离了人类，但是节俭基因仍然可以表达出来：当机体摄入的能量过剩时，多余的能量就会转化为脂肪，机体会变胖。尤其是农业革命后，食物供应变得丰富，这就为人类长胖提供了机会。也许还有人想长胖，因为肥胖的个体似乎更适应群居带来的不可避免的紧张与压力；反过来，心宽才能体胖。社会适应性良好，显然是配偶身上让人喜欢的一种特质，除了有利于家庭和睦外，还可能会生育更好适应环境的后代，家长聪慧和令人愉悦的个性会使全家的社会地位得到提高。满足感、幸福感和肥胖相关联，因此我们会看到中国、印度的佛或神常常都是胖胖的，甚至胖得出奇，而为维持生计艰苦耕作的大多数人都瘦骨嶙峋。

人类只有几经繁衍生息物质富足的环境反复洗礼后，节俭基因的表达才会逐渐减弱，比如发达国家或地区的人，由于早早适应了富足的生活，节俭基因传了几代人之后，其影响会逐渐销声匿迹不再表达，现在欧洲人患失配性疾病[8]，如患糖尿病的人很少。而南亚人、太平洋

⑧ 注：失配性疾病指的是由于人类身体来不及进化，去适应环境条件的改变而引起的疾病，也可以解释为人类旧石器时代的身体不能或不足以适应某些现代行为和条件而导致的疾病。

岛民以及美洲原住民，刚开始吃高脂肪的西方饮食，基因还不适应，所以很容易患上代谢性疾病。

对于皮马人的流行病学研究又是这一学说的一个例证，他们生活在墨西哥和美国的边境地区。生活在墨西哥的成年皮马人中患有 2 型糖尿病的大约占 12%，而生活在美国的皮马人则有超过 60% 患此病。

早些时期的人类受到饥荒、战争、传染病等威胁，寿命很短，肥胖并未显示出任何对人类生存的不利之处。只是到了近三四十年，当生存环境得到极大改善、生存时间不断延长时，肥胖对人类患这些增龄性疾病，如冠心病、高血压和糖尿病的危害就显现了出来。

后工业化、现代化时代的来临，丰富的物质奇迹般地如雨后春笋般涌现出来，人们开始忙于享受各色美食：每天从食物中获得的能量比以前多几倍到十几倍，而节俭基因照常工作，把消耗不掉的能量变成脂肪储藏起来，对身体健康构成严重威胁。

### “胖”祖先活了下来

除了节俭基因学说，还有一些理论认为，现代人的肥胖是祖先肥胖基因遗传的综合结果。这又是怎么回事呢？我们知道，人类与灵长类动物的区别就在于大脑的进化，体内脂肪多是有意义的。简单地说，人类硕大的脑部需要大量能量的持续供应，约占静息代谢的 20%。因此，人类的“婴儿肥”受益于充分的脂肪储备，可以确保脑部的不间断供能。除此之外，肥胖的母亲及其后代生存概率大。这是因为肥胖的妈妈不但需要供养自身，还要供养拥有大脑容量的孩子。作为母亲，光是产生乳汁每天就需要多消耗 20% ～ 25% 的能量，并且她在食物匮乏时仍要提供乳汁。

不仅如此，脂肪多的女性更容易受孕（但现阶段过高的体脂反而不利于受孕）。在那些自然环境恶劣，食物短缺的时期，人要做的体力活动却很多，所以体重较轻、营养不良的育龄女性不容易受孕。体重正常的女性即使在一个月内减轻 0.5kg 的体重，她受孕的能力也会大大降低。而且自然选择也倾向于女性体脂含量比男性高 5% ～ 10%。因此在人类进化过程中，首先是体脂多于其他灵长目动物的人类活了下来。在人类繁衍生息过程中，自然选择又青睐于携带“胖”基因的人群得以生存繁衍。因此，“胖”祖先活了下来。

**聚餐增加了肥胖的机会**

我们都有这样的经历，平时对自己的饮食控制得很好，很节制，但是一旦碰上聚会、聚餐，美食当前，食欲大开，吃得很多。聚餐后的几天里，体重计上的数字会让人懊悔沮丧好久。人们共享美食、沟通交流，喜欢热闹，是和先人们的生存环境和生活习性分不开的。

以虫为食、吃动物性食物带来了大脑的发育进化，人类拥有了良好的视觉和听觉，敏捷的行动力，精细的控制力，快速的反应和好的记忆力。因此，当鹿和羚羊的祖先为活下去而改进其咀嚼消化以及反刍功能，以便从坚韧、有毒的植物中获取尽可能多的营养时，灵长目动物的进化，则集中在提升适应性和猎取最易消化的食物所需的智力和体力的持久性、灵活性上。对人类来说，这些技能以及获得其他一些本领的学习曲线很长，因此幼儿需要长期依赖于父母，于是持久的亲密的家庭关系、性关系和社会关系得以进一步建立，人类进入群居社会，更有利于防御和捕食动物，更容易找到配偶，提高找到食物的可能性，也为后代创造了更好的成长环境。

人类的食物一直是多样的，先人们可以经过长途跋涉迁徙游牧到食物丰富的地方，可以成群结队打猎或出谋划策寻找食物，也可以像类人猿和猴子那样，在找到食物时就地用餐；但大多数情况下，会把食物带回去分给孩子、老人，享受与众人在一起的美好时光。分享食物以及储备食物都是人类社会的基本特征。

解放双手、制造和使用工具、携带物品、带孩子、投掷武器等被认为是人类直立行走的早期生存能力和适应性选择。在新石器时期的遗址中也发现了设计相当复杂的袋子和篮子残骸，但是由于所用的材料容易损坏无法留存，所以没有像斧子和油灯那样能保存下来。容器、手袋、篮子的使用可能很早，并导致了把食物做熟等加工方法的应用。在野外不容易清洗和烧煮猎物，因为易受到其他食肉动物的威胁，且难于获得足够的燃料。如果把食物带回来处理那就解决了问题，还有很多好处。聚餐、分享食物对合作捕猎、建言献策、等级制度的建立，甚至对唱歌、跳舞等更为复杂的语言和文化活动的发展都发挥了很好的促进作用。

**肥胖真不一定是你的错**

美国疾病控制与预防中心发现，大环内酯类药物（比如阿奇霉素）的使用程度与肥胖症的地理分布相吻合，使用药物最多的州也是肥胖症发病率最高的州。

目前抗生素滥用已成为国际性卫生问题，根据 WHO 的一项最新调查显示，在中国受访者中，有 61% 的人认为抗生素可以治疗流感。而流感是病毒感染引起的，抗生素对病毒感染无效。

近几年，在临床医疗的各个环节，人们都严格控制着抗生素的应用，严格规范其适应证，但是我们在日常生活中无意摄入的抗生素常常防不胜防。原因在于抗生素已经进入了人们的食物链。世界上抗生素使用的大户在哪？就是畜牧业！那么抗生素是怎样、又为什么被畜牧业广泛应用呢？

这要追溯到 1946 年，科学家给一批小鸡雏用了大剂量的链霉素，最初只是为了测试这种战争中使用的抗生素能不能降低笼子饲养鸡的死亡率。然而这个实验却收到了一个惊人的效果：他们创造了“超级小鸡”新品种，不仅不得病，且仅仅四周，其增长速度是不用链霉素小鸡的两倍。从此之后，抗生素被养殖业广泛使用，而且变得一发不可收拾。

目前在美国，每年高达 80% 生产销售的抗生素都进了肉制品行业。中国也在所难免，中国一半的抗生素被养殖业消耗了，这也是社会环境中产生耐药性细菌的主要原因。这些药物不是用于治疗患病动物，而是用于促进动物增重和预防动物粪便引发的疾病，以及缓解拥挤狭窄不卫生的环境导致的健康压力。

近 70 年来，有越来越多的证据表明，正是禽畜牧业使用的抗生素，让人们同那些被强行喂食药物的牛、猪、鸡、羊一样肥胖，这也是肥胖流行席卷全球的主要原因。从 2006 年开始，欧盟禁止饲料中使用抗生素，但《每日邮报》报道，英国养殖业中的抗生素用量并未减少，而是达到有史以来的新高。

2013 年，加利福尼亚大学公共卫生学院的传染病专家指出，在过去的 20 年中，美国肥胖人群“史无前例且不能很好解释地”快速增长，源自“长期暴露于抗生素，抗生素进入了人们的食物链”。

肥胖人群数量在美国大幅度增加开始于 20 世纪 70 年代，而最快的增长是在 2000 年后，这个时期正是集约化养殖技术诞生的时期。纽约大学内科及微生物学主任教授、人类微生物组计划的领导者马丁·布拉斯（Martin Brest）博士说：“我们不能将肥胖仅仅归咎于饮食中脂肪和糖的含量过多，因为这种饮食习惯比肥胖大量增长的时期要提前很多，真正的原因在于我们体内微生物多样性的减少，而这正是由人类和动物抗生素的滥用引发的，正是这一点将会对我们人类的前途构成威胁。”

1991 年到 2006 年英国科学家进行的一项长达 15 年，超过 14 500 名孕妇参与的跟踪研究发现，这些孕妇的孩子，如果出生后 6 个月内接触过抗生素，那么之后肥胖的概率就会很大。究其原因，是过度使用的抗生素改变了孩子们体内的微生物种群，从而改变了进食习性和体重。

不谋而合，一项在丹麦进行的研究，对 28 354 名新生儿进行了长达 7 年的随访发现。生产方式并不会影响这些孩子的体重，但是如果母亲在怀孕前体重正常，而婴儿在出生后 6 个月内使用了抗生素，这些孩子 7 岁时的体重会高于未使用抗生素的孩子。有趣的是，如果母亲在怀孕前超重或肥胖，结果却相反，也就是说，如果这些儿童使用了抗生素，他们的体重会得到控制。另一项研究证明，母亲在怀孕期间的体重增加，会影响婴儿的肠道菌群组成。所以，这也许能解释为什么抗生素对不同体重母亲的孩子有着不同的作用。也就是说，可能是因为体重正常的妈妈应用抗生素消灭了益生菌，使肠道菌群的多样性受到破坏；而胖妈妈的孩子，应用抗生素消灭了由胖妈妈传染来的致胖菌群，得到了意外结果。

还有研究表明，免疫和代谢变化不是由抗生素的直接作用引起的，而是由肠道微生物群的衍生变化引起的。抗生素滥用是导致肥胖的原因，还是它仅仅是一个肥胖流行的伴随事件，还有待更多研究的论证。但是严格控制抗生素的使用已经成为医界共识，也需要成为社会共识。这不单是因为导致肥胖的问题，更重要的是在人类与微生物的战斗中，人类始终是弱者，我们应避免过度依赖抗生素，否则人类真正被感染时，我们将无药可用。

**肠道菌群助力减肥**

成人肠道全长 8 ~ 9 米，完全伸展后总面积有 400 平方米，大概相当于一个篮球场的面积。积存的粪便最多可达 7.5 千克，与这些积存在体内尚未排出的粪便共生存的是胃肠道内大量的微生物，它们的数量是人体细胞的 10 倍还多，基因数是人体的 100 倍。因此，肠道菌群也被称为“第二基因组”，很可能通过肠 - 脑轴双向反馈，影响着你的生老病死、喜怒哀乐，调节食欲，影响肠道吸收和消耗、脂肪分解合成，这个领域已经成为近年来研究最火爆的领域之一。

肠道中存在着 1 000 ~ 1 150 种细菌，平均每个人体内约含有 160 个优势菌种。人越年轻，其肠道菌种越多、越丰富。随年龄增长，菌种越贫瘠。

人体肠道细菌大致分为 3 类：益生菌、有害菌和中性菌。益生菌主要是各种双歧杆菌、乳酸杆菌等，抑制致病菌群的生长，分解有害、有毒物质。有害菌数量一旦失控，会引发多种疾病。中性菌具有双重作用，如大肠杆菌、肠球菌等，在正常情况下对健康有益，一旦增殖失控或从肠道转移到身体其他部位，也可能引发多种疾病。肠道菌群的改变引起肠道通透性增加，细菌的脂多糖吸收入血可引起内毒素血症，促进炎症反应。

相对于正常人群，肥胖人群肠道中拟杆菌门（让人变瘦的菌）的丰度低，而容易造成发胖的厚壁菌门及放线菌门丰度更高。节食是减肥的一种常用手段，但是当人们停止节食时，体重经常会反弹。目前研究显示，人体的肠道菌群与体重密切相关，如果不能彻底纠正易胖的菌群类型，顽固的肠道菌群是导致减肥者体重反弹的关键因素。人体的肠道菌群在长期持久性进化及机体的生命活动中已经演变为一种“缓冲剂”，能够防止机体因为偶然的营养或环境波动引起的过度代谢反应，从而保持机体代谢的稳定性。肠道菌群的基因结构呈现高度保守的趋势，导致其结构很难改变。这种现象用生态学术语来描述，叫作“功能冗余性”，它被认为是肠道菌群的稳定性、抗扰动能力、韧性的基础。因此，想要减肥的人必须付出不懈的努力，经历足够的时间，才能获得成功。老生常谈的措施包括，必须摄入更丰富多样的食物、积极地锻炼、保证良好的睡眠等，摄入必要的益生元、植物纤维等为肠道菌群的饲养营造良好的环境，重建肠道菌群生态网络，只有对肠道菌群进行彻底的改造，人体才能长久维持住理想体重，从而避免“溜溜球效应”。但如果仅仅通过单纯的节食，肥胖者的饮食结构没有改变，一旦恢复以前的饮食习惯，让人易胖的肠道细菌反扑繁殖能力会变得很强。所以，当人饥不择食地摄入饮食，这些细菌就像久旱逢甘雨，能把食物残渣吸收得一点不剩，人体也会迅速储存脂肪，为其重要器官的生理活动做好能量储备，以防止不可预知的能量匮乏再次出现。结果就会出现肥胖者的体重变得越来越重，越减越肥。

### 肥胖全球流行的社会因素

目前肥胖已经是全人类的困扰，还没有任何一个国家能够做到很好地防控肥胖及其并发症的发生发展。普遍认为，不健康的饮食以及活动不足已成为肥胖和超重的原因。WHO 强调，其原因远比这两者的组合更加复杂。研究显示肥胖与经济的发展密切相关：20 世纪 70 年代发达国家肥胖发病率最先上升，紧接着是大多数中等收入国家，最后才是一些低收入国家。

社会因素导致的肥胖基本归为两大类：在发达国家，如欧洲和北美地区，穷人肥胖多，归结于穷人不懂得饮食的科学知识、食物选择不合理以及久坐不动的生活方式等。在美国肥胖率与各州的经济收入成反比，与抗生素的使用成正比。然而，在贫穷国家，上层社会的人肥胖和超重更多，从一些国家可以看到，肥胖是一个社会发展的过程性问题。城里富人先胖起来，然后转向不富裕人群。当一个国家总体经济改善后，肥胖人群主要集中在农村。

近二三十年的中国，随着财富积累、人口流动及世界贸易越来越频繁，目前中等富裕家庭肥胖者逐渐减少，肥胖者开始下沉，转向小城镇，向中低收入者倾斜。

另外，肥胖与性别、学历也密切相关：学历越高的人越瘦，是由于健康知识、教育水平影响了食品的选择和购买。低学历家庭，儿童患严重肥胖症的概率增加了。但是值得注意的是，《柳叶刀》发表的研究显示，从2004年至2018年中国调查数据来看，男性中高学历肥胖者多，女性中高学历者瘦人多。

**糖的成瘾**

全球肥胖患病率正在上升，让人恼火的是大多数肥胖的治疗只是短时间内见效，稍一放松体重又反弹，因此很多人对减重非常抗拒。在一个食物异常丰富，食欲如脱缰野马，总是吃得太多，吃完就后悔的恶性循环时代，肥胖患病率的上升很多情况源于心理问题，比如在并没有饥饿的情况下，吃东西主要是心理慰藉。对食物的渴望更多的是出于大脑成瘾性的享乐行为，造成了情绪化饮食。如心情低落、失望沮丧时冲动性进食；零食唾手可得的机会性进食；不受控制的暴饮暴食等。在一项针对成年人的前瞻性研究中，导致肥胖的主要原因是情绪化饮食，而不是体育活动减少、吸烟、过量饮酒、水果吃得过多等生活方式。因此，了解不受控制的饮食与心理问题将有助于防控临床饮食失调、低幸福感、肥胖和心血管疾病的发生发展。

肥胖的人总被告诫，少吃脂肪，当心长“肉”。根据人如其食的假设，一般人可能认为肥肉、油脂太多和其他富含脂肪的任何食物都应该少吃或不吃，但人们常常没有意识到，除了脂肪，还有一些食物会使人变胖。

人类有长达250万年的时间是靠采集和狩猎为生。大约在1万年前，人们开始投入几乎全部的心力，操控着多种动植物的生命，以便得到更多的水果、谷物和肉类，这就是农业革命，一场改变人类生活方式的革命。人类驯化的动植物主要有小麦、水稻、玉米、土豆、鸡、鸭、鱼、猪、牛、羊等。这场革命带来的最为明显的结果就是人口数量的大爆炸。如果条件允许，人人都会希望多生几个孩子；20 世纪五六十年代，农村的祖辈每户至少生 5 ~ 6 个孩子。

人类自认为身处食物链的顶端，并且相信自己是全世界的主人公，骄傲地以为自己驯化了植物。以色列历史学家尤瓦尔·赫拉利（Yuval Noah Harari）曾在《人类简史》中提出这样一个观点：不是人类驯化了小麦，而是小麦驯化了人类，农业革命是世上最大的骗局。这里并不是讨论农业革命对人类文明进程的影响，而是看看作为主食淀粉类的植物对肥胖的影响，因为碳水化合物也叫多糖。

吃烤地瓜、甜点、冰淇淋，喝果汁饮料，会让人感到愉悦，这是因为糖能触发大脑的奖励机制，产生内啡肽等神经递质，令人快乐，甚至让人成瘾。喜欢吃糖是人的天性，因此糖瘾也比酒瘾更普遍。广义的糖是指可被人体代谢的碳水化合物，包括有甜味的糖和没有甜味的多糖。其中淀粉是最常见的多糖，如馒头、米饭、面包等都含有淀粉。而狭义的糖包括葡萄糖、蔗糖、果糖等天然糖，以及白糖、红糖、冰糖和糖浆等精制糖。水果中主要含有果糖，淀粉在体内水解的最终产物是葡萄糖。

葡萄糖和果糖有什么区别呢？两者的代谢机制完全不同：全身的细胞都能利用葡萄糖，而果糖只有肝细胞能利用，并且肝脏清除果糖的能力非常有限，于是多余的果糖就会转化为脂肪，从而造成内脏脂肪堆积，即大肚子，甚至导致脂肪肝。

这也就是现在的水果不能多吃，一天只应该吃手拳大小的量的原因。而且现在的水果与远古采集时代的野生果不可同日而语，就是与二三十年前的水果相比也大不相同，现在的水果越来越甜，有时甜得不正常。

为什么现在的水果越来越甜？一是水果自身进化的结果。其甜味主要来源于果肉中的糖分。糖是动物的能量来源之一，为了获得能量，动物自然偏爱含糖多的甜味水果。植物也很聪明，为了让动物帮忙散播种子，就把所有的糖分都集中到了果实上。在进化中，那些糖分高的品种的种子，就更有机会被传播、繁殖。二是人类自己的选择，当代水果大多经过了很大程度的驯化。买水果时，大多数人会问甜不甜，市场的需求永远是指导果农决策强有力的推动剂，于是科学家为了顺应市场的需求，通过嫁接、组织培养等新农业技术，大量培育繁殖各种甜度高的水果。通过一代代不断优选，留下了越来越甜的品种，这不仅是自然界物种进化优胜劣汰的体现，也是迎合商品市场的必然结果。

除此之外，还有一种糖的危害要比其他糖大得多，就是果葡糖浆。它在 20 世纪 70 年代被研发出来，作为超级甜味剂，具有保质期长的特点。人群研究发现，肥胖成为流行病的时间恰好是果葡糖浆开始被添加到食品中的时期。它被广泛用于饮料、糕点、冰淇淋、膨化食品等的制作中。

现阶段大部分人选择的都是加工食品，而不是天然食物。这些加工食品确切地说属于“加工食物商品”。商品是以商业活动为目的生产制作的物品，本质上具有趋利性，因此将食品做得美味可口，更便于推广销售，添加糖在其中功不可没。然而这样的食品其营养价值则可能大打折扣，遭到破坏。

如果在婴幼儿时期过早接触糖会诱导内啡肽的持续释放，反复刺激未成熟的大脑，干扰警觉性和唤醒系统的正常发育，从而钝化大脑。吃糖多的婴幼儿常常无精打采，反应慢。在一定程度上，过量摄入糖的危害大于烟草，而且无论哪种形式的糖都具有成瘾性。值得注意的是，与糖成瘾相关的基因变异是可以遗传的。

临床上，遇到大肚子的肥胖病人，当问到他们平时喜欢吃什么、饮食结构怎样时，相当一部分人，要么就是面条、馒头、米饭吃得多，要么就是以含糖饮料代水，要么是点心、水果吃得多。

所以如果大家自己动手做饭，把餐桌上的加工食品都换成天然食物，用传统方法烹饪，这样就能吃得更健康。同时尽量减少复杂程序的烹饪、烘焙，减少不必要的人工添加剂，采购有机水果和蔬菜。蔬菜的做法原则上是轻加工，不油炸，首选生吃、蒸食。少吃精米精面，多吃叶菜，摄入高膳食纤维的食物，保持体重也就比较容易，超重的风险也会降低。

**吃东西会“上瘾”**

“饮食成瘾”正成为大众的热门话题和科研人员的研究焦点。“成瘾”常常作为一个贬义词，意味着病态的甚至违反社会规范的行为与心理障碍。所以，先要框定“饮食成瘾”的标准，才能找出一个人成瘾的必要和充分条件，给予大众一定的警示。但科学地定义“饮食成瘾”的概念很难，临床医生和研究人员就有几种不同的理解。借鉴诸如酗酒、尼古丁、吸毒和赌博成瘾的定义，来看一下“成瘾”的特征：一类慢性复发性疾病，常常丧失理智、失去控制地强迫性地寻求和获取某种物质或行为，当其无法得到满足时，便会出现戒断综合征的消极情绪或状态，例如烦躁、焦虑和易怒等。

“食物”与这些活动不同，人们不吃东西就无法生存。像所有生物一样，人类为了生存，会有一种强烈的本能动力去获取食物，生理上进化出一个有效的大脑“奖赏调节机制”，何时进食，何时停止饮食行为，以保持健康和稳定的体重。饥饿时，激素刺激与食物相关的大脑奖赏回路，尤其是纹状体的活跃，于是类吗啡样物质内啡肽分泌增高，提升了愉悦感和奖赏感。有句谚语“饥不择食”，说的就是饥饿是最好的调味剂。进食后，胃肠道会释放抑制食欲的激素，削弱纹状体及奖赏系统发出的使人愉悦的信号，于是食物变得不那么诱人，人们停止进食。2013 年，库布（Koob）将成瘾定义为“奖赏缺陷障碍”，这种障碍基于多种动机机制，从越吃越上瘾的正强化性冲动进食，到通过吃东西来缓解负面情绪的强迫性进食。

哪类食物会让人上瘾呢？先看一个实验，研究人员给实验大鼠提供了健康清淡饮食以及香肠、奶酪蛋糕、巧克力等高能量“自助大餐”两种饮食，都可以不加限制地随便吃。结果，大鼠们几乎不约而同地只吃高能量美食，而很少吃健康食物，于是它们变得越来越胖。

接下来，当大鼠吃东西时，科学家设置了刺眼的闪光警告，同时大鼠的脚也会受到强烈刺痛的电击。吃清淡饮食的大鼠看到闪光就会立刻停止进食，四散而逃；但吃“自助大餐”的胖大鼠们看到闪光却熟视无睹，即使忍着电击剧痛，仍然享受着美食。这个实验说明享受美食的快感完全“压制”了大鼠们的自我保护、躲避疼痛危险信号的本能。这些胖大鼠明显是对美食上瘾了，明知后果很严重，却无法抑制自身的危险行为，这是一种很常见的成瘾表现。

人类也是如此，让人永远渴望并容易吃过量、吃上瘾的食物，都不是天然的食物，即在自然界中种植或饲养的，而是超级加工的“食品”，因为添加了人造脂肪、人工精制的糖和盐而能量极高，强烈地吸引了人们味蕾。这些食物商品，表现出与纯化的滥用药物和赌博高度的相似性，激活了超出“安全区”之外的大脑奖励途径。很多人都有这样的经历：刚吃完一顿大餐，饱到不能再多吃一口；但是，当巧克力蛋糕、冰淇淋出现时，却能奇迹般地为其“腾出地方”，塞下最后一口，而这恰恰是当天食物中能量最高的。因此有人建议使用“过于可口的加工食品成瘾”或“甜、脂肪和咸食物成瘾”等术语，代替“食物成瘾”可能更合适。

下面的问题是，什么样的饮食行为及食品环境，让人食用过量的加工食品？食品环境是由多个因素决定的，包括政治、社会和自然因素。随着生活成本的增加，加上新鲜天然的食物保质期较短，导致许多人，尤其是社会经济地位较低的人，很难获取健康食物。而高度加工的、半加工的、现成的方便餐、预制食品保质期长，不易腐烂，价格便宜，购买方便，省时省力，成为大多数普通家庭的首要选择，尤其是家庭主妇的普遍选择。而做饭的主力女性发生饮食成瘾的可能性，要高出其他家庭成员 56% 以上。

铺天盖地的广告，也成为加工食品畅销的主要推手。而这些超加工食品与健康损害密切相关，例如肥胖、糖尿病、癌症和心血管疾病等慢性疾病。

另外，“吃上瘾”的饮食行为也是应该关注的内容与研究方向。因此，反思“食物成瘾”的“物质性”和“行为”概念，更能揭示可能导致肥胖发展的某些过程和/或行为，对治疗和预防肥胖策略具有潜在的重要影响。

### 压力性肥胖

压力和肥胖是现代社会面临的两个非常重要的问题，压力和代谢过程有着错综复杂的联系，流行病学研究表明高压力和高 BMI 密切相关，两者相互作用。压力通过多种途径促进了肥胖的发生、发展和持续。反过来，肥胖能造成身心双重压力。

压力是一种负面情绪体验，伴随着可检测的生化、生理、认知和行为变化，旨在改变压力事件或适应其影响，它是人类与生俱来的一种生存适应方式。远古时代，祖先们的压力来自恶劣环境、猛兽的威胁。为了躲避危险，人体的压力系统会激发体内大量代谢变化，比如血中葡萄糖升高、血压升高、心率加快、应激激素皮质醇等分泌增加，以便做好快速逃离或战斗的准备。然而，当代人面临的大部分压力来自慢性心理压力，例如，人际关系、工作、生活、攀比、无助、失落、慢性疾病、失眠、经济压力等。尽管压力来源不同，但身体依然会做出压力反应。于是，机体时刻处于能量过剩的状态，最终导致肥胖。

压力是通过哪些机制引起肥胖的呢?

第一，压力会干扰人的认知过程，如执行力、控制功能和自我调节能力。明明知道自己的饮食不健康或已经吃饱了，但是就是控制不住。

第二，压力会促进大脑奖赏机制的激活，使人们容易受到物质的诱惑，人们往往通过暴饮暴食和吃高能量、高脂肪或高糖的可口饮食来缓解压力带来的负面情绪，甚至还会导致个人盲目过度消费。类似成瘾行为的一个标志性症状：极其想要得到某种物质的强烈欲望，即使在不喜欢的情况下，也要摄入某种物质而获得愉悦感。一些动物和人类研究显示，压力能独立地触发体内多巴胺的释放。多巴胺是一种神经递质，能让人愉悦并增进食欲。压力增加了人们寻求食物和吃得更多的欲望和行动。

第三，大量证据表明，人们可以因压力而无意识地减少体力活动，或久坐不动。很多人也都有这样的体验，遇到困难、情绪低落沮丧时，往往会失眠或者睡眠碎片化，易醒，睡不实。实际上，压力是干扰机体睡眠的最强因素之一，可导致睡眠时间缩短，进而引发肥胖。

第四，压力会触发机体多个生理系统的激活，如下丘脑 - 垂体 - 肾上腺轴的级联反应、大脑中的奖赏处理机制。压力会刺激肾上腺分泌小剂量皮质醇，后者在体内有很多作用，对肥胖至关重要：它不但会增进食欲，还能直接促进脂肪沉积，尤其是导致腹部肥胖。正如库欣综合征（皮质醇增多症）病人标志性的临床表现：满月脸、水牛背、大肚子和小细腿等。

第五，压力对人体微生物群的影响是一个新兴的研究领域。越来越多的证据表明，胃肠道中的微生物会对压力等心理状态产生反应，无论是急性的还是慢性的。更奇怪的是，反过来肠道微生物组又会影响人们的感觉和行为，这一过程是通过身体到大脑迷走神经的传入神经信号发生的，这个过程产生内分泌激素、神经递质以及免疫信号。肠道微生物群的不同组成会影响生物体对压力的反应。因此，肠道微生物群影响肥胖的一种方式是增加压力和激活与压力相关的生理机制，通过多种机制影响人的饮食行为。除了饮食行为，肠道微生物群也直接影响体重。有趣的是，这一结果与吃多少食物无关，而是由肠道变化直接导致更大的脂肪细胞形成。

第六，压力和肥胖有一个经常被忽视的方面：肥胖本身就是一种压力源。在世界大部分地区，人们生活在一个肥胖污名化的社会。体重污名化（weight stigma）是指社会因个人超重而对其进行贬低和诋毁，并可能导致负面态度、刻板印象、偏见、歧视和消极抵制，并且非常普遍。社会的每个角落都显示了体重耻辱，包括媒体、就业、医疗保健、人际关系和教育环境。一些研究报告称，在某些领域，人际虐待、体重污名甚至比其他社会身份（例如人种、民族或性别）的污名更常见。面对这种无处不在的污名，胖人有可能承受压力以及由此产生的一系列负面后果。通过对就业和教育方面歧视的研究，可以看到胖人的社会经济地位和职位都较低。体重歧视在就业周期的所有环节都有存在，从招聘到晋升再到解雇，体重较重的人，尤其是女性，都面临着不平等的待遇。例如，与体重指数较低的女儿相比，父母为体重指数较高的女儿提供的经济支持较少，体重较重的女性上大学或大学毕业的可能性较小。较低的经济地位与更肥胖可能有关，这种联系可能是通过多种途径引发的。例如，社会经济地位较低的人和他们居住的社区获得健康食品的机会较少，而获得不健康食品的机会较多，安全体育活动的选择也较少。另外，低收入本身就是一种压力状态。因此，证据表明压力导致肥胖，肥胖又导致压力，形成恶性循环。

**睡觉能变瘦，熬夜会长胖**

人类生命中大约有 1/3 时间花在睡觉上，在许多流行病学研究中，有几种途径说明睡眠差和肥胖相互影响，相互加剧。如果睡得晚，就会吃得更多，包括吃质量差的零食，运动少。应酬聚餐、进餐时间不当都加剧了睡眠不规律。目前电子产品的应用越来越广泛，例如很多人刷短视频、追剧、使用计算机和互联网等，信息流、声、强光、电都会不断地刺激大脑，使其处于持续兴奋状态。这都会导致人们久坐不动、吃得太多、睡眠质量差，尤其对于青少年的影响更大。这些事物带来的娱乐和刺激所造成的影响，远远超出进化史上睡眠时间缩短所带来的影响与危害。这是数百万年来第一次，世界上很多地方的人都可以很晚睡觉，主动或被动熬夜导致的睡眠剥夺越来越常见。

最重要的是，当今很多人不仅睡得少，还要遭受失眠的痛苦。因为他们承受着较多的生理和心理的混合压力，如工作的内卷、饮酒过度、不良饮食、焦虑、抑郁，以及各种必要、不必要的担心。此外，倒班轮班，工作时间较长以及上下班通勤时间增加等因素都导致了睡眠不足。睡眠无论是质量还是数量上的剥夺，都会使人疲倦乏力，导致食欲抑制剂——瘦素分泌减少或产生抵抗，而食欲刺激激素，如胃促生长素分泌增加，引起胃口大开，最终导致肥胖。

而肥胖的人更会出现睡眠不适，如阻塞型睡眠呼吸暂停低通气综合征（obstructive sleep apnea hypopnea syndrome，OSAHS）。睡眠质量降低、碎片化严重影响白天的警觉性、注意力和精力，进一步导致身心疲惫，并呈现慢性持续性进展，引发多种心血管疾病，最终导致人们虚弱不堪。不幸的是，周末补觉和午间小睡都无法有效弥补睡眠不足。

这些结论得到了许多流行病学研究的验证，如 2021 年 6 月的一项研究表明，晚睡以及每晚睡眠不足的人容易肥胖。研究共纳入全球 26 个不同收入国家 60 个研究中心，近 14 万名平均年龄 51 岁的志愿者，其中 59.8% 为女性。研究显示，夜晚睡觉时间每推迟 1 小时，全身肥胖和腹型肥胖的风险均增加 5%。与 20：00 ～ 22：00 入睡的人相比，22：00 以后入睡的人，所有类型肥胖风险会增加 20%。如果再晚一些，到凌晨 2：00 ～ 6：00 才睡觉的人，肥胖风险更高，全身肥胖风险增加 35%，腹型肥胖的风险增加 38%。研究还显示，白天的补觉并不能抵消肥胖风险，反而会明显增加肥胖，尤其腹型肥胖的风险。而且白天睡觉时间较长的人，肥胖风险也显著增加。白天睡觉≥1 小时的人，全身肥胖风险增加 22%，腹型肥胖风险增加 39%。

根据中国医师学会睡眠医学专业委员会发布的调查数据，中国 90 后的平均每日睡眠时长为 7.5 小时，低于健康睡眠时间。一个典型的美国人每晚平均在床上躺 7.5 小时，但睡眠时间只有 6.1 小时，对比 1970 年的美国全国平均水平少 1 小时，比 1900 年少 2 ～ 3 小时。在成人中，睡眠不足指的是睡眠时间短（通常每晚 6 小时）或睡眠质量差，伴有或不伴有睡眠障碍，或睡眠时间一天中累计少于 6 小时，包括夜间睡眠、午睡和日常打盹等休息。这些情况都会导致肥胖、2 型糖尿病、心血管疾病和意外事故风险的发生率增加。

睡眠时间短导致的肥胖对儿童的影响似乎比对成人更大，对年轻人的影响可能比对中老年人更大。这一发现表明，儿童和青少年更容易受到睡眠不足的不利影响，尤其是对大脑发育的影响。年轻时的睡眠不足可能会改变调节食欲和能量消耗的下丘脑机制。

工业信息时代关于睡眠最残酷的讽刺是，良好的睡眠是绝大多数富人的特权。高收入人群的睡眠更有效率，因为他们躺在床上无法入睡的时间较少，所以他们能得到更多的睡眠。这可能是因为，越富有的人压力越小，更容易入睡。对于那些还在努力保持收支平衡的人来说，日常压力和睡眠不足形成了一种恶性循环：压力抑制睡眠，而睡眠不足又增加了压力。

## 五、肥胖是一种疾病吗

在 1919 年那个吃不饱，穿不暖的年代，大多数人是营养不良或消瘦的，肥胖的人极少，那时候肥胖可能是疾病的一种表现，当时它被列为一种疾病。1997 年，世界卫生组织（WHO）首次将肥胖定义为疾病，2000 年美国食品药品管理局（FDA）认定肥胖是一种疾病，2013 年美国医学会也认定肥胖是一种疾病。当前，成人、青少年、儿童肥胖的人越来越多，并已形成全球流行，势不可挡的上升趋势，那么肥胖是一种疾病的状态吗？

### 肥胖是一种特殊的慢性炎症

在动脉粥样硬化发病机制、肿瘤病因等医学研究领域，食品营养界，整形美容业等，炎症是一个非常流行的术语。许多专著、文章和应用程序都在讨论炎症指数。为什么炎症如此可怕？

炎症具有广泛的破坏性和级联反应性，它能阻断正常细胞生长所需的化学信号。炎症也会发出信号，通知机体储存脂肪。反过来，随着身体的脂肪组织无限增多，争夺到“话语权”之后，又会逐步争取“指挥权”。要知道，脂肪组织是机体最大的内分泌组织，肥胖是一种特殊的持续性慢性炎症。我们可能都有过这样的经历：皮肤或者哪里发炎会出现发红、肿胀、局部灼热以及疼痛，这被称为经典炎症表现。细菌或病毒感染导致的炎症，只要找到感染灶、致病源，把它们消除，炎症就解决了。而肥胖导致的“炎症”，却很难消除，因为过多的脂肪无处不在，呈现出一种慢性氧化过程。这种代谢性炎症的明确机制，目前还不清楚。

机体过剩的白色脂肪组织会分泌许多炎症因子，包括肿瘤坏死因子，白介素 -6，白介素 -1β 等；而这些促炎性细胞因子本身可以抑制胰岛素信号传递，与此同时，抗炎细胞因子会逐渐减少。炎症小体和 Toll 样受体（TLR）等各种免疫途径也会被激活。一旦进入炎症状态，所有的免疫细胞就会被动员起来到处扑救，而脂肪组织内巨噬细胞浸润还会加剧这种慢性低度炎症状态。另外，肥胖者的白色脂肪细胞变大后，呈现拥挤状态的脂肪组织会使得血液流动减少，导致局部性的缺氧、坏死和肿胀。最后，氧化压力又会加剧，引起慢性炎症。从而成为引起诸多代谢性炎症的第一块多米诺骨牌，进一步诱发 2 型糖尿病和动脉粥样硬化等多种代谢性疾病。

怎样判断机体是否有炎症？一些人皮肤上常常会无缘无故地出现红疹、风团、红斑等，看起来就像蚊子叮咬的包，这些很可能都是体内炎症的外在皮肤表现。因为炎症会产生灼热感，这是触及神经引起的。皮肤中布满了神经，所以会出现灼热、刺痛和瘙痒等症状。最常见的是湿疹，患有湿疹的人会全身发痒，到处起红疹。

许多青少年和成人都非常害怕的痤疮。它也是最常见的皮肤病之一，影响着近 90% 的青少年。然而，几乎没有证据表明，痤疮在遥远的过去有如此高的发病率。因此，许多皮肤科医生认为它是一种现代疾病，与促炎饮食和肥胖紧密相关。

常见的炎症反应还包括过敏性鼻炎、鼻窦炎和哮喘；关节炎症引起疼痛、肿胀；颅内炎症引发的头痛；肠道炎症引起恶心或痉挛；血管炎症会触发动脉硬化和血栓等。这些症状都是警告我们身体的某个地方出了问题，提示饮食或其他方面可能已经出现严重失衡，警示体内促炎因子引起的免疫系统失衡。

体内是否有炎症也可以通过检测血液中炎症指标来判断，如 C 反应蛋白、红细胞沉降率、纤维蛋白原、纤溶酶原激活物抑制物 1（PAI-1）以及白细胞计数等。在实验研究中，还可以进行脂肪组织活检，检测其中的炎症细胞，如白细胞、巨噬细胞浸润情况。

**异位脂肪**

人体总要储存一定的脂肪以备不时之需。脂肪作为客体，服务于每个细胞、一段血管、一个器官。但是如果体内脂肪太多，反客为主，就会侵害各个服务对象。根据统计，一般体型的人，体内有 250 亿 ~ 300 亿个白色脂肪细胞。在容易肥胖的部位，如下腹部、臀部、大腿、上臂、背部和内脏周围等部位，其数量最多。在正常状态下，脂肪细胞呈现圆球形，细胞之间有一定的间隙。但当每个细胞都变大之后，脂肪细胞之间相互推挤，细胞间隙被占满，脂肪细胞形态也从圆球形变成多角形。到了这个阶段，如果脂肪细胞仍然不得不吸储甘油三酯，就会促使白色脂肪细胞分裂增生，以便继续储存脂肪。据说肥胖者体内的白色脂肪细胞可达 800 亿个。因此，肥胖的人体内不光是每个脂肪细胞都已膨胀、扩大到极限，就连数量上也会持续增加，不断挤爆身体。有些人之所以胖到很夸张，全身的肉都像“溢出来”一样，就是脂肪细胞数量和脂肪组织体积都没有极限的缘故。

但这还没完，如果还有更多脂肪产生，就连皮下脂肪、内脏周围也无法完全收容时，这些无处可去的脂肪就会进入“脂肪细胞以外”的部位。最后，就连心脏、肝脏、胰腺、肌肉（骨骼肌）等原本不该有脂肪附着的部位，也会被脂肪盘踞。换句话说，这些多余的脂肪会跑错地方，进入如心脏的心肌细胞、肝脏的肝细胞、胰脏的胰岛 B 细胞、骨骼肌的肌细胞等，这些原本不具备储存脂肪的各种体细胞里，这就是异位脂肪（ectopic fat）。它比内脏脂肪更可怕，如正常的肝脏组织中含有少量的甘油三酯、磷脂、糖脂和胆固醇等，其重量为肝重量的 3% ~ 5%，但如果脂肪堆积超过肝重量的 5% 或在组织形态学上占据 50% 以上的肝细胞容积，发生了肝细胞脂肪变性，肝细胞形似脂肪细胞，就被定义为脂肪肝。心肌细胞内异位脂肪沉积、脂类及其衍生物导致的脂毒性是肥胖相关心肌病的病理基础。发生异位脂肪沉积的机制人们还不是很清楚，一些情况下，虽然内脏、周围的脂肪不多，但是仍可能会发生肝脏、肌肉异位脂肪沉积。

## 疾病的时代性

一个时代有其特定的疾病谱，这取决于疾病的致病因素。改革开放前，中国人最常见的疾病是结核病、慢性肝炎等传染性疾病，营养不良等引起的“穷病”，慢性关节炎、椎间盘疾病等过度劳作造成的疾病，这些疾病是早年“苦日子”在人们身体留下的印记。近些年，随着社会经济的发展、物质的丰富、身体活动的减少、生活方式的改变、好日子的快速到来，之前忍饥挨饿、劳累的身体以及基因难以适应，多种失配性代谢性疾病，如糖尿病、高血压、冠心病、肠息肉、肠癌等“富贵病”成为现阶段的常见病、多发病。

探讨社会制度、生计模式、文化、心态、生活方式和健康、疾病之间的关系，理清中国疾病谱转变的脉络，更有助于了解疾病的发生机制、致病因素，才能精准有效地防病治病。这里不去过多探讨现时代的疾病谱问题，只是借助一个疾病的发生与消亡，作为案例探讨时代对疾病的影响。

1976 年之前，我国很多地区交通不利，经济自给自足，很少有商品粮食的交换流通，很多人出现了一种因缺少微量元素硒以及营养不良导致的地方性心肌病，又称为克山病。这个疾病是 1935 年在黑龙江省克山县发现的，病人出现原因不明的心肌病变，此后在中国的很多个省、自治区也有发现。据流行病学调查，克山病多流行于荒僻山岳、高原、草原地带等低硒地区，并有居住环境卫生差、存在病毒感染等共同特征。该病对心肌危害最大，对骨骼、肺脏、肝脏、脾脏、肾脏也有不同程度的危害，起病凶险，病死率高。病人的心脏普遍薄而大，心肌坏死、纤维化严重而没有收缩力。针对这种心肌病没有什么好的治疗方法和特效药，当病人出现心力衰竭、心律失常时只能是对症治疗。防控原则以预防为主，病区建立和健全防治机构，培训农村医生进村对百姓开展生活指导，缺硒地区的人常年补硒。而改革开放之后，这个病戏剧性消失了（“戏剧性”一词，引自第 5 版《内科学》，我的博士生导师于维汉院士当年编著这一章内容时的说法）。

近年来，心肌病的病因发生了很大的变化。目前肥胖相关心肌病很常见，二三十岁年轻的心力衰竭病人越来越多。这些病人的 BMI 一般大于 35kg/m$^2$，甚至达到病态肥胖的 40kg/m$^2$ 以上。磁共振成像、超声检查或计算机断层扫描显示，病人的心脏普遍又厚又大，心肌坏死、纤维化严重且没有收缩力，心脏表面常常裹着厚厚的一层“油”——心外膜脂肪组织，常常覆盖在右心房和右心室、左心房顶部、左心室心尖区。其中很多人同时有高血压、糖尿病或糖尿病前期、阻塞型睡眠呼吸暂停低通气综合征、肺动脉疾病、心律失常、房颤、血管内皮功能紊乱、主动脉血管疾病等。因为这些人还没到易患冠心病的年龄，此时他们的冠状动脉大多数是正常的。如果活到四五十岁，就会出现严重的冠状动脉粥样硬化。肥胖导致的心肌结构损害和泵血功能减退，如同糖尿病心肌病，是一种特有的心肌细胞实体病变。

心脏周围脂肪堆积，尤其是代谢活跃的内脏脂肪、心包脂肪、心外膜脂肪、主动脉及冠状动脉周围脂肪等的不成比例沉积，会引发持续性慢性炎症状态，炎症通过自分泌、旁分泌或内分泌方式导致局部心血管和全身损害，并出现多种致病性脂肪细胞因子数量增多和功能紊乱，导致如胰岛素抵抗、脂毒性、氧化应激等病理反应。这些紊乱对心脏的损伤是全方位的，从心脏的心外膜血管到微循环，从心肌到各种心律失常，从心外膜脂肪到心肌细胞异位脂肪的浸润等，协同损害心肌组织导致能量缺乏，泵血功能衰竭，促进心力衰竭的发生和发展。

常规经典及新型治疗心力衰竭药物效果都不好，减肥是治疗该病的根本与基石，管住嘴比迈开腿更重要。临床实践与相关实验证明，个体化科学制订的心肺功能训练和规律运动能够帮助病人减肥，从而遏制或逆转与肥胖相关的心脏功能障碍。但对于已经出现了心力衰竭症状的病人，运动强度与时间需要严密监测与评估，方案需要由心血管医生、营养师、运动康复专家共同制订。

但相当一部分病人食欲旺盛、缺少有意识运动的自律性以及存在相关心理问题，这些因素导致其减脂的依从性较差，“惰性”很大，减肥很困难或反弹严重。实践证明，通过医生积极组织病人加入减脂小组，病人之间相互监督、督促、交流心得体会，是切实可行的治疗途径。

## 六、哪些人还是胖一点儿好——肥胖悖论

近期，中国的两项以及韩国的一项有关老年人的流行病学研究都得出了类似的结果。2022 年 6 月，中国疾病预防控制中心对深圳市 35 万居民研究显示：65 岁后，超重一点儿的男性（BMI 在 24 ~ 25.9kg/m$^2$）、接近肥胖的女性（BMI 在 26 ~ 27.9kg/m$^2$），这些人更长寿，身体更好，也不容易得病，即使患上一些慢性疾病，如心血管疾病、癌症、慢性呼吸道疾病和消化系统疾病时，他们的病死率也最低。而 80 岁以上的老年人，最佳 BMI 却是在超重至中度肥胖的范围最好。

2021 年，中国疾病预防控制中心的研究人员通过分析我国 1998—2018 年这 20 年间 2.7 万余名 80 岁及以上高龄老人的随访数据发现，与 BMI 正常的高龄老人相比，低 BMI 老人死亡和失能风险增加 30% 左右，超重和轻度肥胖者相应风险却降低约 20%。他们的全因死亡风险、心血管疾病 / 非心血管疾病死亡风险均随 BMI 升高而降低；无论男女，全因死亡风险和非心血管疾病死亡风险随腰围增加而降低，心血管疾病死亡风险在男性中随腰围增加而上升，在女性与腰围关系呈 U 形关联，也就是说，女性腰过细或过粗，心血管死亡风险都增加。

2022 年，一项覆盖超 900 万韩国人的研究发现，在年轻人（20 ~ 39 岁）中，随着 BMI 增加，心肌梗死发生率升高；而在中年人（40 ~ 64 岁）中，两者之间呈 U 形曲线关系，太瘦太胖都不好，BMI 正常最好；在老年人（≥65 岁）中，随着 BMI 增加，心肌梗死发生率是逐渐下降的，然后稳定在一定的水平。也就是说，在不同年龄人群中，BMI 对心血管风险的影响存在差异：对于年轻人来说，肥胖带来的心肌梗死和心力衰竭风险更高；而对于老年人来说，体重不足相关的心肌梗死、心力衰竭、死亡风险更高。

2022 年，加拿大研究者历经 14 年，分析了接受二尖瓣修复手术的 701 名病人的病死率结果。虽然，肥胖病人的术前伴发风险因素很多，比如吸烟、高血压、血脂异常和糖尿病，但手术后的病死率并没有增加。术

后那些 BMI 大于等于 40kg/m$^2$ 的病人也会反复因心力衰竭入院，但与体重正常的病人相比，超重、肥胖或病态肥胖病人的病死率也没有明显增加，而体重过轻的病人死亡率却显著增多。其他一些接受心脏病手术的病人也显示出了同样的结果，冠状动脉搭桥术和主动脉瓣置换术的病人的肥胖悖论更明显，与正常体重的病人相比，超重、肥胖的病人结局更好。

胖反而长寿？减肥反而不对了？“胖反而长寿”这种现象医学上称为肥胖悖论。在过去的几年中，这一观点获得了大量支持性证据，不只是年龄因素，在其他一些人群中，超重甚至肥胖对降低心血管疾病和总体死亡率具有“保护作用”。

还有多项关于肥胖悖论的研究，在对 40 个队列的荟萃分析中得到证实：某些肥胖病人群体有更好生存结果，尤其是在老年人或已确诊的心血管疾病（包括高血压、心力衰竭、冠心病、外周动脉疾病、糖尿病、慢性肾病）的预后更好。与 BMI 为正常的人比较，BMI 小于 20kg/m$^2$ 的病人心血管疾病、癌症和全因死亡率增加，超重和肥胖的病人总死亡和心血管死亡风险较低。在流感暴发时，一些临床医生也反馈，体重大的老年人好得快，体重轻的治疗结局不好。

真的如此吗？不要着急下结论，也不要对悖离常规的观点过于吃惊。我们每天都会面对层出不穷的“研究结论”，但是对结论不能照单全收。下面我来给您分析这些观点的局限性。有了前面判定肥胖指标以及体脂率、腰臀比这些更能反映健康或疾病的指标相关知识，就会很容易理清一些深层次的机制。

前面几个研究大多数都是单纯以 BMI 作为观察指标，这样混杂干扰因素太多，它不能区分是肌肉含量多，还是脂肪多；也不能区分是内脏脂肪多，还是下半身保护性皮下脂肪多。如果去除这些因素，结果会怎样？2018 年，由亚洲、大洋洲、欧洲和北美洲四大洲合作的 239 项前瞻性 BMI 和全因死亡率研究，招募了没有病、从不吸烟的 100 多万名参与者，结果显示超重和肥胖人群的死亡率确实是增加的，而且人种之间没有区别，其中吸烟、慢性疾病等因素干扰了体重与死亡率的结果判断。

也是在2018年，美国研究人员在1987—2012年对40 ~ 75岁之间的38 000多名男性，进行了前瞻性队列研究，追踪随访他们直至死亡。在平均长达21.4年的随访期间里，确定了12 356例死亡。结果显示随着体内脂肪含量增加，死亡率增加；而肌肉含量与死亡增加呈现U形强相关，随着肌肉含量的增加死亡率下降，达到平台期后，肌肉含量继续增加，死亡风险也逐渐增高。也就是说，对于BMI正常或较低的人，肌肉含量低而不是脂肪少才是决定、影响健康的危险因素。

实际上，可能其中一些超重或肥胖的年轻病人，发生急性心血管事件或其他疾病早死亡了，而没能活到老年心力衰竭阶段。而另一些人可能因为肥胖而更早地开始体检，早早用上了更多保护心脏的药物而没有进展到心力衰竭阶段。关于后者的这一推测，也被一些临床研究证实了，2015年《欧洲心脏杂志》发表了一项为期4年的国际前瞻性队列研究，研究共纳入54 285名动脉粥样硬化或者是动脉粥样硬化高风险的人。根据BMI从体重过轻到3级肥胖进行分类，心脏保护药物包括他汀类药物、抗高血压药和抗血小板药。结论确实如此，用药比例随着体重的增加从10.1%增加到36%，而结果是他们的全因死亡率、心血管死亡率和心血管事件都降低了。

另外，要知道，很多疾病是由多种不同致病因素导致的，比如动脉粥样硬化这类疾病，肥胖不是唯一原因，病因复杂多样，而吸烟、遗传、血脂代谢紊乱等都是其主要致病因素，对血管危害更大。

对于患有多种慢性基础疾病的人来说，他们的心力衰竭可能更为严重，导致身体消耗增加，营养状态很差，使得他们根本胖不起来。比如心力衰竭病人出现恶病质、低体重、消耗状态，疾病越重体重越轻，从而导致预后越差。或因心理疾病而没有食欲，导致胃肠道吸收不良，体重减低，甚至营养不良。当遇到一些“风吹草动”，比如流感疫情，这些病人的体重下降越快，抵抗力、免疫力、承受力越差，治疗效果也不好，病死率自然升高。

80岁以上的老年人，如果能吃能喝，保持良好的营养状态，正常的体脂率就是他们的最大福气。这些均说明他们身心健康，同时拥有正常的食欲和良好的消化吸收功能。

写到这里，我的脑海里萦绕的是钟南山院士，满身健硕的肌肉，敏捷矫健坚定快速走入人民大会堂的身影，这才是我们要追随的健康充满朝气的榜样。

## 什么是相关性、因果性，两者的区别是什么

为了更好地理解肥胖判定指标与健康的关系，我们先解释一下临床研究中的一些逻辑关系问题，也就是判断两个事物之间关系的相关性与因果性问题。

总是同时出现的两件事物，不见得存在必然的因果关联。比如滑雪跌伤事件与冰糖葫芦的销售量有高度相关，都是因为寒冷的冬天来临了。那么能不能说两者有因果关系，滑雪跌伤导致了冰糖葫芦卖得好，或者冰糖葫芦卖得好引起了滑雪跌伤呢？显然不能。

区分相关性和因果性是自然科学研究永恒的主题之一，对于科学研究至关重要，因为它们决定了研究结果的解释和应用。不是所有的相关都意味着因果，因果通常都表现为相关。比如我们常常看到很多冠心病病人同时患上了肿瘤，如肠癌、肺癌或者前列腺癌等，冠心病与肿瘤是相关的。那么我们能不能说两者有因果关系，冠心病导致了肿瘤的发生，或者肿瘤刺激了冠心病的发展呢？显然不能完全认可。最大的可能是有某一个或多个因素促发了两种疾病的发生，它们是相伴相随的疾病，或者可以理解为，一根藤上结出的两个不同的“苦瓜”。这两种疾病具有相关性，而非因果关系。

第七篇

# 吃好饭——饮食、脂肪与健康

吃好饭大有讲究，吃什么，怎么吃，吃多少，“好的脂肪”能让我们的身体活力满满，“坏的脂肪”却可能让我们变胖、生病。通过科学的饮食，让身体生机勃勃、精神焕发，让健康无负担。

无论是生命的起源，还是生命个体，本质上都来源于大自然。人们通过摄取食物，在体内将太阳能转化为化学能、电能等，维持身体运转；将天地之间的化学元素、“建筑材料”来整合、构建机体。所以说，食物就是身体与大自然对话的化学语言。2010 年，全球前 25 个可以改变的致病因素中有 8 个是饮食原因，依次是水果、坚果、全谷物、蔬菜、海鲜（ω-3 脂肪酸）、膳食纤维的摄入不足以及盐和加工肉类摄入过量。微量元素固然重要，但不知道出于什么原因，常常受到人们过多的关注。然而，对于人体最重要的脂肪、碳水化合物、蛋白质这些宏量营养素（常量营养素），人们往往理解得不够清晰，甚至存在误区。比如：哪种动物脂肪好；哪个部位的脂肪好；植物油脂怎么吃；以哪种营养成分为主的膳食模式好；不同膳食模式的优缺点是什么？

## 一、哪些脂肪好

食物中的脂肪，包括动物来源的脂肪和植物性油脂。常温下呈固态的甘油三酯叫脂肪，液态的叫油。通常，含有刚性、不易变形的饱和脂肪酸越多的脂肪越趋现出固化状态，而由具有流体特性、容易变形的不饱和脂肪酸构成的脂肪呈现液体状态。但严格来讲，将植物油和其他动物油脂，简单地归类为饱和脂肪酸或不饱和脂肪酸是不准确的，因为所有的油脂中都含有饱和与不饱和脂肪酸。尽管动物油中的饱和脂肪酸含量通常高于植物油，但它们并非完全由饱和脂肪酸组成，否则就会像蜡一样坚硬、紧实。植物油也含有饱和脂肪酸，但含量远不及动物油多。比如，牛、羊、猪肉的“肥油”冷却后呈现蜡块状固态，禽类的油脂呈现胶冻状，而植物油则是液态，就是其中饱和脂肪酸含量的逐渐减少的缘故。

饱和脂肪酸，是非必需脂肪酸，是人体自身能够合成的；多不饱和脂肪酸，是必需脂肪酸，是人体无法合成的，必须通过食物获取，可分为 ω-3（以亚麻酸、DHA、EPA 为主）系列和 ω-6（以亚油酸、花生四烯酸为主）系列。评价食物中脂肪营养价值的高与低，除了看必需脂肪酸含量，还要看 ω-3 脂肪酸与 ω-6 脂肪酸的比例。ω-3 脂肪酸和 ω-6 脂肪酸比例在 1∶（4 ～ 6）时最好，而现实生活中大多数人摄入的实际比例几乎到了 1∶20，甚至更多。研究表明，许多慢性炎症性疾病都与这个比例失调有关，所以应该注意 ω-3 脂肪酸的摄入，个人每日摄入量的供能应不低于总能量的 0.5%。

哪些食物含有 ω-3 系列的脂肪酸？生命起源于海洋的一个原因是 ω-3 脂肪酸在海洋生物里比较多。海藻几乎是海洋中所有食物链的基础，以此为食的鱼、虾、贝类生物体内不但 ω-3 脂肪酸多，而且这些生物能够进一步制造出更长链的、更多不饱和键的脂肪酸。大多数植物的脂肪酸不超过 18 个碳原子，比如 α- 亚麻酸（C18:3 ω-3），但是许多海洋动物体内含有多种 22 和 24 个碳原子的超长碳链以及 4 ～ 6 个不饱和双键的脂肪酸，如 DHA 和 EPA。EPA 是二十碳五烯酸（C20:5 ω-3），而 DHA 是二十二碳六烯酸（C22:6 ω-3）。它们是最有利于动物及人类神经系统、免疫系统发育生长、维持功能的主要物质，是大脑和视网膜的重要构成成分，在人大脑皮层中含量高达 20%，在视网膜中约 50%。这些超长链多不饱和脂肪酸构成了所有的感受器和离子通道的复杂的神经基础。而且它们还能够降低胆固醇和甘油三酯的含量、促进体内饱和脂肪酸代谢，降低血液黏稠度，促进血液循环。

几乎所有直接或间接以海洋生物为食的动物，如牡蛎、鱼、虾、贝类、螃蟹以及一些非食用性动物体内都含有丰富的 ω-3 脂肪酸。这些多不饱和脂肪酸的混合物被统称为鱼油，虽然它们不仅仅存在于鱼的体内。

鱼的哪个部位及哪些种类的鱼最有营养，含有更多的鱼油？通常，鱼的肝脏及头部有很多鱼油，而鱼的肌肉却没有多少脂肪。但一些青皮红肉、游速很快的鱼，比如鲭鱼、鲱鱼、剑鱼、金枪鱼、沙丁鱼、飞鱼、北梭鱼等，在它们结实的肌肉间隙，鱼油的含量常常超过 20%。肌间脂肪的分布是为了鱼的肌肉能更好地利用脂质获得能量，来保障其游速。生活在深海里的冷水鱼往往比热带鱼类储存有更多的高质量不饱和脂肪酸。

大型海洋动物体内的鱼油很多，是海洋生物生生不息的关键。民间说“一鲸落，万物生”，指的是自然死亡的鲸会慢慢沉入海底，称为鲸落。而它们的尸体，可以保证它附近的海底生物，在一百年里都有充足的养分供给，足见保护这些动物不被人类捕杀，对维持海洋生态平衡起着多么重要的作用。

江、河、湖泊中野生淡水鱼、虾、贝类等生物，主要以陆地生物为食，虽然它们比海洋同类生物体内会有更多的 ω-6 脂肪酸，但它们体内的多不饱和脂肪酸仍然是以 ω-3 脂肪酸为主。

变温动物，又称冷血动物，指体温随环境温度的改变而变化的动物，常见的有蛙类、鱼类、蛇类、蜥蜴类、鳄鱼类、龟类等。与温血动物相比，变温动物尤其是生活在寒冷地区的野生动物体内脂质中含有的不饱和脂肪酸更多。

人工养殖的水产类动物及变温动物体内的脂肪酸构成不恒定，受喂食饲料的影响较大。如人工养殖的鲑鱼，如果投喂陆地牲畜肉，其体内就会含有大量的饱和脂肪酸。这一做法增加了鲑鱼肉质滑腻的口感，满足了美食家味蕾的需要（饱和脂肪酸可增加食物的口感），却一定程度上降低了鲑鱼的营养价值。

哪个部位的动物脂肪更有营养？食猴鹰在捕猎猴子时会先啄眼睛再爆头；兀鹫、秃鹰会用双脚抓起骨头，飞到坚硬且又平坦的岩石上空，然后精确地将其从高空中扔下来砸碎，吸出骨髓；野狗、狒狒总是吃鸟、野兔和羚羊等动物的头和骨髓，用爪子把猎物的大脑组织从枕骨大孔中抠出来。

考古学也给现代人选择食物提供了佐证资料。在人类祖先活动的遗址中，虽历经风雨，大型哺乳动物的四肢骨都能保存下来，而且很多四肢骨都显示出被石头砸碎过的迹象，砸碎骨头的目的只能是为了吃到里面富含脂肪的骨髓。

不同动物的神经磷脂都是惊人地相似，只有微小的不同，因此这些神经系统的脂肪对动物，包括人类来说，营养价值最高。除此之外，还有动物爪子、蹄子上、关节囊周围、心脏瓣膜、大血管周围的脂肪等，这些活动灵活的器官内及其周围的脂肪组织含有大量多不饱和脂肪酸、少量硬脂酸和肉豆蔻酸等饱和脂肪酸，同时也含有大量的胶原蛋白。

牛、羊肉与猪肉，哪个更有营养？牛、羊、骆驼、鹿、羚羊、长颈鹿等反刍动物有四个似胃的腔室，第一个胃叫瘤胃，也是最大的胃。它们吃的是草，草中含有大量的纤维素。食草动物的胃肠道聚集着大量微生物，能够分泌消化纤维素的酶。就像温暖潮湿的环境里，木头上会长出许多绿色的霉菌，能够一点一点地把坚固的木质腐蚀掉一样。微生物不仅能分解复杂的碳水化合物，还可以使植物中的不饱和脂肪酸转化为饱和脂肪酸以及天然反式脂肪酸。然后，这些摇身一变的脂肪酸就会整合到反刍动物的细胞膜、脂肪组织、肌肉、血液以及乳汁中，其体内脂肪酸的构成就发生了很大的改变。

人们总是忌惮食物中的人造反式脂肪酸，而牛、羊等反刍动物的肉、奶，及其制成的黄油、奶酪中有着大量天然反式脂肪酸。对人类来说，它们并不比人造反式脂肪酸更好、更“天然”，也没有证据表明它们对人的危害更小。而猪、马等单胃非反刍动物，食物中脂肪酸化学分子结构不会因消化而发生改变，身体内脂肪酸主要来源于食物。

犹太教鼓励人们吃大量鱼和家禽，古老的犹太法律还特别提倡吃蝗虫、蚱蜢等食草昆虫，都是为了补充食物中缺失的多不饱和脂肪酸。

人类是唯一大量喝其他动物奶的哺乳动物，这种习惯是在牛、羊等被人类驯养后才开始形成的。人的乳汁中，脂肪含量较低，而富含乳糖。理论上讲，食肉动物乳汁中的脂肪酸构成与人乳汁最接近。如从脂质含量来看，狗的乳汁 7.9% 为脂质，雪貂的乳汁 6.7% 为脂质，而人乳汁中仅 4% 为脂质。雪貂与人的乳汁中脂肪酸的构成几乎相同，而且含有较多的多不饱和脂肪酸，几乎不含短于 14 个碳原子的饱和脂肪酸。古罗马永恒之城的建国神话中，两位建城者是罗慕洛斯和利默斯，传说是由母狼喂养大的，若依据上述分析，还真有这个可能性。

在反刍动物的乳汁中，不但脂肪含量较高，而且脂肪酸种类齐全，含有较多的饱和脂肪酸和短链或中链脂肪酸、很少量的多不饱和脂肪酸，且有些多不饱和脂肪酸含有反式双键。这样的脂肪酸构成，是为了满足刚刚出生的小动物能够很快地站立、行走，甚至奔跑以及迅速生长的能量需求，尤其是为肌肉组织提供大量的能量。而构建幼崽神经系统和眼睛发育所需要的结构脂，这些好的脂肪酸则主要是来自母体子宫环境以及胚胎期获得的营养。

人类的小婴儿出生后一两年内，身体最主要的生理功能是构建大脑的组织结构，促进免疫系统的生长发育。一岁左右才能蹒跚学步，比任何一种哺乳动物依赖妈妈的时间更长，而且人的脑容量也最大。因此，出生后仍然需要大量好的结构脂，即长链、双键数量多的多不饱和脂肪酸。而人类乳汁中含有大量必需脂肪酸，婴幼儿奶粉、牛奶、冰淇淋、汉堡包等都含有天然的反刍动物脂肪。乳汁中的脂肪酸的构成，主要取决于母亲刚刚吃的食物，以及母体内储存的脂肪酸种类。

第二次世界大战以后，日本提倡“一袋奶强健一个民族”，这也是原先精瘦的日本人突然增肥的原因之一。而传统放牧者的饮食习惯使他们避免了这个问题，例如，东非的马萨伊人喝生牛奶和牛血。牛的血液中含有非常多的细胞，每个细胞表面都是磷脂膜，因此马萨伊人从中获得了足够量的结构脂。这里并不是提倡回归茹毛饮血的饮食，随着社会发展，人类及动物生存环境的变化，有太多不确定因素，都会影响到人类对食物的选择。

如今，“酥松软滑香”的好吃加工食品中，大多数反式脂肪酸都是通过一种被称为氢化的工业过程人工合成的，即将油置于氢和细碎的粉末催化剂（如镍）中加热至约 180℃。这些人工改造的甘油三酯，暴露于空气和日光下也不容易变质，更易于保存，更方便，也更廉价。

各个国家已经立法限制人造反式脂肪酸在食品中的应用，当代人每天会吃进 2 至 12 克反式脂肪酸，约占吃进去的脂肪总量的 7%。馅饼、烧饼、油酥点心、饼干、薯片、方便食品、蛋糕等食品中含有大量人造反式脂肪酸。这些脂肪酸会影响多个脏器，诱导炎症反应。它们引发的反应不显著，也不会立刻呈现出来，如果迅速引起人体的不适，人们就不会再吃再买，而危害却在体内慢慢积累，持续地对人体造成损害。

人们从植物的种子和果实中获得油脂，因为这两个部分储存着供植物生长、繁殖的能量。除了甘油三酯，植物还以淀粉的形式进行能量储存。植物种子或果实中，甘油三酯中的脂肪酸可以有多种，如饱和、单不饱和和多不饱和脂肪酸等不同比例的混合物；脂肪、淀粉以及蛋白质的构成比例也各不相同。这些不同取决于植物种类、生长周期、生态环境、气候、温度、地理分布等的差异。从经济学价值来说，要看植物的产油量，也就是脂肪含量多少；而从营养学角度来说，则要看其提供的 ω-3 系列脂肪酸的含量。

生长在热带地区的植物，如椰子、棕榈、肉豆蔻和可可树的种子很大，含有很多的饱和脂肪酸或者单不饱和脂肪酸，而所含的多不饱和脂肪酸较少。因为这些植物在外环境温度下，不需要更多的多不饱和脂肪酸来保持体内生命活动的反应性，而饱和脂肪酸最大的特点是占用最小的空间储存更多的能量。因此，肉桂种子的脂质约含 95% 的饱和脂肪酸月桂酸（C12:0），而牛油果的脂质约含 50% 的油酸（ω-9 脂肪酸）、25% 的棕榈酸以及极少量的中链的饱和脂肪酸。油橄榄树的果实和种子所含的绝大多数都是单不饱和脂肪酸。

寒冷地区、极地生长的坚果往往富含多不饱和脂肪酸，如核桃、松子、杏仁和腰果是人类食物中公认的含有必需脂肪酸亚油酸（C18:2 ω-6）最多的植物。绝大多数的树坚果生长周期长，成熟缓慢，油脂的味道也很好，但其产油量与一年生农作物没法比，这也是树坚果榨出的食用油“物以稀为贵”的原因。这些地区主要的油料农作物有芝麻、向日葵、油菜、玉米、大豆、花生以及亚麻籽。由此来看，寒冷地区的陆生树坚果营养价值最高，尤其是不加工生吃最好，它们是植物油脂的最好来源之一。

热带与高寒地区同一植物的种子的脂肪酸含量及构成比例差异很大：如在向日葵种子中，多不饱和脂肪酸亚油酸的比例能从 44% 到 72% 不等，而其余的脂肪酸绝大多数是油酸（C18:1）。高寒高纬度地区生长的向日葵种子中含有的亚油酸最多，营养价值最高，但其产油量会减少，成熟时间也会延长。

马齿苋，别名长寿菜，富含必需脂肪酸（α-亚麻酸、γ-亚麻酸、亚油酸、二十碳五烯酸等）。它是一种生长很快而且耐旱的一年生草本植物，在全世界半干旱的空旷地区都能生长，菜园、农田、路旁随处可见，为田间常见杂草。它的叶子多肉而且相当美味，每 100 克鲜重中就含有 0.3 ~ 0.4g α-亚麻酸，是莴苣和菠菜中含量的 5 倍。用马齿苋做沙拉美味而富有营养，而且它有一定的药用价值，在一些乡村地区，常用于消炎或利尿消肿。

## 二、怎样食用植物油

种子或果实中含有淀粉、蛋白质和脂质。在温暖的季节来临时，其中的能量物质主要是给发芽的秧苗提供补给，直到秧苗能进行光合作用为止。种子中的甘油三酯，储存在直径为几微米的微小油粒中，并被裹在细胞膜中，散布于蛋白质与淀粉之间。而动物的甘油三酯是以巨大的脂滴形式储存在脂肪细胞中，形成较大的脂肪组织。脂滴直径可以超过 1 毫米，体积上就比种子油粒大上千倍。这种动、植物油脂微观构造的差别，使得人们吃花生、腰果、芝麻、葵花子和核桃时，尽管其脂质含量超过一半，也不会觉得油腻，而许多人却因为动物肥肉和纯植物油的油腻质感而大倒胃口。这是因为种子中的脂质分散成微小的颗粒，能够减少人肠道的乳化过程，更有利于其消化吸收。

植物中脂肪酸的构成比例决定了植物油的提取方法，饱和脂肪酸多的植物，如椰子类的大种子，就可以像提炼动物脂肪一样，用“熬”或烘烤的方法，有效地获得其中的油脂。人们提炼“荤油”时，会将一块块肥肉加热烧煮，其中的脂肪细胞爆裂，溶化的甘油三酯流出来，胶原蛋白收缩形成“油滋了”。而想要提取其他种子中的植物甘油三酯时，就需要功率强大的榨油机了，这样才能挤碎或碾碎细胞，得到植物油。

要保留植物油的营养，最重要的是要在榨取过程避免种子中多不饱和脂肪酸的氧化。绝大多数植物油的榨取都应在低温、密闭的设备中进行，从而得到“初榨油”。在榨油过程中，加热可以提高果实或种子的出油量，有些厂家因此会使用高温和某些化学溶剂，但多不饱和脂肪酸在加热提纯去色过程中就会被去除或氧化。因此商标上标有“初榨”字样的橄榄油、大豆油等都会更贵一些，味道也更好一些。

实际上，食物里脂质发生氧化或过氧化，指的是油脂中的不饱和脂肪酸的双键被空气中的氧慢慢氧化的过程。由于产生有害的醛、酮及低级脂肪酸等物质而风味变劣，发生酸败，或俗称“哈喇”。脂肪酸含有的双键越多，温度越高、光照越强，其氧化就越快。含有多不饱和脂肪酸的食物都不能长时间保鲜，比如鱼，尤其是如含脂肪多的鲭鱼、鲑鱼等，以及核桃、芝麻等的坚果，新鲜时味道很好，但变质速度也很快。

食物的腐烂包括两个过程，一是脂质的氧化，二是食物被细菌或真菌污染，蛋白质腐败。食物的“真空包装”不仅隔绝了依赖于空气传播的细菌等微生物，而且还能防止不饱和脂肪酸的氧化。食品加工过程中，生产商也常常会用多种人造食品添加剂、防腐剂来延缓脂质的氧化。如果人们食用了过多的人工添加剂，自身健康会受到影响。

不仅在榨取过程中要注意避免高温、强光，日常生活中也要注意避免将食用油、豆类、坚果等食物暴露于光和高温下，尽量放入不透光的容器中，并置于凉爽黑暗的地方，来减缓酸败过程，就像小松鼠把带壳的坚果藏在土壤里，未被打破的壳能很好地保护里面的果实。

烹饪时，也要尽量避免煎、炒、烹、炸等的高温操作。早期的人类主要生吃纯天然、野生的植物及其种子，从而能够获得全部良好的脂肪酸。

现代人由于加工烹饪大多数食物，会导致体内缺乏某些脂肪酸。检测分析人体脂肪组织中脂肪酸的种类构成比例，一般是这样的：35% ~ 75% 为饱和脂肪酸；20% ~ 30% 为单不饱和脂肪酸；多不饱和脂肪酸的比例最多为 20%，但很多人往往不足 5%。

很多人在争论饱和脂肪酸好与坏。牛、羊、猪等家畜类动物的油脂，在室温环境下比较稳定，可以放置几个月也不容易酸败而变味、变质，因为其所含的主要是饱和脂肪酸和少量的单不饱和脂肪酸。可可油脂也几乎都是饱和脂肪酸，所以巧克力也可以长久保存。单不饱和脂肪酸含量很高的橄榄油、饱和脂肪酸与单不饱和脂肪酸含量高的棕榈油也更稳定。以上的油脂不但提取过程具有纯天然，无需添加人工防腐剂的特点，而且在烹饪及储存过程中具有最稳定的特性，不容易酸败。如果非得煎炒烹炸，在此过程中饱和脂肪酸产生的毒性物质比含多不饱和脂肪酸多的植物油少得多，对人体造成的损害更少一点。

然而家畜类动物所含有的脂肪酸大多是饱和脂肪酸，它们的肉质又属于红肉。所谓红肉，是营养学上的概念，指的是在烹饪前呈现出红色的肉，如猪肉、牛肉、羊肉、鹿肉、兔肉等所有哺乳动物的肉（但三文鱼等不算红肉）。2015 年 10 月 26 日，世界卫生组织国际癌症研究机构将红肉列在 2A 类致癌物清单中。与此相对的是白肉，如鸟类（鸡、鸭、鹅、火鸡等）、鱼类、爬行动物、两栖动物、甲壳类动物（虾、蟹等）或双壳类动物（牡蛎、蛤蜊等）等非哺乳动物的肉。

简单总结如下，寒冷地区的树坚果油脂最好，平时注意要低温储存，随吃随拿；能简化高温烹饪就简化；非要烹饪，可以选用含有猪油的混合油。

## 三、人类食用植物油还要考虑的问题

人类和其他动物从谷粒、坚果、种子中获取脂质和淀粉，这是主要的食物来源之一，但从植物的角度来看，自然界中每一个鲜活独立完整的生物，它们的生存并不是为了被其他生物食用或利用的。任何生命体都是为了自身的繁衍而生，所以植物的种子不会为了适应人类的口味变得更好吃和更有营养，事实恰恰相反，许多植物都已经进化出防止被动物吃掉的物理和化学特性。

植物的物理特性，比如核桃、杏仁、可可豆和椰子等的植物种子或果实，都有坚硬的外壳，甚至有些植物种子的壳比其树干的木质还要坚硬。因此，只有最有力的喙、最坚固的牙齿、强劲的榨油机才能将其打开或碾碎。另外一些坚果，比如花生，长在地下是为了避免被动物看到、找到、吃掉；而亚麻、芝麻和向日葵种子不但表皮很硬，而且成熟时会散落一地，这样就会给以此为食的动物带来不小的麻烦。

植物以上的这些物理特性，对于聪明的人类来说，都不成问题。但一些进化出来的化学特性，则是种植与食用植物时必须考虑的问题。油菜和芜菁甘蓝、卷心菜都属于芸薹属，它们可以生长在一些寒冷地区，而那里不适合种植橄榄或任何一年生的油料植物。至少从 13 世纪开始，油菜籽就成为人们的主要产油植物。初夏时节，怒放盛开的一眼望不到边的鲜黄的油菜花，已成为世界各地 5 000 多个油菜种植基地的特色景观，包括中国广西、贵州地区。由于油菜可以在寒冷的气候下生长，其种子中的甘油三酯富含多种不饱和脂肪酸，包括亚油酸、亚麻酸和油酸，同时仅含少量的棕榈酸和硬脂酸。但野生芸薹属植物中含量最多，超过脂肪酸总量 40% 的是芥酸（C22:1），这种脂肪酸同时还大量存在于其他十字花科植物中，比如卷心菜。

由于芥酸不是常见的可食用的脂肪酸，人类以及动物体内还没有进化出能够“消化”代谢掉芥酸的酶，而芥酸是一个大分子物质，很难被机体清除掉。因此，当第一次用油菜籽油喂养实验大鼠时，芥酸便在其体内沉积下来，尤其积存在心肌细胞及其细胞间质中，损害了大鼠心脏功能。但喂养约一星期之后，大鼠体内开始新生成能够分解这种不寻常脂肪酸的酶。芥酸或者被用于产生能量，或者发挥其他作用，或者储存在脂肪组织中，于是大鼠的不良症状就消失了。而芥酸是否会造成人的器官以及心脏功能受损，还不得而知，专家们也一直争论不休。

油菜籽中含有的大量芥酸，是油菜最主要的一种自身保护性、天然防御机制，从而避免被人类以及昆虫、田鼠、鸟类等动物吃掉。人们进行了大量尝试，以便减少油菜籽油的芥酸，如在榨油过程中选择性地剔除芥酸。然而，分解芥酸需要加热，而加热会使其他多不饱和脂肪酸发生酸败，而这些好的脂肪酸正是优质植物食用油的营养价值所在。于是科学家们便在育种时进行基因改良，已经能够有选择地培育出含量低至 5% 的芥酸的芸薹，成绩斐然。昆虫和人类都发现经过人工改造后的油菜，比其野生种类更好吃，而要保护这些基因改良的芸薹作物不受昆虫侵害，则要喷洒大量的杀虫剂，这样就出现了新的问题与矛盾，比如脂溶性的杀虫剂也随之进到了人体内。而在一些发展中国家里，人们仍在吃含有大量芥酸的油菜籽油。

## 四、为什么要多吃蔬菜

我们总被告诫多吃蔬菜，尤其是长在地面上的叶茎类五颜六色的蔬菜，主要是因为蔬菜的抗氧化作用。绿色植物和能进行光合作用的藻类组织中细胞膜磷脂，是自然界中多不饱和脂肪酸含量最高的物质之一。绿色植物也进化出强大的抗氧化物质，比如维生素 C、β-胡萝卜素、维生素 E、谷胱甘肽和各种植物化学物质，以便保护自身这些不堪一击，但不可缺少的结构性脂肪酸免受氧化损害。

植物可以根据自身生长繁殖的需要，来调节抗氧化物质的量。例如，种子成熟时含有大量的多不饱和脂肪酸，但此时并不需要发生光合作用就能生长出叶和茎，也就不需要抗氧化物质，因此种子中维生素 C 和其他抗氧化剂的含量很低；而生长出地面后，叶茎中就会含有大量结构性碳水化合物的纤维素以及结构性脂肪酸，也会相应地制造出大量的抗氧化物质。

好的脂肪酸在体外自然环境中会发生氧化或过氧化，同样的反应也会发生在人体内。随着现代化、机械化程度的增加，大气污染，温室效应等，人体不可避免地暴露在高活性、有毒的化学环境中，诸如香烟烟雾、汽车尾气、雾霾和烹饪油烟。新鲜、天然、野生或有机的未经烹饪过的绿色以及其他深色蔬菜，往往含有较多的抗氧化剂，尤其是长在地面上的植物的叶和茎。它们中的抗氧化剂，进入人体内能够避免细胞生物膜上的多不饱和脂肪酸被氧化，减少低密度脂蛋白被氧化，预防氧化应激反应，防止内皮功能紊乱，能够有效延缓动脉粥样硬化的发展进程以及其他一些疾病。

## 五、碳水吃多了胖肚子

碳水化合物又称为糖类，它是自然界存在最广泛的有机化合物，由碳、氢和氧三种元素组成，因为所含氢氧的比例和水一样，为二比一，所以被称为碳水化合物。由简单碳水、复杂碳水组成，前者通常指带有甜味的单糖（葡萄糖、果糖、半乳糖）和双糖（麦芽糖、乳糖）；复杂碳水，又叫多糖，包括淀粉、膳食纤维。

地球上已知的所有生物都属于碳基生物，人类作为碳基生物的主宰，碳水化合物与脂肪、蛋白质被称为人体三大产能宏量营养素，除了为机体提供能量外，还要建构身体，保障器官、组织和细胞能够 24 小时地工作和更新，完成独特的生理功能。身体所需能量的 70% 左右是由碳水化合物提供。碳水化合物是细胞的首选能量来源，尤其是脑细胞优选的燃料。正常情况下，三者之间相互联系，彼此制约，处于一种动态平衡之中。

是否需要多吃或少吃碳水类食物呢？许多研究及荟萃分析显示，碳水化合物供能百分比与全因死亡之间呈 U 形关系，当其供能百分比为一半以上多一点（50% ~ 55%）时，死亡风险最低；而摄入太少（＜ 40%）和太多（＞ 70%）的人群都有更高的死亡风险。

碳水化合物吃多了会发胖，而且其转化成的脂肪都聚集在内脏。超重或肥胖的6亿中国人，都胖在肚子上。2018—2019年，国家慢性病和非传染性疾病预防控制中心和中国疾病预防控制中心的调查结果显示，我国糖尿病患病率为11.9%。《1990—2021年中国糖尿病国家负担及危险因素分析：2021年全球疾病负担研究结果》中表明，中国糖尿病患病总人数超过1.17亿，居世界第一。此外，2015—2017年全国流行病学调查结果显示，按照国际公认的诊断标准，我国糖尿病前期患病率为35.2%，相当于我国每2.8个成年人中就有1人处于糖尿病前期。

不只是中国，大米食用量居世界之首的亚洲国家都是如此。2020年5月7日《自然》（*Nature*）杂志上一个由100多名研究人员组成的国际研究团队，使用了来自中国、韩国、日本、新加坡、菲律宾等23个国家的队列研究的433 540个人的全基因组关联数据，调查东亚个体患2型糖尿病的风险，发现了61个糖尿病的遗传易感基因。

印度等南亚人与欧洲人相比，吃同样食物，欧洲人的血糖升高速率很低，胰岛素反应也没那么明显，而南亚人的血糖升高速率却很高。再比如，印度新生儿的平均体重较欧美白种人低，但前者体内脂肪和胰岛素水平更高。这说明欧洲人更擅长消化淀粉和其他碳水化合物，在生理上进化出了更强大的处理能力。而亚洲人肌肉含量少，腹腔内脏器官周围的脂肪更多，因此同样吃着不健康食品，同样是肥胖，亚洲人的糖尿病以及心血管疾病患病率很高。这就可以解释为什么在BMI或腰围相似的人群中，亚洲人的糖尿病患病率要高于欧洲人群，为什么中国制定的判断肥胖BMI指标要严于欧美国家。

为了评价碳水化合物食物的好坏，选择哪种食物最适合糖尿病病人，加拿大多伦多大学詹金斯博士（David Jenkins）提出了“慢”和“快”碳水化合物、血糖生成指数的概念。叶、茎类蔬菜、水果、豆类植物、薯类作物，或全谷类、整粒的粮食、杂粮粥、燕麦等纤维含量较高，被身体消化吸收缓慢，人体血糖上升速度慢，因此叫作慢碳水化合物。

而“快”或“高”血糖生成指数的碳水化合物则相反。精制淀粉、米饭、馒头、白面包、蛋糕，以及含糖饮料、果汁等，都是只有能量、缺乏营养的“坏”碳水化合物。许多研究也都发现，摄取精制碳水化合物与患上肥胖和2型糖尿病密切相关。尤其是餐后血糖的升高对人体血管损害更大，增加了晚期糖基化终末产物的生成。碳水化合物摄入要适量，不想长肚子，应该尽量少吃或不吃简单碳水（精制糖）。某种程度上说，如果人体过多摄入精制糖，对身体健康的危害远远大于烟草的危害。

## 六、为什么复杂碳水化合物好

前面说过，蔬菜具有强大的抗氧化性，同时蔬菜也是好的“复杂碳水”。大多数的蔬菜基本不含脂肪，常见蔬菜中的“复杂碳水化合物”含量都高于脂肪和蛋白质。我们有了要吃结构性脂肪，少吃能量脂的概念，同样也要首选含结构性碳水化合物（即复杂碳水化合物）多的食物。

长在地面上的植物的茎与叶，接受日光照射进行光合作用，含有很多的结构性碳水化合物，也就是有益健康的丰富的纤维素、半纤维素、果胶等膳食纤维，及一些可溶性纤维和植物固醇，不但能够吸收水分，促进排便，还能够作为益生元刺激肠道益生菌生长。叶子富含光合作用必需的色素，因此要注意选择色彩鲜艳的蔬菜，红橙黄绿青蓝紫，吃出“一道彩虹”。其中含有的叶绿素、花青素、胡萝卜素等植物化学物质，具有抗炎、抗氧化的作用。

植物生长过程中，主要合成淀粉作为能量储存，以备在夜晚、阴云密布的白天，即不能进行光合作用时维持生命。在生长季节，淀粉类储能“器官”居于地下，也不受体积和重量的限制，能够长得很大很重，如人们常吃的土豆、萝卜、胡萝卜、甜菜和山药等。

除此之外，还有抗性淀粉，指的是一类抗酶解、难消化的淀粉。存在于某些天然食品中，如燕麦、土豆、香蕉，以及高直链淀粉的玉米中。抗性淀粉在动物及人类小肠中不能被酶解，类似于可溶性纤维，在体内消化、吸收和进入血液较缓慢。一些研究表明，它们通过增加短链挥发性脂肪酸生成的发酵反应，促进肠道中的益生菌的生长，有助于人们减肥和预防结肠癌，有益于心脏健康，还有助于降血糖，增加胰岛素灵敏度和促进健康。

## 七、“瘦肉”真的要多吃吗

“瘦肉”主要指的是动物身体的肌肉组织，含有很多的蛋白质。实际上，蛋白质的摄入对人体的影响呈现出金发女孩效应[⑨]，即必须遵循适度原则，不能太少，亦不能过多。如果摄入不足，会降低抗氧化酶的合成和活性，从而影响神经系统、免疫系统和骨骼系统的功能，因为构建这些组织需要大量的蛋白质。尤其对于一些年老体衰的人，可能由于肾脏、肝脏功能减弱或进食障碍而缺乏蛋白质，需要增加高蛋白饮食，甚至需要静脉补充白蛋白，但对于正常人却应该控制高蛋白饮食的摄入，避免增加肾脏负担。

在临床上，常常看到一些原本健壮的小伙子，健身时，为了增肌，摄入大量蛋白质，同时喝了很多功能性饮料，而患上了高血压、肾功能不全，甚至尿毒症。可以看一下动物怎样挑选食物，这是最直接的一种方法。人类“理智”“理性”的进化时间才几万年，但是动物对食物选择的本能反应、反射却有几十亿年。

比如北极熊主要的食物是海豹，长身体的小北极熊和泌乳的母熊会吃大量的脂肪以及瘦肉，但是非繁殖期的成年北极熊只吃脂肪，而舍弃大部分的瘦肉，只在非常饥饿的情况下，才会吃动物的肉

⑨ 注：金发女孩效应，童话故事《金发姑娘和三只熊》中所描述，凡事都应有度，而不能超越极限，按照这一原则行事产生的效应，人们称之为金发女孩效应。

和海草。而出生不久的小海豹整个身体没有多少脂肪，所以作为猎食者的北极熊只吃海豹脑袋，而不会费力地撕开海豹的皮去吃肉。这是因为对于很多动物以及人类来说，蛋白质并不是能量的好来源，机体消化蛋白质耗能多、缓慢又复杂，还要将蛋白质的代谢废物尿素、尿酸清除掉。而且尿素又必须溶于水，因此需要摄入大量的水才能排出体外，从而加重了肾的负担。

而鸟和大多数爬行动物都能将蛋白质的含氮废物转化成不溶解的尿酸，不经过肾脏，而通过粪便排泄掉，所以鸟粪是半固体白色物质。但是人如果蛋白质的摄入超过了身体的处理能力，就会引起血液中的游离氨基酸过高，从而扰乱了神经和其他重要的化学转化过程，导致健康问题。因此除了食肉动物以外，其他动物都宁愿放弃肌肉组织，以避免氮中毒的危险。而脂肪不含氮，所以不会加重新陈代谢的负担。远洋出海的人也常常吃含油多的鱼和最肥的肉，而对瘦肉不感兴趣，即使是在饥饿时也是如此。

生活在北极地区的因纽特人，除捕食驯鹿之外，冬天传统的食物还包括海豹的肉和鲸的脂肪、北极多油的红点鲑。含有蛤等无脊椎动物的海象的胃和肠子也是他们的美味佳肴。

## 八、发酵、发芽的食物瘦身又燃脂

在植物的生长繁殖过程中，种子对物种的延续起着重要作用，像哺乳动物的胚胎一样，为新生命的诞生储备了完整、充足的养料。因此，种子在生根发芽前，拥有足够丰富的脂肪、蛋白质、碳水化合物、维生素、钙、镁、锌等营养元素。

植物进化出了能长时间保存种子中营养物质的本领，会将营养物质包裹在坚硬的壳里，动物的消化酶也无法攻破种子的外壳。但是适宜的温度、湿润的水分能激活种子自身的酶，比如植酸酶就能分解种子壳的植酸，软化种子，释放出其中的营养成分，使种子生根发芽；种子周围环境里的微生物也起到推波助澜的作用，也会分泌各类酶。在自身及外环境中各类酶的共同作用下，种子将糖、淀粉、纤维素、脂肪、蛋白质转化为各种维生素、氨基酸、核酸、脂肪酸以及生成新的营养物质，为幼苗的生长提供保障。

完整的全谷粒以及其他整粒的粮食，是其中一类种子，一般含有 3 个部分：最外层的麸皮、内部的胚乳和胚芽。麸皮含有大量的维生素 B 族、维生素 A、维生素 E，镁等矿物质、膳食纤维、黄酮类和生育酚等抗氧化剂。胚乳位于谷粒的内部，是能量储备的部分，主要是淀粉，也有极少量的蛋白质和维生素。胚芽是植物的胚胎，能够发育成新生命的部分，含有维生素、脂肪酸、抗氧化剂和植物化学物质。精制谷物是已剥去了麸皮和胚芽，只剩下了胚乳，空留下淀粉（葡萄糖分子结构的碳链）的部分。

在人类最初种植谷物的 1 万年里，还没有“先进”的碾磨技术，祖先们赖以生存的面包都是含有完整的、营养丰富的、发芽的种子；而现在，大多数人吃的都是采用先进的技术制作出来的精米精面。这些技术不但可以延长食物的保质期，也能使其变得更好吃，外观更漂亮，却舍弃了大部分的营养。市场上的高端米，如胚芽米、糙米、玄米，则是使种子回归到原始发芽状态，保留了完整的能够让其成为新“生命”的胚芽和部分外皮组织，营养价值自然很高。

发芽食物如此富含营养，发酵食品也同样如此，比如红酒、啤酒、面包、酸奶、奶酪、巧克力、咖啡豆、泡菜、酸菜、番茄酱等都是发酵食品。

种子以及其他食物经过发芽、发酵的转化，不但减少了所含的能量，变得更有营养，还有一个很重要的因素，就是解毒。要知道，植物的进化是为了自身繁衍，防止被其他生物吃掉。因此植物自身带有天然杀虫剂与苦味毒素，也会产生各种血凝素、酶抑制剂、氰化物、抗生素、致癌物质、神经毒素和过敏原，以此来保护自己的枝叶、根茎、种子和果实，使其不利于动物及人类食用。有研究指出，植物中几乎所有的致癌物质都是天然的，而非像很多人认为的源自工业化的结果。而在其发芽、发酵过程中，各种酶的活性发挥了小型解毒器的作用，能有效地抑制许多种刺激物，清除人体无法应对的植物性化学毒物，这就解释了为什么发芽谷物和发酵的蔬菜，更容易被人体消化。

即便在发酵过程结束后，红酒、奶酪等食物中虽不再含有活性微生物，但微生物曾经营造的“居住地”仍会保留丰富的营养，比如红酒中抗氧化物质的含量就比葡萄汁高得多，奶酪中蛋白质的含量也比牛奶高。除维生素 D 之外，这些微生物还能够制造人们身体所需的其他维生素、氨基酸、矿物质。同样，人们食用富含益生菌的食物时，体内的消化液也会攻击并杀死许多的微生物。但幸存的微生物也足够保护人体，而那些被消化掉的微生物也会产生营养丰富的物质贡献给人体。

少吃或不吃发酵食物会使人患病吗？ 20 世纪 60 年代，土耳其总有些贫困人家的小孩患上侏儒症，检测发现患儿及母亲体内的锌等微量元素比较少，是因为他们吃了没有发酵的廉价面包。小麦种子中的植酸没有被分解，与植酸结合的锌、钙、镁等矿物质随粪便排出体外，阻碍了人体胃肠道对矿物质的吸收。贫困家庭又没钱购买富含锌和镁的肉制品，导致患儿体内严重缺乏矿物质，影响了促进患儿骨骼生长基因的正常表达。

传统方法制作的豆腐、纳豆及发酵豆子的营养非常丰富，而有些未经发酵的豆制品则含有大量的植物雌激素。如果人过量摄入可能会导致甲状腺功能减退或甲状腺功能亢进、甲状腺癌等疾病，还会造成男性和女性生殖障碍，尤其影响婴儿或孕产期女性。所以在制作早餐豆浆时，要先在前一天晚上浸泡豆子。

## 九、饮食结构对减脂的影响

人们的饮食习惯，平时常吃哪类食物，叫作膳食模式，它的形成受一个国家或地区的人口、农业生产、食物流通、食品加工、消费水平、文化传统、科学知识等多种因素的影响。传统的膳食模式一般包括 3 种：动物性食物为主的模式，以西方欧美国家为代表；植物性食物为主的模式，以亚洲、部分非洲国家为代表；介于两者之间的膳食模式。

每年 1 月，《美国新闻与世界报道》都会邀请顶尖医生、注册营养师、流行病学家、饮食心理学家、糖尿病专家和心脏病学家等作为评审团对 40 种左右膳食模式进行综合评估，然后公布一个全球饮食模式的榜单，从而为每个人找到适合自己的饮食模式提供建议与参考，也可以说这是饮食界的福布斯排行榜。

2025 年该榜单梳理出适合 21 种需求的最佳饮食模式，还包括满足关节炎、脂肪肝、肠道疾病、高血压、更年期综合征、糖尿病前期等患者健康需求的饮食模式。在最佳整体饮食排行榜前 5 名中，不出意料，地中海饮食依然最好，连续八年位居榜首，同时在抗炎、糖尿病、肠道健康等 8 个领域也是冠军；而有助于控制高血压的得舒饮食紧随其后；其他分别是弹性素食、地中海 - 得舒干预神经退行性延迟饮食和梅奥诊所饮食。

前两名是被广泛认可的健康饮食模式，对心脏代谢保护作用最大，促进长寿。它们共同的特点、关键特征是富含零加工或加工程度较低的食物，例如蔬菜（不包括赤褐色或白土豆）、水果、坚果 / 种子、豆类、全谷物，每周至少 2 次食用海鲜与鱼类；每餐摄入橄榄油、香料和发酵食物；适量食用家禽、鸡蛋、奶酪和酸奶；减少红肉、加工（腌制）肉类以及富含精制谷物、淀粉和添加糖的食物的摄入，避免氢化植物油及反式脂肪酸的摄入。这类饮食中的纤维、维生素、抗氧化剂、矿物质、酚类物质和不饱和脂肪酸含量较高，而血糖生成指数、血糖负荷、盐和反式脂肪较低。

其中得舒饮食，是由 1997 年美国国立卫生研究院发起的一项大型高血压防治计划发展出来的膳食模式。与我国传统饮食相一致，是建立在“五谷为养、五果为助、五畜为益、五菜为充”食物多样的饮食原则基础上，仍然是以植物性食物为主，尤以谷类为主的传统膳食模式，呈现高碳水化合物、高膳食纤维、低动物脂肪的营养特点，最适合中国人。它的核心就是低盐，严格限制每日盐的摄入，用其他香料来替代盐的调味。最初盐的摄入量每天不超过 5.75 克，随着一段时间的坚持，每日盐的摄入量最终要降至 3.75 克左右。大量研究显示高盐饮食是高血压的重要诱发因素。得舒饮食除了能降低血压以外，还能调节血脂。《中国高血压防治指南（2024 年修订版）》基于 2018 年中国慢性病与危险因素监测，国家心血管病中心的数据，表明我国 18 岁及以上居民高血压患病率达 27.5%，意味着大约每 4 个成年人中就有 1 人是高血压患者。如果人们不习惯得舒饮食中所使用的香料，可以选择用醋或辣味来调节。这个膳食模式已经被美国各大医院采用，在国内也陆续推出了适合中国饮食的版本。

目前，最佳健康减肥饮食是弹性素食，以素食为主，而“弹性”意味着灵活多变：在正常情况下以素食为主，但可以偶尔用适当的肉食来奖励自己。素食主要包括豆类、鸡蛋、果蔬、全谷物、乳制品、糖和香料，具有饱腹感，能量低的特点，从而可以快速减重。它适合所有要减肥的成人或孩子，由于大部分素食烹饪时间较短，非常适合家庭烹饪。需要注意的是，它对能量的限制比较严格，要求每日总能量要在 1 500 千卡左右。

最佳快速减肥饮食是饱受争议的低碳水高脂肪的阿特金斯饮食法。心脏病专家罗伯特·阿特金斯（Robert·Atkins）博士创建了该方法，并在 1972 年出版了《阿特金斯饮食革命》一书。然而 2000 年，博士本人患上了与肥胖相关的心肌病。2003 年春天，72 岁的他不幸摔倒，导致脑部重伤而去世。这个饮食法能够快速减重，受到众多减肥者的青睐，但是需要注意的是，在健康饮食、心脏健康以及总排名上，它排名倒数！该方法建议多吃高脂食物，可以吃任何动物的脂肪，如家畜、家禽、海产品、蛋类等；植物性脂肪食物包括植物油、橄榄油、坚果等。减脂原理是由于限制了碳水化合物的摄入，控制胰岛素的升高，从而限制脂肪的合成，减少了糖原储备，身体更依赖于储存的脂肪分解供能，导致体内结合水含量下降，体重减少。

类似的减肥饮食还有高蛋白或高脂肪、低碳水的膳食模式，比如更严苛的生酮饮食，对碳水化合物的限制更严格，几乎断绝其摄入（仅5克）。其他的原始人饮食、零碳水饮食、低碳水地中海饮食、低碳水高蛋白饮食等也都大同小异。

## 十、这样吃饭也能瘦

除了饮食习惯与模式，何时吃可能更重要。随机进食、零食唾手可得、频繁聚餐、进餐时间过长、饱食终日、不知道饥饿感等是目前肥胖、慢性病的罪魁祸首；一日二、三餐，每顿饭七八分饱是很多人保持瘦身纤体的方法；一些慢性病人、老年人，尤其是糖尿病病人，则需要少食多餐，以避免餐后高血糖、餐前低血糖，这些都是常见的吃饭方式。

下面说一下断食，它不同于节食。节食，节制饮食，可能一天三顿饭照常吃，但吃得少，重点是“量”的减少。而断食，强调的是中断、禁止，也叫禁食。在一定时间内，只喝水、黑咖啡、茶水，或者鲜柠檬水、百香果水、蔬菜汁，完全不吃固体食物，被称为“液断”。断食的持续时间，可以是一天中禁食一段时间，几小时之内不进食；可以是一天、两天、三天或更长的时间都不吃固体食物。

最简单的断食方式，是一天中的大部分时间不吃食物。比如16∶8模式，16个小时中断饮食，而把进食时间限制在8小时之内。也可以一天一餐，吃早餐或晚餐，而断食22或23小时，一两个小时之内吃够身体需要的食物。一天中只吃晚上一顿大餐的断食方法也叫勇士断食法，创始人是快速减脂界久负盛名的奥利·霍夫梅克勒（Ori Hofmekler）。这个断食方法最早用于军营，以便帮助士兵保持体力和战斗力，后来扩散到健身圈，流行至今。轻断食则是每天吃少量食物，女生只摄取 500 千卡能量的食物，男生摄取 600 千卡能量的食物。一周可以选择两天轻断食，比如周一、周四。

为什么要断食？实际上，这是一种非常古老的饮食法，一种很好的养生方式，一种生活态度或者是一种归于宁静的追求，而减重只是“附赠品”之一。许多研究表明，间歇性禁食的一些益处，并非完全来自减轻体重的影响，还包括改善血糖、血压和心率的作用；提高耐力和减少腹部脂肪；延缓衰老、激活免疫功能、延长端粒的长度；让肝脏得以休息、促进胃肠道的自洁作用。

“饥一顿，饱一顿”“进食与饥饿”的能量供给，与人类狩猎采集者的饮食方式契合。对于远古的人类祖先来说，饥饿是生活常态，他们很少能一天吃上四五顿。非洲大草原上的祖先狩猎捕食动物，吃不甜的野生浆果。而猎食动物并不容易，保存食物不变质也是难题，所以打猎成功后，常常会狼吞虎咽一顿，吃饱喝足后大部分时间优哉游哉。因此人类的基因，就是在食物匮乏，偶尔可以大吃一顿的环境中进化来的。

而人类以碳水化合物为主要能量来源的生活方式只有 3 000 年，高糖、高蛋白质、高脂肪食物，足量供应的现代饮食方式，只有不到 50 年的时间。因此人体基因自然演进的过程，远远落后于饮食结构和习惯的改变，这也是人体并不适应目前定时定点填鸭式的饮食习惯的遗传基础。

在流行病学研究中，现代人被动饥饿的实例证明了断食的好处。2009 年 8 月美国国家科学院的一篇论文显示，1929 年至 1933 年美国大萧条时期，无数人饿着肚子，更别说按时吃一日三餐了，偶尔饱餐一顿是最大的奢侈。然而，美国德雷塞尔大学的约瑟 • 塔皮亚（Jose Tapia）教授发现，在这 4 年间，人口整体健康状况得到改善，几乎各类人群、各个人种、不同年龄段的人死亡率都下降了，整体人口的预期寿命增加了 6 年。

许多动物生病或受伤后，会本能地断食，躲起来不吃不动，直到身体恢复为止。动物的冬眠，也是断食的一种表现方式。最新的动物实验表明，适度的饥饿或断食可能为身体带来一系列有益的生物效应，延长了寿命。《自然·代谢》新发表的一篇论文，是美国的研究团队设计的小鼠实验。16 周后，吃得少的实验小鼠都达到了一定的减重、减脂效果。但是令人惊讶的是，那些吃得少但从不断食的小鼠寿命比吃得少又断食的小鼠寿命平均短了 8 个月！这意味着，仅仅只是吃得少可能对健康不利。另一组实验则表明，即便不限制食量，只要每天断食，比如一天限定在 3 小时内喂食，小鼠也能像限制食量一样改善血糖和肝脏代谢。相比之下，吃得少并断食的方法，可以减轻老年小鼠的虚弱状况，延长小鼠的寿命。这些实验结果说明，代谢健康和延长寿命看来不仅和“吃多少”有关，也与“何时吃”有关。

“民以食为天”是人们的生存根本。以上我们只是探讨了产能的三大营养素与健康的关系。而其他营养素，如维生素，宏量矿物元素（钙、磷、钾、钠、镁、氯、硫），微量矿物元素（铁、锌、硒、铜、锰、铬、钴、镍、钒、硅等），有机酸，有机化合物以及乙醇等物质，都与健康或疾病密切相关。吃得适量、均衡、多样、天然、少加工、少烹饪是人们饮食关键所在。还要注意，最好摄入来自世界各地的饮食，目的是采集不同地区的营养元素。

另外，在食物极度丰富、竞争压力很大的当下，我们不需要、也不可能做到每一次进食都是十全十美，每天都能规律运动、睡眠。偶尔吃一点不健康的美食、食欲暂时失控、无法坚持运动，偶尔的失眠、焦躁或抑郁等都对健康的影响不大，重要的是及时恢复日常的健康生活方式。只要我们做到 80% 的时间吃得健康，坚持良好的生活方式，我们的身体就能够保持良好的状态。

脂肪和肌肉是两种不同的组织，它们之间不能直接相互转化。但脂肪和肌肉等的起源细胞，又称为人体原始未分化细胞、干细胞，具有多向分化潜能和自我复制的能力，它们是哺乳类动物各组织器官形成的原始细胞。在一些特定情况下，这些墙头草似的干细胞可按照人体的需求，分化为脂肪细胞或肌肉细胞。

我们知道，身体是由肌肉、骨骼、脂肪、水和矿物质等成分构成，其组成成分和比例反映了人体的内部结构特征，成为衡量和监测人体健康状况的重要指标。

男性和女性的身体成分比例各有不同，比如肌肉、脂肪的比例。男性肌肉较为发达，占体重的35% ~ 45%；脂肪含量比较低，占体重的15% ~ 18%，因此肌肉一般是脂肪的3倍左右。而女性肌肉占比要低于男性，肌肉占体重的25% ~ 35%，而脂肪含量较高，占体重的20% ~ 30%，也就是说，女性的肌肉与脂肪所占比例大致相同。

身体的运动是通过肌肉收缩和舒张，带动骨骼的位移产生的。而脂肪是重要的能量来源，经常会被储存起来，供身体能量短缺时使用。肌肉与脂肪对于身体都非常重要，缺一不可，尽量使身体成分保持在一定的比例范围，而不要过于失调。

30岁以后，人体的肌肉含量会以每10年约3% ~ 8%的速度衰减，而60岁以后，肌肉衰减得会更快，导致的后果远比容貌上的变化更严重。与此相反，随着年龄增长，脂肪含量却逐渐增加，其分布也发生了相应改变。除了饮食因素影响，适当的运动是维持肌肉脂肪比例以及分布的最重要手段，某种程度上说，这就是延缓衰老，预防、治疗疾病的最经济最有效的方法。

## 一、增肌与减脂

有人认为干细胞无所不能，未来似乎可以治愈一切目前无法治愈的疾病，如阿尔茨海默病、帕金森病、心肌梗死等。你可能还曾看到广告说注射干细胞能延缓衰老或者用干细胞美容，例如用脂肪干细胞填充面部、胸部、臀部等。

人体有许多干细胞，如脂肪干细胞、肌肉干细胞、上皮干细胞、造血干细胞、神经干细胞、骨髓干细胞等。近年越来越多的研究发现，似乎并不存在永久性细胞，即出生时是哪类的细胞，一生就是这类细胞，永久不变，不能再生。如前文提到的，在动脉斑块形成过程中，血管平滑肌细胞可转化为类巨噬细胞。被称为“多能”的干细胞具有强大的自我更新及分化潜能，基因表达情况会受到人的饮食、心理和行为的影响；同样，干细胞也会因地制宜改变其功能与构造。

在正常情况下，成年个体组织中的干细胞大多处于休眠状态，在某些病理状态或一些外界因素诱导下，可以表现出不同程度的分化和更新能力。运动时，肌肉、骨骼、肌腱组织等会被修复重建，尤其是肌纤维受到压力后，会产生轻微损伤。于是这些组织细胞就会分泌相应的因子发出“诉求”，身体各个部位成体干细胞被招募到运动部位周围，穿过毛细血管壁，进入“受损”组织中分化为新细胞，以此来匹配相应组织。如脂肪干细胞能分化为肌肉、血管、神经和骨骼的各型细胞。脂肪细胞储存的能量释放也需要增加血流量或“铺设”新的血液循环，以便有效地保障能量供应。锻炼到一定程度，就会刺激新肌肉纤维生成，强健骨骼及肌腱，重塑身体，提高基础代谢率、加快呼吸、提升心率及促进胃肠蠕动。运动完成后，能量消耗、脂肪分解仍在持续，甚至诱导脂肪细胞凋亡。

除了干细胞的转化，不同细胞与邻近或远隔组织、器官的细胞时刻进行着沟通，细胞分泌细胞因子就是其中一种沟通形式。自 2000 年发现肌肉收缩能够释放白细胞介素 -6 以后，又发现了越来越多的运动因子。运动因子被定义为响应急性和 / 或慢性运动而释放的信号，通过内分泌、旁分泌和 / 或自分泌途径发挥作用。大量器官、组织和细胞会释放某些因子，包括骨骼肌（肌肉因子）、心脏（心肌因子）、肝脏（肝脏因子）、脂肪组织（脂肪因子）和神经元（神经因子）。

临床上应用的很多药物都是聚集于细胞因子研发的，比如脂肪因子脂联素、心肌因子脑利尿钠肽等。科学家们也在不懈地研发不用运动、不用控制饮食就能保持健康、苗条的药物。但是任何一种新药从研发到临床应用，都要经过漫长的历程，探索、修正、再实践，往复多次，才能达到预期结果。单纯的棕色脂肪与白色脂肪分泌的因子就有上百种的差异，如果你等待这些药物上市，恐怕在有生之年很难等到。与其坐以待毙，不如主动运动，激活自身的运动因子为健康保驾护航。

比例匀称的体型，健硕发达的肌肉，是对心脑血管最好的保护，代表了一个人自控性、自律性以及对自身健康管理到位，还是一个人拥有聪明的大脑与敏捷思维的体现。

## 二、肌肉被称为人体第二心脏

心脏的重要性是不言而喻、毋庸置疑的。它从人出生的那一刻起就在不停地搏动，心脏停止跳动了，人的生命也就结束了。为什么肌肉被称为人体的第二心脏？

心脏最主要的功能是泵血，全身的血液循环是靠心脏一下一下地收缩，把血液泵入血管中，然后流遍全身。由于毛细血管遍及身体各个角落，特别是脚和小腿的毛细血管，离心脏最远，血液从心脏流到脚尖，单靠心脏这一个“泵”的力量显然是不够的，弹性良好的动脉也参与其中，因此功能正常的血管也很重要。流进毛细血管的血液要回到心脏，流回去的血要是没有足够的“压力”，就很难顺畅地流回到心脏。这时，大、小腿的肌肉就像“泵”一样，压迫血管使血液回流，经小静脉、大静脉，浅静脉、深静脉，最后流回到心脏。双腿是身体的枢纽，分布着人体 50% 的神经、50% 的血管，流淌着 50% 的血液。肌肉越发达，收缩越有力，就越能够使静脉血液回流至心脏，协同心脏顺利地完成血液循环过程。

2023 年 5 月 20 日，在欧洲心脏病学会心力衰竭大会上发布的一项研究成果显示，曾患心肌梗死的人，如果腿部力量强劲，未来发展成心力衰竭的可能性更低。因此，锻炼双腿是保持健康的一大关键要素。长期运动的人，肌肉非常发达，就是为心脏减负，这也是许多运动员的心率比较低的原因。心脏负荷低，心脏劳损就会比较低，从而延缓了心肌的老化、退化。如果心脏功能一直保持强大，一个人整体机能就会健康。

由于心脏、大脑这两个重要器官都在上半身，因此不只是下肢肌肉，发达的上肢肌肉更有利于促进心脏、大脑侧支循环的建立。所以，肌肉素有人体第二心脏之称。

## 三、干吃不胖的快乐

肌肉发达，食量很大也胖不起来，可以适当地满足自己的口腹之乐，穿衣又有形。因为肌肉是消耗能量的主力军：安静状态下，同样重量的肌肉耗能是脂肪的 3 倍，肌肉能够消耗人体总静息代谢 20% 左右的能量；而在进行各种运动时，肌肉消耗的能量会成倍增加。

同时，骨骼肌是建构人体最大的软组织。它的主要功能是产生身体运动，肌张力对于维持身体姿势和平衡也是必不可少。肌肉还是关节和骨骼的保镖，强壮的肌肉有助于预防各种骨关节伤痛，如膝关节痛、腰背痛等。肌肉量越大，骨密度越好，肌肉量下降是导致骨质疏松症的主要原因。

骨骼肌对血糖的调节起着重要作用。随着年龄的增长，肌肉含量下降，不仅会导致身体活动能力下降，还会对代谢产生不良影响，包括静息代谢率的下降、人体脂肪组织堆积和葡萄糖耐受不良，以及增加患 2 型糖尿病和心血管疾病的风险。此外，在人体出现慢性衰竭、能量匮乏时，占肌肉 20% 的蛋白质可以作为氨基酸和能量的储备来源。因此，肌肉是保障生活质量的生理基础。

运动是缓解焦虑、抑郁最好的方法。人们普遍认为，任何形式的刺激都会成为个体的压力源，例如身体、心理、环境或社会刺激，只要超过人体自然调节能力，就会对人体自身的稳态产生积极或消极的影响，从而引起从生理到心理的压力反应，甚至可以导致心血管、免疫、消化、呼吸、代谢等系统的一系列病理变化，以及焦虑、抑郁、疲劳不适等心理反应。

运动科学家提出的交叉压力适应假说认为，经常运动使机体持续或反复暴露于特定压力源下，会让人对应激反应逐渐适应，从而降低对压力的反应性、灵敏度。当面对新刺激时，过度的压力反应和压力症状也会减少。当前，很多人时常处于抑郁与焦虑的状态，研究表明运动与最好的抗抑郁或抗焦虑的药物同样有效，甚至胜过这些药物。运动不但经济有效，没有副作用，而且会减少病情复发。

除此之外，运动能促进机体产生更多的内啡肽，激活大脑奖赏中枢，让人快乐起来。有研究表明，运动还能减少疼痛因子的生成，清除血液中的肿瘤坏死因子，降低机体对疼痛的敏感度，起到强大的抗炎作用，避免血栓形成。

## 四、越胖越傻

“脑满肠肥”一般作为一个贬义词，形容肥胖的人饱食终日、无所事事。那肥胖会导致痴呆吗?

在医学网站查找相关文献，输入“痴呆”与“肥胖”，共能得到 2 000 多篇涉及不同年龄、不同层次（疾病、经济收入、心理状况、防控等级等）的相关文章。综合的结论是：要想预防痴呆，最好的措施是终身保持健美的体型与良好的代谢指标（血脂、血压、血糖、血尿酸等）；趁年轻，身体状况良好的时候，抓紧时间控制体重，因为肥胖是目前最有可能改变的痴呆症风险因素；超过 65 岁，健康状况下，减重太快反而会诱发痴呆，而有慢性病的老年人，就不要减肥了，胖一点可以预防痴呆。

聪不聪明与什么有关呢？很多人认为，脑袋大更聪明，但是阿尔伯特·爱因斯坦（Albert Einstein）的大脑重 1.22 千克，而成年男性大脑的平均重量约为 1.35 千克，成年女性大脑平均比男性轻 99 克（2 两左右）。

长久以来，人们认为脑细胞之间突触的连接数量决定了一个人的聪明程度。但研究结果显示，2 岁儿童的脑细胞之间的连接数量比成年人多得多。随着孩子的成长，连接的数量减少了，这个过程被称为修剪。据估计，从 2 岁到青春期，每 24 小时就有多达 200 亿个连接消失。正是因为大脑剔除了无用的连接，刺激信号才能便捷快速地传导，人的思维才变得更敏捷高速。大脑中看、听、说、写、读、走所对应的视觉、听觉、运动皮层、记忆中枢等各个区域整合的协调性及反应速度，直接影响了一个人的智力水平。

那为什么说运动能使人变得更聪明呢？实际上，不论打球还是跑步，都能够让大脑不同部位的联系不断地得到强化，使反应变得更快、更高效，弹奏乐器也是如此。

以打羽毛球为例，看看打一场球，大脑是如何高效运转，变得更聪明的。打球时人要盯住球，球的视觉信号通过眼睛从视神经传递到位于大脑枕叶的初级视觉皮层；与此同时，运动皮层协调人的手和脚进行移动；球友之间沟通交流的声音发送到位于颞叶和顶叶的联合区。这些不同的信息最终会到达前额叶，这是智人大脑最高级的意识和功能的中枢，它发出最终的指令告诉球员，怎样接住球并打好。

如此下来，看似简单的一个对打回合却调动了大脑的视觉中枢、听觉中枢、运动皮层、顶叶和额叶之间的整合，大脑的不同区域必须共同努力才能完成打球这一任务。当然人们练习得越多，打得越好，而打球这一程序在人的大脑中运行的效率也就越高。颠扑不破的一万小时定律的锤炼，是任何人从平凡到某个领域专家或大师的必要条件。

运动让人可以在更基础的细胞层面上改变大脑的运行模式，运动使人变得更聪明！可以留意一下，你自己身边的人或是公众人物，成功的企业家很多是出身于体育界。

实际上，细胞连接透露了人的生活方式。一项有数百人参与的复杂试验表明，大脑的不同部分连接较为紧密的人，也同时拥有如情绪稳定、良好的记忆力和专注力、高学历以及不滥用毒品等优秀品质。而那些具有易怒、管控不了自己的行为与情绪，沉迷于游戏、手机等坏习惯的人，他们大脑里的相关区域连接会很差。

许多优秀品质，比如好记性、高学历、强自律性等在大脑里都有记号，除此之外，好身材也标记了积极信号。人的大脑决定了人的想法和行为，思想和行为也可以反过来改造人的大脑。也就是说大脑是由人的生活方式掌控的，而不是反过来。人们要改善大脑不同部位之间的联系，最重要的是规律进行体育锻炼，良好的身体状况会让人越来越聪明。

## 五、怎样运动

当我在健身房跑步机上汗流浃背变速跑时，常常看到旁边有人一边运动，一边悠闲地听歌，或者欣赏电视剧、电影或其他多媒体内容。我不会这样做，因为一心二用的运动效果不好。

千万不要觉得溜溜达达散步或者椭圆机上匀速运动，就是在做有氧运动；也不要觉得动起来，就比蜗居在沙发上看着视频吃着水果零食好。如果运动不能充分调动心肺功能，让人汗流浃背，就说明这样的运动并不是有氧运动，也不能获得运动的好处。

有氧运动（aerobic exercise），也被称为耐力运动，如快走、跑步、广场舞、太极拳、骑自行车和游泳等，指的是身体大肌群有节奏的、较长时间的持续运动，引起心率加快、呼吸急促。而是否能够减重塑形，取决于运动的强度、频率和持续时间是否足够。一般推荐的有效运动是中等强度运动，目标心率（次 /min）可以简单地用公式“170- 年龄”计算，达标后的心率要保持 20 ～ 30 分钟。

这个计算公式是怎样得来的呢？通常运动强度用心率来衡量，心率随运动强度的增加而升高。当运动强度增加到一定水平，心率不再随运动强度增加，而达到了极限状态，被称为最大心率。你可以到医院或健身中心，通过运动负荷试验直接测量自己的最大心率，也可使用公式推测：最大心率 =207-0.7 × 年龄，后者适用于所有年龄段和不同体能水平的成年男女。比如 50 岁的人，通过 207-0.7 × 50 计算能得出其最大心率是 172 次 /min。一般常用最大心率百分数监测体育运动强度。低强度运动的心率大约是最大心率的 55% ~ 65%，如走路的人，心率为 95 ~ 112 次 /min；中强度运动的心率是最大心率的 65% ~ 75%，如慢跑的人，心率 112 ~ 129 次 /min；高强度运动的心率是最大心率的 75% ~ 90%，如快跑的人，心率 129 ~ 155 次 /min。

然而运动强度过大、心率过高可能会导致危险，在运动中一定也要注意感受自己的呼吸变化和主观体力感觉。过量的运动会适得其反，运动也会成瘾，凡事都有金发女孩效应，要适可而止。运动是为了身心健康，这是前提、根本与目标，不能本末倒置。

要想达到事半功倍的效果，可以把“正念”运用到运动中。简单地说，锻炼要一心一意，全神贯注，将注意力集中在当下的运动中，体会运动时的身体感觉。

运动的好处已得到广泛证明，并且在多个器官系统中都得到验证，能够增强机体的恢复能力、延长健康寿命、提高生存质量。细胞层面的生物学机制在于运动因子改善了心血管、代谢、免疫和神经系统的功能，并具有抗衰老的作用。因此，你想加强哪个器官、系统的功能，或消除哪里的病灶，可以试着把意识集中在那里，专心去体会，达到身心状态的全面提升，逐渐进入心流的状态。

在运动时注意力越集中，就越有助于锻炼肌肉。注意力水平会影响神经和肌肉细胞的反应，所以无论是快速奔跑还是走楼梯，如果你专注于每一个动作，比如摆臂、扭动脊椎及转髋；跑步时，集中精力让空气充满你的肺部；上班爬楼梯时，可以关注每爬一段时，小腿与臀部肌肉的活动。因此，把正念运用于各种运动中，是提高锻炼效果的先决条件。

40 岁后要注意增加抗阻训练。通过对抗外部阻力来增强肌肉力量、肌肉维度和爆发力，才能保证运动效果，所以肌肉的抗阻训练必须有，也称为力量训练，无氧运动（anaerobic exercise）。否则就像我们在临床上常常看到的，很多人的心包内、外一层油，即心外膜脂肪、心包脂肪的增厚，以及全身肌肉的衰减、肌少症的增加。

这种训练方式在执行过程中，主要的能量代谢方式是无氧供能。如举重、短跑、短道速滑、跳跃、投掷、摔跤等一些高强度运动，需要全力运动，强度较高，需要爆发力。运动过程中就像没有空气的人要窒息了一样，只能坚持几秒或几分钟的时间，之后肌肉力量就会开始衰竭。由于肌肉缺乏足够的氧气用来“燃烧”如丙酮酸等能量代谢产物，这些代谢产物就会堆积，人会有灼热酸痛感，告诉机体肌肉即将无法支撑。这是一个非常有用的信号，表明运动到位了。坚持住，意味着预定目标即将实现，所以酸痛感即安全感！意味着肌肉耐力得到增强，脂肪开始燃烧，肌肉线条得以显著塑造，身体会更加紧实，体型变得更加凹凸有致。

无氧运动难以持续很长时间，并且运动后疲劳消除的速度较慢。但是肌肉这种酸胀的感觉却胜过最好的镇静催眠药，你是否有这样的感受，力量训练后睡得很沉、很香，所以无氧运动能够提高睡眠质量，提高身体性能。

总之，有氧与无氧运动的组合更契合人体 30 多亿年的基因进化结果。每周在以有氧运动为主的前提下，做 2 ～ 3 次的抗阻训练，更符合人类祖先在非洲大草原上的生活，时不时遇到狮子、老虎等猛兽，拼命奔跑逃离死亡的生活状态。但如果锻炼时间有限，首选的是有氧运动。

老年人的锻炼目的是预防跌倒、骨折和其他与年龄增长相关的健康问题。运动形式要多样化，兼顾不同的肌肉群，如维持姿势、平衡，以及完成站、坐、行、蹲等日常活动所要用到的肌肉群，要有意识地进行功能性力量训练。增强与人体活动有关的腿部、背部和核心肌群等大肌群的力量，会有助于改善肌肉平衡和协调性，减少因肌肉无力导致的跌倒风险。核心肌群的锻炼，对于运动中身体姿势的保持、身体平衡的控制等都起着重要作用。还要注意多维度、多关节、深层小肌肉群的训练。

肌肉的记忆性、耐受性、代偿能力非常强，长期固定的运动形式不但缺少趣味性，主要是不能有效健脑益智。舞蹈、瑜伽、太极拳、园艺或体育等娱乐活动也被认为是多组分、多层次的运动，因为它们通常包含多种类型的身体活动。

为什么要选择羽毛球与游泳？医学权威杂志《柳叶刀》上曾经发布了一项研究，英国牛津大学历时 5 年研究统计了 120 万人 75 种运动发现，对人的精神和身体健康收益最高的运动排序，第一名是挥拍运动（包含乒乓球、网球、羽毛球等），能降低 47% 的死亡率；第二名是游泳，能降低 28% 的死亡率；第三名是其他中低强度的有氧运动，能降低 14% 死亡率。为什么是这样？

首先，挥拍运动更契合人类骨子里的竞争需求，人体的基因有 30 多亿年之久，如果将截止到目前的人类发展史浓缩成 24 小时，在 23 点 40 分之前，人类都是处于农业时代。直到 23 点 59 分 40 秒，也就是午夜前 20 秒，人类社会才进入工业化时代。到了 23 点 59 分 59 秒，也就是 24 小时结束前的一秒钟，人类才进入数字时代（即开始使用互联网）。也就是说，当代人在基因上与那些生活在 100、1 000 甚至 10 000 年前的人类是相同的。

《人类简史》里提到人类在竞争过程中获得的成就感，和人的其他本能一样，都是进化过程中留下的产物。最初，因为可利用资源有限，人类不得不竞争。比如原始社会里，人们捕猎一头鹿时要与动物竞争，谁抢到了猎物，谁就更能生存下去，还要与其他人竞争。好斗对抗、物竞天择、适者生存是人类进化之道。肌肉的训练，对抗性的争斗，挥拍类的运动是提升脑力与体力最好的项目，是能够使总死亡率降低最多的运动。

其次，挥拍运动抵抗大脑衰老效果最好。从 40 岁开始，人的大脑每 10 年萎缩 5%，所以 70 岁的大脑相较于年轻时，最多萎缩了近 20%。大脑萎缩影响着人的记忆、推理技巧甚至情绪。如何对抗大脑萎缩造成的影响呢？为什么有些人的大脑比其他人退化得更快？所有的运动都会增强掌管记忆和学习能力的海马体的功能与神经元数量，尤其是有氧运动，比如健走。而手眼协调的挥拍运动使大脑皮层的厚度增加最多。这个部位负责复杂思考，皮层越厚思维越敏捷，越聪明。人衰老时，大脑皮层萎缩也最多。最新的科学研究显示，增强人类特有的新皮层功能与结构的方法，除了挥拍运动，学习一项新知识、新技能，保持终身学习也是一种延缓大脑萎缩的方法。

第三，挥拍运动是与人沟通交往，获得社会支持的平台。作为社会人，要有一个工作之外的社会支持系统，要与人面对面交流沟通。小屏与大屏的多媒体可能是造成很多人幸福感降低的罪魁祸首，它们不仅制造了不切实际的欲望，让人在欲望和能力不匹配的鸿沟之间焦虑。飞速发展的传媒，也弱化了人对家庭和社群的依赖，把人的交往异化为人与机器的互动，人类情感质量下降是必然的。尽管沟通工具越来越便利，但是当代越来越多的人感到孤独、焦虑与不确定性。

培养一个爱好，建立一个平台，要有意识地让自己融入体育锻炼的群体之中。因为体育运动带有一定的竞争性、情节性和趣味性，不仅能提高个体的情绪，培养活泼愉快、开朗合群的个性，而且能够塑造勇敢顽强、机智果断的心理品质。更重要的是，定期与不同专业的人互通有无，通过共享、社交互动，接触不同环境来提高自身认知水平，促进个体与社区、团队的合作性，社会的包容性，从而避免个体可能面临的耻辱感、社交焦虑或孤立，更有助于提升个体健康、满足感和幸福感。

打羽毛球与其他对抗运动（篮球、足球）相比运动寿命更长，与其他挥拍运动（网球、乒乓球）相比娱乐性、普及性、大众化更强。

要打好羽毛球，平时也要学习相关知识，并且还要进行抗阻、核心肌群、手指灵活性、脚踝力量与移动性的训练，所以经常打羽毛球的人身体的协调性、平衡性、大脑的反应都更好。这样的锻炼使得人在躲避突如其来的危险时，都会更机敏，甚至在跌倒的过程中也会无意之中矫正姿态，伤得更轻。

50 岁之后的人，为了保护负重的膝关节，锻炼全身肌肉，节省时间，可以将运动逐渐转向以游泳为主。如每周打羽毛球 1 ～ 2 次，游泳 3 ～ 4 次，抗阻训练 1 ～ 2 天，休息 1 天。

## 六、运动的几个要点

### 身体活动不等于运动锻炼

有人经常说，自己的工作就是体力活儿；还有人说，上、下班都是步行；或者每天干家务活儿就很累了，诸如此类，那么这些活动能够代替体育锻炼吗?

身体活动是任何由骨骼肌产生、需要消耗能量的活动，包括休闲活动、家务活儿和走路上下班等。因为工作中往往伴随高速或快速运转的思维活动，就会伴随一定的压力与焦虑。2018 年鲁迪·辛哈赖（Rudy Sinharay）等研究人员发表在《柳叶刀》上的一项研究显示，沿交通干道步行锻炼的益处，会被空气污染带来的不利健康影响削弱。对于患有慢性心血管系统和呼吸系统疾病的人来说，更是弊大于利，因此还不如不锻炼。另外，家务活儿也与有意识的、释放压力、心态平和的体育锻炼截然不同。锻炼身体或称为体育运动，一般指进行有计划、有安排、重复和有针对性的身体活动，以改善或维持身体健康、体能为主要目标。

### 运动前要热身，运动后要冷身

运动前后的热身与冷身运动很重要，目的是放松和伸展肌肉、提高关节活动度和心血管的适应性，有助于预防运动诱发的心源性猝死、心律失常等不良心血管事件及运动性损伤。运动后的冷身放松运动在训练中也必不可少，通过逐渐降低运动强度，可以保证血液的再分布，避免由静脉回流突然减少导致的运动后低血压和晕厥的风险。

### 运动量要足够大、高强度间歇运动更能减重

通常我们会说运动要坚持“357”，即每次运动持续时间至少 30 分钟，一周最好 5 次，目标心率“170- 年龄”（次 /min）。但“357”的运动量不能够达到减肥的目的，要想减肥必须超过这个运动量。2014 年，19 127 人参与的前瞻性队列健康研究验证了这一点，只有超出当前建议的

成年人运动量才能减肥。

对于某些人来说，如果能做更激烈的高强度间歇性运动效果会更好，而且运动时间更少。间歇性运动，顾名思义，重点是“间断”“停歇”，可以是较大或次最大强度运动，与低至中等强度运动的交替；或者对体力活动水平较低或患有慢性疾病的个体来说，快走与慢走的交替；也可以将其融入日常生活中，如在上下班途中的快、慢速步行或快、慢速爬楼梯运动的交替。

间歇运动能够更好地消耗能量，所以不但对减肥效果好，而且对于保持血管弹性、心肌收缩及舒张功能也很好。

肥胖以及高甘油三酯血症等血脂异常，大多数是生活方式导致的，如果过分依赖药物就不会达到预期效果。大多数胆固醇升高则是基因或代谢紊乱导致的，完全拒绝药物也并非良策。

特别提示：

请经诊断并在医生指导下合理使用药物，不可自行服药。

经常有些人检查出了血脂异常，或者发现血压高了，但就是不想服药，想当然地认为仅凭改良生活方式就能恢复正常；或者有人服用了一段时间的药，症状改善了，指标正常了，便停药了；也有人担心一旦服药就停不下来了，诸如此类。还有一些人恰恰相反，尤其是肥胖的人，因为他们知道控制体重很难，坚持好的生活方式更难，所以就想通过吃药、打针来控制血压、血脂、血糖等；或者为了减肥，也不管药物贵贱，只求立竿见影，追求短期疗效，常常不计后果；还有一些人抱着早用药早受益的想法，希望吃点药预防一下……世界就是如此多元，人人有自己的选择，难以用某一专业视角“统一”大家的步调。

《中国血脂管理指南（2023 年）》给出了一个值得借鉴的结果。从 1968 年开始美国与衰老伴随、年龄相关的冠心病死亡率就呈现出下降趋势，1980 年到 2000 年下降超过 40%，其中通过控制动脉硬化危险因素的贡献占 44%，疗效最显著的治疗是降胆固醇措施。这一结果对我国的疾病控制有参考价值。有研究显示，近年来美国冠心病的发病率和死亡率又呈上升趋势，这源于肥胖人群增多和社会的不平等。

## 认识化验单里的血脂

化验单里的血脂项目包括总胆固醇（TC），它是由低密度脂蛋白胆固醇（LDL-C）和高密度脂蛋白胆固醇（HDL-C）等构成的。载脂蛋白 A1（ApoA1）主要是高密度脂蛋白的载脂蛋白，所以两者的检测指标是正相关关系；而载脂蛋白 B（ApoB）则主要是低密度脂蛋白的载脂蛋白，两者之间也是相伴相随的关系。甘油三酯（TG）和脂蛋白 a［Lp（a）］也是常规检测项目了。此外，部分医院血脂化验中还包括小而密低密度脂蛋白胆固醇（sdLDL-C）、其他脂蛋白颗粒或亚组分等检测。

临床上将血脂异常分为高胆固醇血症；高甘油三酯血症；胆固醇与甘油三酯都高的混合型高脂血症；低高密度脂蛋白胆固醇血症等。

哪些人应该定期检测血脂呢？一些特定人群要特别注意，至少每3～6个月就要检测1次。比如有冠心病、脑卒中、周围血管病等动脉粥样硬化性心血管病病史的人；有高血压、糖尿病、肥胖、吸烟等危险因素的人群；有早发性心血管病家族史的人（指一级直系亲属中有男性在55岁前或女性在65岁前患有缺血性心血管疾病者），或有家族性高脂血症家族史的人；皮肤或肌腱黄色瘤及跟腱增厚者。

而对于大多数普通人的血脂筛查要做到：20到40岁的人至少每5年检测1次；40岁以上男性和绝经期后女性则要每年检测血脂，以便早发现，早防控。

## 一、降胆固醇治疗

要想控制动脉粥样硬化，降胆固醇是治疗的主要措施之一，那么胆固醇降到多少才好呢？需要注意的是，很多人往往根据化验单上备注的参考区间“正常范围”判断检验结果高低，进行自我诊断，来决定是否需要治疗。这是相当一部分人常犯的错误，也是导致某些心脑血管疾病病人治疗不到位，不断复发的主要原因！而所谓“正常”参考范围，指的是无心血管疾病和危险因素的健康人群正态分布数值，而对于已有冠心病、高血压、糖尿病等的慢性疾病的病人来说，可能就是不正常了。要控制到怎样的血脂目标，临床医生会根据个体情况，结合其基础疾病、靶器官损害程度、风险因素等分级、分层来制订个体化方案。

《中国血脂管理指南（2023年）》将血脂异常病人分为了低危、中危、高危、极高危和超高危人群，不同危险分层对应低密度脂蛋白胆固醇不同的达标值。健康人群发生心血管事件的风险较低，这类人群控制在3.4mmol/L以下；有高血压、吸烟、肥胖、慢性肾病3期或4期的病人等属于中、高危人群，需要控制在2.6mmol/L以下；40岁以上的糖尿病病人，有冠心病或曾发生过心梗、脑梗、做过心脏搭桥或支架手术的病人，属于极高危人群，需要控制在 1.8mmol/L 以内，且应较基线（即未经治疗时的血脂水平）降低幅度 50% 以上；而多次发生心梗、脑梗的病人则属于超高危人群，应遵循“1450”方案，即需要控制在 1.4mmol/L 以内，且应较基线降低幅度超过 50%。

特别要提醒合并患有糖尿病、代谢综合征、肥胖及高甘油三酯的病人，应该以非高密度脂蛋白胆固醇[⑩]作为首要控制目标。尤其对于中度以上严重的高甘油三酯血症病人，空腹血脂检测到的低密度脂蛋白胆固醇水平往往较真实情况偏低，不准确。2017 年美国内分泌协会《2 型糖尿病综合管理指南》首次将超高危病人的低密度脂蛋白胆固醇目标值设为 1.4mmol/L，而相应的非高密度脂蛋白胆固醇目标为 2.1mmol/L。

2021 年全球心血管疾病研究领域领军人物、美国国家科学院院士、哈佛医学院尤金·布劳恩瓦尔德（Eugene Braunwald）教授在欧洲心脏病学会《欧洲心脏杂志》专栏发表了题为 *How to live to 100 before developing clinical coronary artery disease：a suggestion* 的文章。其研究显示，不同个体低密度脂蛋白胆固醇维持水平不同，发生冠心病的年龄也不同。若其水平一直在 5.2mmol/L（200mg/dL）以上，发生冠心病平均年龄为 35 岁；若其水平一直维持在 2.6mmol/L（100mg/dL），发生冠心病平均年龄则为 70 岁。因此，Braunwald 教授建议，为了避免低密度脂蛋白（LDL）持续地侵害血管，个体应在“从生到死”的整个生命周期内，力争使 LDL-C 始终维持在 1.8mmol/L（70mg/dL）以下，这样患病年龄有可能延迟到 100 岁后，即在大多数人的有生之年可以避免冠心病的发生。

⑩ 非高密度脂蛋白胆固醇（non-HDL-C）是指除高密度脂蛋白以外其他脂蛋白中含有胆固醇的总和，主要包括低密度脂蛋白胆固醇（LDL-C）和极低密度脂蛋白胆固醇（VLDL-C），其中 LDL-C 占 70% 以上。利用总胆固醇减去高密度脂蛋白胆固醇，即可获得非高密度脂蛋白胆固醇，非常简便实用。它是心血管病危险度的一个有力的预测因素，可以预测动脉粥样硬化的进展。

血液中脂蛋白胆固醇是哪来的呢？其大部分是由人体肝脏自身合成的，一般人们空腹采血化验得到的胆固醇主要就是这部分，还有小部分来自饮食，由肠道细胞吸收而来。因此，想要降低人体血液中胆固醇水平，要从以下三个方向采取措施：一是减少肠道胆固醇的吸收，二是减少肝脏制造的胆固醇，三是促进血液胆固醇的“回收”（如图 9-1）。

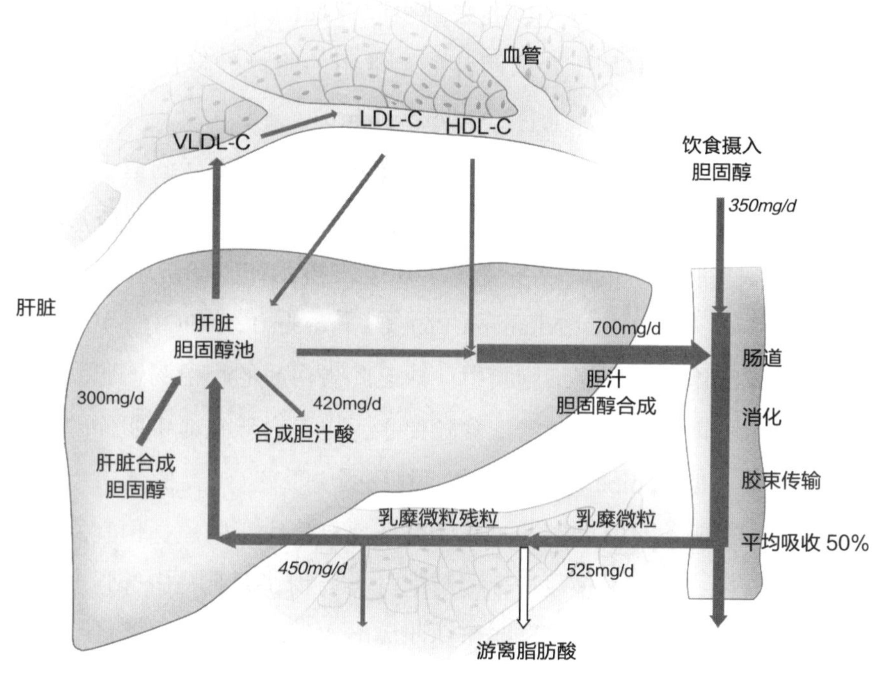


图 9-1

杂食性人类的体内胆固醇代谢模式图

斜体数字是根据肝脏摄取的乳糜微粒残粒的比例和肝脏胆固醇合成与全身合成的比例通过合理估计获得的。未被肝脏提取的乳糜微粒残粒被包括巨噬细胞在内的肝外组织吸收。VLDL-C，极低密度脂蛋白胆固醇；LDL-C，低密度脂蛋白胆固醇；HDL-C，高密度脂蛋白胆固醇。

**减少肠道吸收胆固醇**

20 世纪 50 年代，当人们认识到胆固醇是动脉粥样硬化的元凶时，降血脂药物的研发自此拉开序幕。1957 年发现的考来烯胺（Colestyramine）是胆汁酸螯合剂，或称碱性阴离子交换树脂。胆固醇是合成胆汁酸的唯一前体，在肝脏合成胆汁酸，随胆汁分泌到肠道消化脂肪；而超过 90% 的胆汁酸又会在肠道被重新吸收再次回到肝脏，进行肝肠循环。因此这类药物降胆固醇的原理是通过与肠腔中的胆汁酸结合，抑制其被重新吸收，促进胆汁酸被排出体外，以此来减少胆汁酸的库存，进一步刺激肝脏从血液中获取胆固醇用于合成胆汁酸。常用的胆汁酸螯合剂还有考来替泊（Colestipol）以及考来维仑（Colesevelam）。

近几十年，受体研究一直是药物研发的重点。对于肠道中各种脂质的吸收，人体肠道细胞进化出了各种受体和细胞膜转运蛋白，能够协助脂质进入细胞。胆固醇的吸收主要发生在十二指肠和空肠近端，一类叫作尼曼 - 匹克 C1 类蛋白 1（Niemann-Pick C1 protein 1，NPC1L1）的蛋白质位于肠上皮细胞的刷状缘细胞膜中。缺乏此蛋白质的小鼠肠道胆固醇的吸收大幅减少，即使高胆固醇的饮食随便吃，也不会导致血中胆固醇的升高。依折麦布（Ezetimibe）就是通过抑制尼曼 - 匹克 C1 类似蛋白 1 转运体来减少胆固醇吸收，并能够通过肝肠循环反复作用于肠道，但其降低胆固醇的幅度有限，目前大多数情况要与他汀类药物，尤其是中等强度他汀类药物联用，这样可以把低密度脂蛋白胆固醇水平降低超过一半。

除了用药，饮食管理也很重要。想要减少胆固醇的吸收，就要少吃高胆固醇食物。胆固醇只存在于动物性食物中，“四条腿”的家畜类红肉中胆固醇含量最高，其次是“两条腿”的家禽类白肉，含量最低的是“无腿”的鱼类等海洋生物。实际上，吃得少，控制能量摄入更关键。体内几乎所有的组织都有合成胆固醇的能力，而肝脏的合成能力最强，可将代谢产物转化为胆固醇。植物固醇在人体的肠道内可以与胆固醇竞争，从而减少胆固醇的吸收。

**减少胆固醇合成的药物**

肝脏是人体合成胆固醇最主要的器官，同时也是最主要的通过受体途径“回收”血液中各种脂蛋白及其残粒胆固醇的器官。而肝脏细胞为了维持内部胆固醇代谢平衡，合成的胆固醇越多，“回收”的胆固醇就越少；反过来，合成的胆固醇越少，“回收”的胆固醇就越多。另外，肝脏细胞表面受体越多，势必加强“回收”血液中脂蛋白胆固醇的力度，从而达到降低血液胆固醇的目的。

1955 年，加拿大科学家鲁道夫·阿尔特舒尔（Rudolf Altschul）在实验中偶然发现维生素 $B_3$（烟酸，nicotinic acid）可以降低血液中的胆固醇水平，于是烟酸成为历史上第一个降血脂药被广泛使用。目前临床应用的阿昔莫司（Olbemox）是一种烟酸类衍生物，它能够抑制脂肪组织释放游离脂肪酸，进而减少血中的游离脂肪酸进入肝脏，使肝内甘油三酯合成受阻，与载脂蛋白 B-100 所形成的极低密度脂蛋白相应减少，进一步降低血中低密度脂蛋白水平。并且它能激活脂蛋白脂肪酶，从而降低甘油三酯和总胆固醇，提高高密度脂蛋白水平。

烟酸类药物及胆汁酸螯合剂是 20 世纪 70 年代高脂血症病人主要的选择。目前，由于这类药物有较大的不良反应，且降脂效果不理想，并且研发人员研发出了更好的调脂药（如他汀类药物、PCSK9 抑制剂），它们就退居二线了，成为备选药物，即在应用他汀等一线药物均无疗效或患者出现了不良反应，无法耐受时，医生才会选用。对罕见家族性高胆固醇血症病人，医生也会选它们作为联合治疗的药物。现在应用最广泛的他汀类药物是通过减少肝脏合成胆固醇而降低血中胆固醇。

他汀类药物

药物是如何被“发明”或“发现”的呢？实际上，目前一半以上的临床药物都是从大自然中“发现”并提取的天然产物及其衍生物，或是基于天然产物的药效基团结构设计的化合物。几个世纪以来，在所有药物中，从真菌中提取的天然产物药物是极具代表性的药物之一。

1928年2月13日，英国细菌学家亚历山大·弗莱明（Alexander Fleming，1881—1955年）在一个偶然的机会，在青霉菌中发现了世界上第一种举世闻名的抗生素——青霉素，它也是在第二次世界大战期间，与原子弹、雷达并列的三大发明之一。青霉素是青霉菌分泌的一种物质，能够有效地破坏细菌的细胞壁而杀死细菌。很多抗生素以及免疫抑制药环孢素等都是从真菌中提取出来的。

而他汀同样是在真菌中发现的。第一个他汀——美伐他汀（Mevastatin）是1976年由日本三共株式会社的日本学者远藤章从橘青霉中意外发现的，它可以通过与胆固醇生成过程中的HMG-CoA还原酶特异性结合，从而抑制胆固醇的合成。短期服用就可使血液中胆固醇平均降低27%。尽管该药最终因为一些严重不良反应而没有上市，但它却是开创了“他汀类时代”的一个里程碑式降胆固醇的药物。此类药物研发、应用持续至今，被认为可以媲美青霉素。青霉素挽救大多数感染病人，他汀类药物挽救了许多心脑血管疾病病人。

1981年，美国默克公司从另一种真菌中提纯出第二种他汀类药物——洛伐他汀，洛伐他汀在1987年成为第一个上市的他汀类药物。此后陆陆续续地有他汀类药物问世，如1988年的辛伐他汀、1989年的普伐他汀、1994年的氟伐他汀、1997年的阿托伐他汀、2003年在美国上市的瑞舒伐他汀、匹伐他汀等。

大量流行病学和临床研究证实，他汀类药物是目前最安全有效的调节血脂药，是当前预防心脑血管疾病的基石，他汀类药物使用建议从已患动脉粥样硬化疾病的二级、三级预防逐渐扩展到一级预防人群。

炎症贯穿于动脉粥样硬化全过程，他汀类药物除了降低胆固醇之外，还可以降低 C 反应蛋白，增加动脉粥样硬化斑块的胶原含量，减少斑块的炎症成分，使斑块纤维帽更稳定，减少易损斑块的形成，改善内皮功能。

在选择他汀类药物时应注意以下几个问题：血液胆固醇比较高的人，动脉粥样硬化比较严重的病人可以选择强效的阿托伐他汀、瑞舒伐他汀，它们降血脂的力度最大。肾功能轻度、中度损伤的病人，不用调整他汀类药物剂量，而如果是重度肾功能不全的病人，可以选择阿托伐他汀，不能使用瑞舒伐他汀、氟伐他汀。肝功能不好的病人，可以选择水溶性的匹伐他汀，经肝代谢较少、主要通过肾脏排泄的普伐他汀，以及肝肾双通道代谢的瑞舒伐他汀。另外，糖尿病病人可以选择匹伐他汀，它对于血糖的影响比较小。合并脑卒中的病人可以选择瑞舒伐他汀和普伐他汀，因为它们不通过血脑屏障，对脑功能影响小。

他汀类药物的主要副作用为肌肉酸痛的症状，大致分为三个层次。第一个层次，大约有 10% ~ 15% 的服药者，虽然出现了很多部位、广泛而弥漫性的全身肌肉酸痛，但采血化验的肌酸激酶（creatine kinase，CK）水平却正常。第二个层次，服药的人出现了轻度肌炎，有肌肉的炎症反应表现、CK 也升高了。即便如此，也应该做一下激发试验，以明确他汀类药物的使用与出现肌肉症状间是否存在因果关系。因为在许多他汀类药物相关肌炎的病例中，有些人自身同时就患有神经肌肉疾病，包括多发肌炎、遗传性肌病和脊髓压迫等。以上两个层次的人，要考虑停药、换药。而第三个层次，是指发生了严重且危及生命的横纹肌溶解症，采血化验的 CK 高出了正常值 10 倍以上的人，必须停药。虽然这是极个别情况，但要高度重视。这种情况主要见于高龄、虚弱、肾衰竭、休克，或者同时使用抗真菌药、抗生素、纤维酸衍生物吉非罗齐的病人，以及合并甲状腺功能减退的病人。

他汀类药物的副作用还有转氨酶一过性可逆性升高，最常发生在用药的 1 ~ 3 个月之内，所以服药期间必须复查肝功，如果肝功转氨酶等高出正常值的 2 ~ 3 倍，需要停药。大部分病人停药后，转氨酶都能恢复正常，实际上以上副作用发生的概率不到 1%。而出现了服用他汀类药物副作用而不能再服用的人，已被证明会对控制心血管疾病进展非常不利，这让医护人员感到非常棘手，因为很多降脂药物都是在他汀类药物的基础上，才能发挥协同作用来降脂。

如果担心他汀类药物可能出现的副作用，可以投石问路，试一试半衰期比较短的氟伐他汀、普伐他汀、辛伐他汀，这些药物代谢比较快，不良反应蓄积得小。

老年人由于对药物的分解代谢减慢，机体对药物反应能力也发生变化，服用降血脂药时，应在医生指导下从最低剂量开始服用，逐渐调整剂量，并密切观察各种指标变化。尤其是 75 岁以上的高龄老人，用药时一定要兼顾有效性和安全性。

服用他汀类药物是否会引发糖尿病，这是人们的另一个担心。对临床研究数据的进一步分析表明，他汀类药物几乎只在有糖尿病高发病风险的人中才起到促发作用，且只是小幅度地增加了患糖尿病风险，而其血糖水平只是轻微升高，获益却远远超过了发病风险。

另外，他汀类药物主要通过细胞色素 P450 3A4 和 2C9 系统代谢，而抗生素、抗真菌药物、某些抗病毒药物、环孢菌素、胺碘酮等药物以及葡萄柚汁等食物也通过该系统代谢，就会出现相互抑制或干扰的状况，从而增加了他汀血浆浓度，增加了发生副作用的风险。

虽然大多数心血管疾病一级、二级预防的病人服用他汀类药物后都能够达到调节血脂目标，而对于一部分高危、极高危以及超高危病人必须达到更低的降脂目标，但他汀类药物治疗有一个“致命的弱点”就是“6 原则”，即剂量翻倍仅能进一步带来血脂 6% 的降幅，8 倍剂量血脂降幅仅增加 18%，药物不良反应却明显增加。东亚人对他汀类药物非常敏感，包括肝脏损伤、肌肉损伤等不良反应更多，因此我国指南 / 专家共识建议采用中等剂量他汀类药物治疗。

**降血脂“核武器”**

目前大部分研究认为胆固醇越低越好，因此研发“不经过抑制胆固醇合成，而直接干预导致动脉粥样硬化的脂蛋白以便进一步遏制疾病进程的药物”一直是科研人员的迫切任务。被称为降血脂“核武器”的 PCSK9 抑制剂，就是在这样一个时代背景下应运而生的，它们的作用机制是通过避免受体降解，增加受体数量从而加强“回收”血液脂蛋白的力度，来达到降血液胆固醇作用。

正常情况下，肝脏细胞膜表面排布着丰富的含载脂蛋白 B 的脂蛋白受体，它们可捕获血液循环中的携带胆固醇的脂蛋白，由受体引领转入肝细胞内，脂蛋白携带的胆固醇被代谢，脂蛋白颗粒与受体分离，脂蛋白与溶酶体融合被降解清除。而脂蛋白受体可以说是血脂的“快递小哥”，再次回到肝细胞表面，继续完成下一次的引领“快递”工作。这样血液中的胆固醇就会源源不断进入肝细胞内，但机体任何情况下都讲究平衡，为了避免脂蛋白“回收”过多，在受体循环再利用过程中肝细胞会分泌 PCSK9 蛋白释放到血液循环中，靶向结合到脂蛋白受体上，形成 PCSK9、脂蛋白、受体的三聚体结构一并内吞到肝细胞内，进入溶酶体后，这种三聚体不再分离而一起被降解。正常情况下，每 5 次受体的再循环会有 1 次受体被降解。但是当机体出现一些慢性疾病如高血压、高血糖、高脂血症、高尿酸血症等代谢综合征以及感染性疾病时或者 PCSK9 蛋白功能突变时，肝脏会分泌更多的 PCSK9 蛋白，受体被大量降解，从而导致肝细胞膜表面受体减少，血脂“快递”工作无法完成，从而导致血液中脂蛋白胆固醇水平随之升高。

PCSK9 的发现是基于罕见病、家族性高胆固醇血症（familial hypercholesterolemia，FH）病人，2003 年被法国科学家 Abifadel 在一个法国家族中发现，*PCSK9* 突变导致了家族性单基因显性遗传的高胆固醇血症。血液中低密度脂蛋白胆固醇很高，可以达到 4.9mmol/L，而且这些病人在 55 到 60 岁之前患心肌梗死或者脑卒中的概率比一般人高 10 到 20 倍。

*PCSK9* 突变的发现引起了后续的一系列蝴蝶效应，2005 年美国得克萨斯大学西南医学中心的达拉斯心脏研究计划报道了一个非洲裔长寿家族，他们家族成员发生了 *PCSK9* 的功能缺失性突变，血液低密度脂蛋白胆固醇水平极低，患动脉粥样硬化风险也极低。

上面两个有关 *PCSK9* 突变恰恰相反的家族研究，使得 PCSK9 成为科学界和制药界的传奇靶点。值得注意的是，从 2006 年研发开始，这些药物在 PCSK9 被发现仅十年后就获得了全球监管机构的批准而被应用于临床，并被宣传为降脂药物的“核武器”，也标志着目前已经进入到全新小分子降脂药物时代。

因为 PCSK9 是分泌蛋白，作为抗体药研发最直接的方法是采用 PCSK9 的单克隆抗体，通过阻断 PCSK9 与低密度脂蛋白受体的结合，使得受体不被降解来维持其“快递”功能。阿利西尤单抗（2020 年 4 月在中国获批上市）和依洛尤单抗（2015 年 7 月在欧盟获批上市，2015 年 8 月在美国获批上市，2018 年在中国获批上市）就是这类药物。

目前陆续进入临床的药物还有应用 RNA 干扰（RNA interference，RNAi）技术，直接降解肝细胞 *PCSK9* 转录后的核酸。英克司兰（Inclisiran）皮下注射 300mg 就能将血液低密度脂蛋白水平降低 50%，并且半年注射一次。

除了皮下注射的 Inclisiran，一家国外药厂在 2021 年 5 月报道了口服 *PCSK9* 反义寡核苷酸（antisense oligonucleotide，ASO）的临床试验结果，口服 15mg 可以降低 80% 的血液 PCSK9 水平。中国也有公司在进行 *PCSK9* 小核酸的开发，如苏州一家药厂的 *PCSK9* 小核酸一次每千克体重皮下注射 9mg，可以降低低密度脂蛋白胆固醇，作用持续时间长达 100 天。我们都知道口服药的优势是巨大的，服用方便且依从性好，因此这也是此类药物研发的热点与焦点。国外某药厂的 PCSK9 小分子变构抑制剂及口服 PCSK9 环肽抑制剂疫苗也在研发中。

**胆固醇太低会得肿瘤、痴呆吗**

很多人担心体内低密度脂蛋白胆固醇过低会对健康不利，比如增加肿瘤、痴呆的发病风险，也一直存在争议。一些研究证据反对这种担忧。第一，人类在缺乏低密度脂蛋白时，比如由 *APOB* 或 *PCSK9* 基因功能丧失性突变引起低胆固醇血症的人，他们身体都很健康，并且终生不患心血管疾病，两者显著相关。第二，大多数健康动物的低密度脂蛋白胆固醇很少或没有。只有当它们从饮食中摄入胆固醇和饱和脂肪酸时才会产生低密度脂蛋白。第三，由于胆固醇在细胞功能中的重要性，绝大多数（但不是全部）细胞具有自身合成胆固醇的机制，并不需要来自血液的外源性补充。第四，高密度脂蛋白与其主要受体 B 类 1 型清道夫受体（SR-B1）的结合对于降低血浆胆固醇水平和降低心血管疾病风险至关重要。很多研究提示，尽管 1/4 的病人低密度脂蛋白胆固醇低于 1.2mmol/L，而且长达 5 年，服用他汀类药物也未增加癌症发生率，同时肾损害、肝脏疾病、脑出血的发生率也没有明显增加。还有试验显示，使用依洛尤单抗（Evolocumab）治疗的病人没有发生认知障碍。重要的是，这些结论来自低密度脂蛋白胆固醇极低，甚至低于 0.7mmol/L 的病人。

## 二、降低血液甘油三酯

目前，对于大多数人来说，应用降低密度脂蛋白胆固醇的药物以及坚持良好的生活方式，都能够使胆固醇降得足够低，甚至达到婴儿的水平（0.3mmol/L）。但是仍然有大量的人发生了急性心血管事件，如心肌梗死、急性脑梗死，并且人数呈现持续上升趋势。这迫使医患双方进一步查找其他残余脂蛋白胆固醇、残余甘油三酯、残余炎症介质等潜在风险因素。

血液中甘油三酯升高一般是作为低密度脂蛋白胆固醇侵蚀动脉管壁的“帮凶”，它的升高是“运输”甘油三酯的几种不同类型的脂蛋白过量的综合结果，含量最多的是极低密度脂蛋白，少量的中密度脂蛋白、极低密度脂蛋白残留物、乳糜微粒及乳糜微粒残留物。

血液甘油三酯的理想浓度为 1.50mmol/L 以下；

1.50 ~ 1.69mmol/L 为正常高限值；

≥1.70mmol/L 为高甘油三酯血症；

>5.70mmol/L 为严重升高，是急性胰腺炎的重要危险因素；

>11.00mmol/L 可能为家族性高乳糜微粒血症。

所有不同程度的甘油三酯以及游离脂肪酸升高都与不良饮食习惯有关，比如摄入过多的精米、精面、精制糖等碳水化合物，摄入脂肪以及饮酒过多；与久坐、体力活动过少、熬夜、超重或肥胖等也有关。所以降低血液脂蛋白甘油三酯，改善不良生活方式是关键。

一些疾病也会引起甘油三酯升高，如甲状腺功能减退、慢性肾脏疾病，或控制不佳的 2 型糖尿病。怀孕时血中甘油三酯会升高，尤其孕晚期，雌激素水平的增加会刺激肝脏制造更多的极低密度脂蛋白，并降低肝脏和脂肪组织中脂蛋白脂肪酶（LPL）对甘油三酯的清除作用，可能会引起血液中甘油三酯水平增加 2 ~ 4 倍，但是这种情况对孕妇及胎儿没什么危害，也没有必要过度关注。

服用某些药物也会引起甘油三酯升高，因此治疗时要注意避免或减少剂量，例如服用噻嗪类利尿药或类视黄醇药物，可以选择影响小的药物进行替代，如用卡维地洛替代美托洛尔用于心肌梗死后心脏的保护，血管紧张素转换酶抑制剂或血管紧张素Ⅱ受体阻滞剂代替美托洛尔治疗充血性心力衰竭。

而严重高甘油三酯血症（severe hypertriglyceridemia，sHTG）是由调节甘油三酯脂解作用的蛋白质中的主要和次要遗传缺陷共同导致的。家族性乳糜微粒血症综合征（familial chylomicronemia syndrome，FCS）则是一种罕见疾病，由脂蛋白脂肪酶（LPL）或 LPL 激活蛋白功能完全丧失引起。

## 遗传与血脂

我们知道，血脂异常确切的病因是脂蛋白紊乱。脂质不由基因编码，独立于从基因到蛋白质的遗传信息和系统之外，但是调控脂质吸收、脂蛋白代谢的相关酶或受体、载脂蛋白等均由基因编码。一些脂蛋白紊乱是单一基因或多个基因突变所致，具有家族聚集性，有明显的遗传倾向，特别是单一基因突变的病人，故临床上又称为原发性、遗传性或家族性高脂血症。

如临床常见的一些病人的低密度脂蛋白胆固醇水平显著升高（4.5 ~ 12mmol/L），家族成员中有过早发生动脉粥样硬化的病人，特别是冠心病病人，这些人很有可能患有家族性高胆固醇血症（FH）。FH 大多数属于单基因、常染色体遗传性胆固醇代谢异常，多为显性遗传，隐性遗传罕见。基因检测发现，90% 以上的 FH 是因为低密度脂蛋白受体（low-density lipoprotein receptor，LDLR）本身的基因突变造成，而且 *LDLR* 有多达 1 700 个以上的基因突变位点，大多数呈现杂合子显性遗传病的特点。其他的显性遗传基因还有 *ApoB* 的致病性突变，大约占 5%；*PCSK9* 的突变只占大约 1%。目前公认的只有 1 个隐性遗传基因 *LDLRAP1*，纯合子的隐性遗传罕见。

为什么 FH 以杂合子基因型为多见呢？因为纯合子高胆固醇血症病人的血浆低密度脂蛋白胆固醇水平通常从出生起就超过 13mmol/L，在儿童期或青春期早期几乎完全发展成为动脉粥样硬化性心血管病病人，寿命很短，早早就过世了，因此没有机会遗传给下一代。估测纯合子患病率为 1/（16 万 ~ 32 万），而杂合子患病率为 1/（200 ~ 250）。

家族性高甘油三酯血症是由单基因突变所致，通常是参与甘油三酯代谢的脂蛋白脂肪酶（LPL）或载脂蛋白 C2（ApoC2）或载脂蛋白 A5（ApoA5）基因突变导致，表现为重度高甘油三酯血症（>10mmol/L），其发病率约为 1/100 万。轻、中度高甘油三酯血症通常则是多个基因突变造成的微效应综合叠加的结果。

除了遗传因素，还有些人的血脂异常可能是由一些其他疾病引起，或者是随着年龄的增长导致的代谢下降导致的；或者是受到不健康饮食以及某些药物的影响，这些情况被称为继发性改变，但与原发性血脂异常产生的后果是相似的。

对于轻、中度甘油三酯升高者，改变不良生活方式可使其甘油三酯水平降幅达到 60%，他汀类药物可以使其降低 45%。因此，服用降低血浆甘油三酯的药物，只作为生活方式干预或纠正病因治疗的辅助手段。

临床上常用的降低甘油三酯药物主要有三类：纤维酸衍生物（贝特类）、烟酸和 ω-3 脂肪酸类。其机制包括减少肝脏或肠道制造和分泌富含甘油三酯脂蛋白的生成，以及增加 LPL 对血液中甘油三酯的清除。

贝特类药物，属于纤维酸衍生物，也被称为苯氧酸类药物，通过刺激过氧化物酶体增殖物激活受体 α（PPARα），增加 LPL 生成、加速脂蛋白的分解，同时减少肝脏中脂蛋白的合成，调节载脂蛋白 C-Ⅱ（ApoC-Ⅱ）和载脂蛋白 A-Ⅰ（ApoA-Ⅰ）的基因转录，增加肝细胞对脂肪酸摄取和利用而发挥作用。贝特类药物除了降低甘油三酯外，还可以上调高密度脂蛋白胆固醇，但可能引起低密度脂蛋白胆固醇的升高。

贝特类药物目前临床上有两种。吉非罗齐，每日两次，每次 300 ~ 600mg，用于高甘油三酯血症和低高密度脂蛋白胆固醇病人的心血管疾病二级预防。非诺贝特，剂量为每天 200mg。多项研究显示，贝特类药物虽然可以减少冠心病的风险事件，总死亡风险却没有下降。一些人主张只将其用于风险非常高的群体，例如患有心血管疾病的糖尿病病人和肾衰竭病人。

贝特类药物联合他汀类药物增加了肌肉疼痛及肝脏损伤的发生率。美国食品药品管理局（FDA）因此撤销了他汀类药物联合非诺贝特治疗高胆固醇血症的批准，理由是其没有增加心血管获益。吉非罗齐可以抑制他汀类药物的葡萄糖醛酸化，可能会增加肌肉毒性，因此吉非罗齐与他汀类药物组合应用是禁忌。

贝特类药物的副作用包括过敏反应，如皮肤发红、瘙痒、皮疹、药疹、荨麻疹等改变，腹部不适，胆汁致石性增加等胃肠道效应，勃起功能障碍，转氨酶水平升高，与口服抗凝血剂相互作用，血浆同型半胱氨酸水平升高，尤其是非诺贝特可导致以上这些副作用。

贝特类药物对患有高乳糜微粒血症的病人几乎没有效果。对于某些中、重度高甘油三酯血症也不能降到目标范围。因此改变生活方式就成为治疗的重中之重，包括显著减少脂肪，特别是饱和脂肪的摄入，严格控制糖尿病病人的血糖，避免饮酒。在严重高甘油三酯血症急性发作时少食多餐，补充鱼油和避免使用雌激素，是此类病人预防胰腺炎的基础。

鱼油富含多不饱和脂肪酸（PUFA），如二十碳五烯酸（EPA）或二十二碳六烯酸（DHA）。美国食品药品管理局（FDA）于 2002 年批准补充 ω-3 脂肪酸（EPA 和 DHA），或单独添加 EPA 用于降低甘油三酯的治疗。这些脂肪酸能够降低血浆甘油三酯水平并具有抗血栓形成特性，特别是在高（2.27 ~ 5.67mmol/L）和非常高（>5.67mmol/L）甘油三酯血症病人中。美国心脏协会推荐其作为单一疗法或其他降血脂疗法联合使用 EPA/DHA 组合或 EPA 单独给药 4g/d 是安全有效的。

最近，针对 LPL 调节蛋白、载脂蛋白 C- Ⅲ（ApoC- Ⅲ）、血管生成素样蛋白 3（ANGPTL3）、血管生成素样蛋白 4（ANGPTL4）和成纤维细胞生长因子 21（*FGF21*）基因抑制的新靶点，使治疗严重高甘油三酯血症的各种表型以及降低急性胰腺炎和动脉粥样硬化性心血管病事件风险的特异性药物研发成为可能。

## 三、抗炎症、抗氧化、抗血栓

与脂质协同，炎症在冠状动脉疾病演变过程中，参与了动脉粥样硬化斑块形成、进展、不稳定和愈合的主要病理生理过程。最新卡那单抗抗炎血栓结局研究（Canakinumab Anti-Inflammatory Thrombosis Outcome Study，CANTOS）首次证明，无论血脂水平如何，抗炎治疗均可降低心血管疾病风险。广泛使用的药物如他汀类药物、阿司匹林、甲氨蝶呤和秋水仙碱等，可以有效抗炎，延缓动脉粥样硬化斑块形成和 / 或心血管疾病进展。几种常用的非主要抗炎药物，如 SGLT-2 抑制剂、PCSK9 抑制剂也表现出了多效的抗炎症作用。

普罗布考是一种双酚类化合物，宣称具有强大的抗氧化和抗炎特性，在 1977 年“前他汀时代”作为降血脂药被使用。但因为其降低胆固醇的作用有限，并且也会降低高密度脂蛋白胆固醇水平，以及影响心脏电活动，可能引发心律失常、QT 间期延长，它在 1995 年已经退出了西方国家的市场。尽管有此警示，然而普罗布考在中国、韩国、日本几个亚洲国家仍然作为处方药使用，并且没有发现明显的不良反应。其主要用于治疗高胆固醇血症，尤其是用于有家族性高胆固醇血症和跟腱黄色瘤的病人。有研究支持它能够减少颈动脉内膜厚度和降低冠心病病人血管成形术后再狭窄和重复进行血运重建的发生率，可能与它降低了引起心血管事件的炎症与氧化有关。

**降低脂蛋白 a 的新药研发**

近年研究显示脂蛋白 a［Lp（a）］参与了动脉粥样硬化的发生和发展，但是目前尚未有针对性地降低 Lp（a）的药物。米泊美生是载脂蛋白 B-100 的第二代反义寡核苷酸抑制剂，而载脂蛋白 B-100 是导致动脉粥样硬化脂蛋白的主要结构成分。米泊美生治疗显著降低了 ApoB-100、Lp（a）等的水平。洛美他派是一种微粒体甘油三酯转移蛋白抑制剂，通过抑制肝脏分泌的含 ApoB 的脂蛋白使 Lp（a）降低。近日，针对 Lp（a）的降血脂药 Olpasiran 的Ⅱ期临床试验结果公布于《新英格兰医学杂志》

上，但还没有进入临床应用阶段。

血脂异常怎样检查、评估与治疗呢？实际上，大多数血脂异常病人并不会有任何症状，除了少数严重的高甘油三酯血症可能出现突然的肚子痛，是急性爆发性胰腺炎的临床表现。

一般都是在血液化验中发现血脂异常的，通常化验的是空腹血脂情况，实际上无须空腹，餐后血脂检测就足以诊断、监测大多数脂蛋白紊乱的病情变化。

## 四、体检发现血脂高怎么办

发现了血脂异常，先要查找是否有继发性原因。接下来要仔细询问病人的家族史，尤其是心血管疾病家族史；检查病人手、肘、膝、跟腱等伸肌腱以及手掌是否有黄色瘤的皮肤病变；检查眼睛是否有角膜弧、角膜混浊；测量血压、腰围、体重、身高；评估外周动脉搏动状况，如踝臂指数测定、颈动脉、下肢动脉、腹主动脉等彩超检查可揭示是否存在外周血管疾病；针对心脏进行重点完整的检查，如心脏彩超看看心脏结构、动态心电监测缺血、心律失常等情况、CTA 或造影检查冠状动脉状况等。

所有的血脂异常病人的治疗主要包括以下内容，首先要审查自己的生活方式，改变不良生活习惯，戒烟、戒酒、减肥；管住嘴、少吃或不吃高钠、饱和脂肪酸和精制碳水化合物食物；迈开腿、规律体育锻炼；尽快达到并保持理想的体重；降血糖、降血压等。这些干预措施需要家庭、社会以及各学科人员的参与，例如营养师、健身体能师等。

高危病人，例如急性冠脉综合征、心肌梗死或冠状动脉血运重建术后的病人，应立即同时开始药物治疗。因为在许多情况下，单靠饮食治疗可能无法使血脂达到目标水平。医疗技术不是万能的，我们要有“与病共存”的忧患意识，部分患者有时需要终身服药。

血浆总胆固醇和甘油三酯都升高，常见于肥胖同时患有代谢综合征

（高血糖、高血压、高尿酸等）的人，治疗比较困难。常用他汀类药物联合贝特类药物（注意不良反应会增加），可将低密度脂蛋白的组成改变为大而蓬松的颗粒，可以有效纠正混合性高血脂，但目前尚未确定这种联合治疗是否可以预防心血管事件。他汀类药物联合依折麦布或烟酸也是常用方法。接受药物治疗的病人应定期检测肝功能、肌肉酶学的变化，监测是否有肝脏损害或肌炎的发生。

患有严重高胆固醇血症的病人，尤其是纯合子高胆固醇血症或严重的杂合子高胆固醇血症的病人，可通过体外过滤消除低密度脂蛋白的危害。一般采用低密度脂蛋白血浆置换术，将血浆分离后可有选择地过滤、吸附或沉淀掉低密度脂蛋白或含有载脂蛋白 B 的颗粒。这种方法可以显著降低心血管疾病发展的风险并提高病人生存率。

在可以预见的未来，动脉粥样硬化性心血管病仍然是全世界最大的疾病负担，降脂治疗仍然是重中之重，新型药物的研发以及基因筛查必将为个体提供基于基因表型的更精准、更优化的个性化治疗。

## 五、减肥药物

任何药物都有它的适应证，也有它的禁忌证，我们先看看各个国家、各个指南、各个共识对减肥药物的应用说明。

减肥药物只适用于通过生活方式干预无法成功减肥的成人。对于超重（BMI≥24kg/$m^2$）的人，如果有以下情况：如食欲特别旺盛，餐前饥饿难忍，每餐进食量较多；或者合并高血糖、高血压、血脂异常和脂肪肝；或者有负重关节疼痛，如最常见的肥胖导致的膝关节疼痛；或者肥胖引起呼吸困难或有阻塞性睡眠呼吸暂停综合征，这些情况下药物减肥是最有效的。而对于接近肥胖（BMI≥28kg/$m^2$）的人，不论是否有上述的合并症，如果经过 3 ～ 6 个月单纯控制饮食和增加活动量仍然不能使体重下降

5%，甚至体重仍有上升趋势的人，可以使用药物减肥。

药物治疗的主要机制是通过减少饥饿感或增加饱腹感来促进对健康饮食建议的遵守。也就是说，用药后因为抑制了食欲，人们能够很容易管住嘴，不用再努力与旺盛的食欲作斗争。体重降下来，逐渐建立了自信，增加了对不良行为改变的依从性、自控力，使那些不愿意运动或不能运动的人能够迈开腿，愿意动起来。

有些人不能使用减肥药物，包括儿童、孕妇、哺乳期女性，以及正在服用被誉为抗抑郁“五朵金花”的常用抗抑郁药：氟西汀、帕罗西汀、舍曲林、氟伏沙明、西酞普兰的人。减肥药物会加重抑郁，因为控制食欲的药物作用靶点与使人兴奋、快乐的大脑部位相毗邻。

**有哪些减肥药物**

之前，国内获得批准的减肥药物仅有奥利司他。依据 2024 年 10 月《肥胖症诊疗指南（2024 年版）》推荐，我国共有五种药物获得国家药品监督管理局批准用于成年原发性肥胖症患者减重治疗，包括奥利司他、利拉鲁肽、贝那鲁肽、司美格鲁肽及替尔泊肽。其中，利拉鲁肽可降低 2 型糖尿病病人的心血管事件发生风险，但其对没有糖尿病的肥胖症人群心血管的影响还不明确，目前处于临床试验研究中。奥利司他的作用机制是减少食物脂肪的吸收。

5- 羟色胺药物芬氟拉明和右芬氟拉明会引起心脏瓣膜病和肺动脉高压，1997 年被停用。利莫那班会引起抑郁和自杀意念，2009 年被停用。西布曲明因会引起心血管疾病，2010 年被停用。

奥利司他是一种三餐前服用的口服药，机制是“排油”。但服用过的人都有体会，只有在吃高脂肪的饮食才有效，它可以阻止约 30% 的饮食脂肪吸收，减少能量的净摄入量，而对“素食”，如高碳水化合物的饮食没有用。它最主要的不良反应是胃肠胀气，不可控制的排便增加，大便失禁严重者甚至需要纸尿裤，这些不良反应会给人们日常生活带来诸多的尴尬与不方便，因此人们无法坚持服药。其他副作用包括肾毒性，肝功能毒性，肾结石和胰腺炎。由于该药导致的脂肪吸收不良，可影响脂溶性维生素（维生素 A、维生素 D、维生素 E 和维生素 K）和药物（包括环孢素、胺碘酮、抗惊厥药和左甲状腺素）的吸收，所以以上这些药物应在服用奥利司他后 2 ~ 4 小时服用，并要服用脂溶性维生素，不要吃生酮高脂饮食，而应该吃脂肪含量 30% 或更少的食物。随着服药时间加长，人们可能会出现头痛、背痛、下肢痛、呼吸道感染等症状，心血管疾病病人不能使用奥利司他。

有减肥作用的降糖药还有二甲双胍，它可以促进组织摄取葡萄糖、增加胰岛素的敏感性，有一定的减肥作用，对伴有糖尿病和多囊卵巢综合征的病人有效，但会引起胃肠道反应、乳酸性酸中毒，且二甲双胍尚未获批用于肥胖症的治疗。

**关于减肥药物要知道的事实**

减肥药物不会去根儿，不会永远改变体重的生理学调节机制。目前还没有在不活动、随便吃、随便喝的情况下，促进脂肪自燃、动员脂肪分解的药物。而且减肥效果只在用药时才有效，停药后作用消失。

有时候，人们都想通过药物先帮助肥胖的人把体重减下来，然后再敦促他们改变生活方式，迈开腿、管住嘴来巩固减重效果。但减肥容易，维持住很难，体重反弹严重。就像服用降血压药、降糖药一样，服药时体重会降下来，停药后体重又会升上去。

美国食品药品管理局批准了一些减肥药物，并且认识到肥胖症应该像其他慢性病一样，需要长期用药。但是能长期应用的减肥药物还没有，奥利司他虽然是唯一的被批准为可以长期应用的药物。而利拉鲁肽用于减肥的使用期限只批准了半年，而 6 个月内根本不可能彻底治愈肥胖症。对于大多数人来说，肥胖是一种需要终身管理治疗的慢性代谢性疾病。牢记，用药的目的是在有效期内，迅速建立良好的生活方式，并保持下去。这种改变是根本治疗手段。所以目前想要单纯依赖于用药来减肥，还没有可能。

好消息是轻度肥胖者只要通过科学的饮食、合理的体育锻炼，大多数人就能减肥。如果没做到，不要怀疑，就是没做对！

中度、重度肥胖者合并高血压、糖尿病等其他疾病的人，更需要积极减肥并服用治疗其他疾病的药物。如何用药治疗需要因人而异，制订个性化方案，综合考虑多种因素，包括个人的心理状况、饮食习惯、运动方式，工作特点及场所是否需要改善，家庭成员的关心与鼓励，合并其他疾病的状况及靶器官损害程度。在选择减肥药物时，也必须考虑各种慢性疾病药物的相互作用、禁忌证和潜在不良反应的风险，以及药物代谢途径。减下来只是第一步，长期维持不反弹更需要长期随访与治疗。

相当一部分人因为肥胖引起的 2 型糖尿病、脂肪肝、高血压，在减肥之后各项指标都能恢复正常。肥胖症者能活多久，肥胖是否影响寿命与很多因素相关，比如病人是否伴发其他疾病、合并症等，各类人群减肥统计结果显示，如果严格控制体重，他们有可能获得与正常人一样的预期寿命。

关于减肥手术治疗，要在正规医疗机构的医生指导下，全面客观评价手术风险与预期效果，权衡利弊。手术方式包括吸脂术、切脂术和各种减少食物吸收的手术（胃转流术、空肠回肠分流术、腹腔镜袖状胃切除术、胃束带与生物球囊减肥术）等。进行了手术也不代表可以一劳永逸，要定期随访，加强饮食控制、运动锻炼等。

### 引起体重改变的药物

很多病人多病共存，同时患有两种或两种以上的慢性疾病，比如合并患有高血压、冠心病、糖尿病、精神疾病等，特别是老年人患有老年综合征，如易跌倒、衰弱、睡眠障碍、营养不良、尿失禁、谵妄、抑郁、药物成瘾等。因此在选用减肥药物时要注意，避免多重用药所致的伤害，防止在治疗过程中顾此失彼。

对于身体超重或肥胖的 2 型糖尿病病人，医生要根据病人个体情况选择对体重影响小的降糖药，或者应该告诉病人哪些药物可能增加体重，哪些对体重无影响或促进体重减轻，它们的利与弊是什么。

需要注射胰岛素治疗的 2 型糖尿病的肥胖病人，建议至少加二甲双胍、普兰林肽或 GLP-1 受体激动剂中的一种，以对抗由胰岛素引起的体重增加，因为对这类病人，选择胰岛素治疗是首选的一线基础用药。如果选择磺脲类降糖药加胰岛素就要特别慎重，因为这样的联合用药会导致体重增加的恶性循环。

普兰林肽是用于治疗糖尿病的可注射胰岛淀粉样多肽类似物药物。胰岛淀粉样蛋白是一种小肽激素，在餐后和胰岛素一起由胰腺的 β 细胞释放到血流中。普兰林肽与内源性胰岛淀粉样多肽协同作用，减缓胃排空，通过下丘脑受体促进饱腹感，并抑制胰高血糖素的不适当分泌，有助于调节血糖。对用胰岛素治疗的 2 型糖尿病病人使用普兰林肽能够降低糖化血红蛋白，能够促进病人体重减轻。

肥胖的 2 型糖尿病病人选择抗高血压药时，建议使用普利类血管紧张素转换酶抑制剂、沙坦类血管紧张素受体阻滞药或钙通道阻滞药，而不是把 β- 肾上腺素受体拮抗药作为治疗高血压的首选一线药物。对于超重或肥胖的 2 型糖尿病病人，建议使用促进体重减轻降糖药，例如 GLP-1 受体激动剂类似物或列净类降糖药（SGLT-2 抑制剂）。心血管疾病病人不能使用奥利司他减肥。

正在服用抗抑郁药的病人，如果体重不明原因地增加了，需要斟酌是否需要换药。有两种情况：只吃不动，尤其是服药后特别喜欢吃面包、馒头和点心等高碳水化合物食物，可能是这类药物的副作用，因为此类药物会使人增加对“糖”的渴望；也可能提示这些药没有效，病人对啥都提不起兴趣，更不愿意动了，天天说没劲，而不活动也是胖的原因之一。

精神病病人肥胖的人很多，一方面是与病人的营养和精神状态有关，多食、贪睡、活动减少，或者是因为病人生病以后过量地补充营养物质；另一方面要注意观察是否是抗精神病药的副作用，比如氯氮平，增重的发生率达到了 13% ~ 85%，平均增加体重 4 ~ 11 千克。防控措施就是加强锻炼，避免高能量高糖的食物，或者换药。

体重指数达 28kg/m$^2$ 且患有合并症或体重指数达 30kg/m$^2$ 需要避孕的女性，建议口服避孕药，而不要注射药物，或者使用宫内节育器等节育措施。在接受抗逆转录病毒药物治疗的病人要监测体重和腰围。抗癫痫药也有增加体重的可能性。患有类风湿性关节炎等慢性炎症的肥胖病人应尽可能使用非甾体抗炎药，而不用类固醇皮质激素。对于体重过大合并过敏性疾病病人，建议使用镇静作用较小的抗组胺药来限制体重增加。

建议所有用减肥药物的病人，在最开始的前三个月，每个月都要门诊随访，进行疗效和安全性评估，之后每三个月评估一次。如果用药三个月内体重减轻大于 5%，继续用。如果体重减轻小于 5% 或出现副作用，建议停药或者换药。始终记住，药物只是建立良好生活方式的辅助治疗，药物应从小剂量开始，逐渐递增，而且剂量不得超过说明书上治疗最大剂量的上限。

随着大量人口的城镇化，社区成为一个足不出户就能满足人们各种日常生活需求的小区域。正如过去 50 年来（而且现在仍然在全球范围内蔓延）发生的饮食和身体活动的变化，可能导致了肥胖、脂蛋白紊乱、高血压和糖尿病的流行，随之而来的是动脉粥样硬化性心血管病。

对于个人来说，单靠药物和健康生活方式治疗动脉粥样硬化、肥胖症仍不够完善。社会层面上，需要各行各业齐心协力，从保障食品安全，到公共卫生措施和基础运动设施的改善，这些努力并非仅仅局限于心血管疾病的防控，而应扩展到提升人群整体健康层面。

# 后记

本书围绕现阶段备受关注的动脉粥样硬化及肥胖相关内容展开。因为动脉粥样硬化是许多心血管疾病的病理基础，而肥胖是主要风险因素，它们已成为全球性公共卫生问题，其导致或伴随的冠心病、脑卒中、周围血管病，以及高血压、糖尿病、痛风等代谢性疾病严重威胁着人类的健康和生命。

因此，国家各级政府及医疗保健机构等采取了多项措施引导、帮助大家减肥、降血脂，以便从源头来控制疾病的发生、发展。但是事物常常具有两面性：一方面人们充分认识到减肥、降血脂的重要性。另一方面，也有相当一部分人走向极端，甚至“谈脂色变”。特别是在当今“以瘦为美”的社会文化中，有些时候脂肪又被“污名化”，很多人往往根据“字如其意”的认知，不吃或不敢吃动物性脂肪或植物脂肪。

但脂肪是构建人体的重要成分，如果以质量计算，脂类约占血浆干重的 70% 以上，剩余的组分为蛋白质，核酸和碳水化合物。“结构脂”是构建身体的原材料（比如大脑组织中脂质含量丰富），“能量脂”是机体主要的能量来源之一（健康的心脏主要以脂肪酸为能量底物），这都说明生命离不开脂肪，或者说没有脂肪就没有生命。

所以我就想到要写一本书，向人们科普脂肪相关知识，帮助人们走出认知误区。本书从人类生命起源与脂肪关系的进化史切入，宏观地讲述了脂肪鲜为人知的“秘密”，并以此为起点，细致地论述上述不同定义的“脂”在机体中的作用与联系。要控制哪些脂，怎样正确降血脂；要减掉哪些部位的脂肪；怎样正确减肥；哪些是好脂肪；哪些脂肪又是必须摒弃的；怎么吃、如何做才能把这些稀缺的、必需的好脂肪护送到位，去构建大脑，强健心脏，提高免疫力，而避免脂肪停留在不该停留的地方，作为“异位脂”沉积下来，导致动脉斑块、脂肪肝、肥胖相关心肌病等危害健康，危及生命。以此帮助人们建立良好的生活方式、管理好体重、选择健康饮食等，起到“授之以渔”的作用。

正如书中提到的，我在诊疗过程中，坚持践行多方面、多维度的诊疗理念，结合病人的生物、心理、社会等属性来诊治其所患疾病，争取做到精准、个体化的整体治疗，收到了良好成效。为什么这样做?

纵向来看，疾病谱具有鲜明的时代性，例如在 20 世纪初期、中期，疾病谱以感染性疾病和营养不良为主，心血管疾病多是风湿性心脏瓣膜病、地方性心肌病等；20 世纪末到 21 世纪，则以衰老、代谢性疾病、肥胖、营养过剩等相关疾病为主，如主动脉瓣狭窄、肥胖相关心肌病、高血压等疾病日益增多。同时，同一疾病也是动态发展、多因素综合作用的结果。例如，针对动脉粥样硬化的管控来说，美国通过降低胆固醇水平，在 2000 年前使得衰老相关的冠心病的发病率得到了控制；而近些年，有研究显示美国冠心病的发病率及死亡率又呈上升趋势，其源于肥胖人群剧增和社会的不平等。

中国在经济快速发展中面临饮食西化、空气污染和老龄化的叠加压力，我们国家血脂达标率仍然很低，对其他传统风险因素的控制（如控烟减盐、降血压等）远远不够，且炎症、血栓导致的心源性猝死等急性事件发生率依然较高，患肥胖症的人数已居世界之首。

对于血脂管控，大多数国家是以空腹 8 个小时以上的低密度脂蛋白、高密度脂蛋白胆固醇水平为治疗靶点。而在当下生活中，相当一部分人总是处于进食状态，食物随处可见、唾手可得，嘴巴吃个不停，导致乳糜微粒残粒等脂蛋白的致病作用常常被忽视了。

诚然，对于肥胖，目前还没有哪个国家控制得很好。我们在临床工作中看到越来越多的人心脏外面包裹着厚厚一层油脂，血管外面的脂肪也越来越多，导致高血压等代谢性疾病、房颤等心律失常的病人越来越多。尽管介入手术等治疗方法越来越先进，但这些都属于后端的治疗，怎样做好前端管理，做好心血管疾病的预防，是我们面临的挑战。

实际上，现代医学对人体的认知，仅是掀开了其神秘面纱的一角。已有的知识可以帮助我们部分地改善身体状况。对于大多数的内科疾病的治疗来说，诊室处方远远不够，还要做好贯穿病人一生的跟踪随访。诚然能做到这个层次也不容易，因为这可能受到多种因素影响，比如医患双方初步建立的信任度，病人的依从性、就诊路途及经济状况等。

37 年的学医从医历程使我见识了太多的病例，积累了很多诊疗经验，但要把诊室里来不及说的话和相关医学知识讲给读者，真不是容易的事。既要把多年的医学实践、诊疗经验、心得通过本书呈现，又要把大量格式化、专业化文字书写的最新的前沿文献转化为公众能理解的通俗易懂的语言，真的需要铁杵磨针的毅力与功夫。而临床教学科研工作繁忙而紧张，更不能马虎大意。因此我在这四年里，牺牲了几乎所有的节假日、休息时间，守在电脑前，坐坏了两个椅垫，终于把这部书稿写完，呈现给读者，其间的艰辛不堪回首，却又倍感欣慰。

这是一本整合了疾病治疗、营养管理、运动指导、睡眠调节、心理干预的“生活指南”。你可以在茶余饭后进行趣味阅读，书中穿插的一些熟悉而又陌生的小故事会让你耳目一新；或许你也可以把它当作“枕边书”来阅读，潜移默化地积累相关知识。这本书或许也值得你正襟危坐细细阅读，甚至挑灯夜读深深思考：在社会环境中，作为个体如何保持独立思考、如何培养批判性思维、如何具有清醒的认知；或许这本书也可以成为朋友间侃大山的谈资。总而言之，不同的读者、不同的阅读方式都会有不同的收获与感悟。但由于我本人水平有限，尽管我倾尽了全部心力，错误与不当之处在所难免，敬请读者批评指正，以便在今后的学习工作中加以改进。

# 致谢

本书的基本构思，来自我和研究生在申报国家自然科学基金时，所参阅相关权威、高分医学文献时的收获。这些文献是众多科学家、医生以及学者们集体智慧的结晶。我所引用的信息来源极其广泛，得益于近几年全方位广泛阅读科普书籍的积累。

在此感谢王丹宇老师，他阅读了全部章节的早期样稿，并提出了一些有益的建议。

感谢哈尔滨市第九中学李隽校长、生物教研室李春来主任在插图“最后共同祖先”绘制中给予的指导；感谢哈尔滨医科大学细胞生物学系主任赵文然教授在插图“生物膜”绘制中给予的指导；感谢哈尔滨医科大学原生物化学教研室主任李晖教授在插图“脂蛋白”绘制中给予的指导；感谢浙江大学医学院附属第四医院泌尿外科张诚教授在插图“血管树”绘制中给予的指导；插图“动脉粥样硬化”“冠状动脉”由我和我的同事张晓卉教授、迟锦玉教授、潘薇教授共同商讨完成。感谢李悦教授的建设性意见、鼓励与支持。感谢我的同事陈文佳教授、赵孟，研究生龙宇璇、赵捷、刘惠、豆莹在文献校对、绘制图表中的辛苦工作。

本书全部插图来自迪思传媒，特别感谢迪思传媒总裁刘柏光、副总裁刘程、韩萍萍老师、美工吕美林（网名小马林野）团队的无私帮助及辛勤劳动。

另外，我要特别感谢我的挚爱梅显凯先生，何其荣幸，心怀感动，感激在30余年的生活、工作中给予我的照顾、关爱以及鼓励。更感谢在写作过程中，他对本书逐字逐句地打磨。感恩我们美丽聪慧的女儿梅馨月，在繁忙的求学、工作期间通读了本书的全部手稿，并且给出了相应意见。感谢我的母亲，两个妹妹及家人的支持与鼓励。

谨将本书献给我的家人和朋友们，你们永远是我努力前行的动力源泉。如果本书有事实或理解上的偏差，均由我本人负责。

# 参考文献

## 第一篇

[1] PENNY D，POOLE A. The nature of the last universal common ancestor[J]. CURR OPIN GENET DEV，1999，9（6）：672-677.

[2] HOSHINO Y，VILLANUEVA L. Four billion years of microbial terpenome evolution[J]. FEMS MICROBIOL REV，2023，47（2）：1-39.

[3] GOODENOUGH U，HEITMAN J. Origins of eukaryotic sexual reproduction[J]. Cold Spring Harb Perspectives Biol，2014，6（3）：1-21.

[4] MCGREW W C. In search of the last common ancestor: new findings on wild chimpanzees[J]. PHILOS T R SOC B，2010，365（1556）：3267-3276.

[5] MARISCAL C，DOOLITTLE W F. Eukaryotes first：how could that be?[J] PHILOS T R SOC B，2015，370（1678）：1-10.

[6] KOPINSKI P K，SINGH L N，ZHANG S，et al. Mitochondrial DNA variation and cancer[J]. NAT REV CANCER，2021，21（7）：431-445.

[7] MILLER K N，VICTORELLI SG，SALMONOWICZ H，et al. Cytoplasmic DNA：sources，sensing，and role in aging and disease[J]. Cell，2021，184（22）：5506-5526.

[8] SEZGIN E，LEVENTAL I，MAYOR S，et al. The mystery of membrane organization: composition，regulation and roles of lipid rafts[J]. NAT REV MOL CELL BIO，2017，18（6）：361-374.

[9] LINGWOOD D，SIMONS K. Lipid rafts as a membrane-organizing principle[J]. Science，2010，327（5961）：46-50.

[10] WANG Y R，LI K W，WANG Y X，et al. Nutrient limitation regulates the properties of extracellular electron transfer and hydraulic shear resistance of electroactive biofilm[J]. ENVIRON RES，2022，212：1-10.

[11] BOWMAN J C，PETROV A S，FRENKEL P M，et al. Root of the tree：The significance，evolution，and origins of the ribosome[J]. CHEM REV，2020，120（11）：4848-4878.

[12] LAURILA P P，LUAN P，WOHLWEND M，et al. Inhibition of sphingolipid de novo synthesis counteracts muscular dystrophy[J]. SCI ADV，2022，8（4）：1-14.

[13] LAURILA P P，WOHLWEND M，IMAMURA D. et al. Sphingolipids accumulate in aged muscle，and their reduction counteracts sarcopenia[J]. NAT AGING，2022，2（12）：1159-1175.

[14] LI C Q，MA Q Y，GAO X Z，et al. Research progress in anti-inflammatory bioactive substances derived from Marine Microorganisms，Sponges，Algae，and Corals[J]. MAR DRUGS，2021，19（10）：1-21.

[15] HOSSEINI S F，REZAEI M，MCCLEMENTS D J. Bioactive functional ingredients from aquatic origin: a review of recent progress in marine-derived nutraceuticals[J]. CRIT REV FOOD SCI，2022，62（5）：1242-1269.

[16] SIMONS K，IKONEN E. How cells handle cholesterol[J]. SCIENCE，2000，12（01）：1721-1726.

[17] FARAG MOHAMED A，READA ALI，NABIAL MOHAMED，et al.Evening primrose oil：a comprehensive review of its bioactives，extraction，analysis，oil quality，therapeutic merits，and safety[J].Food Funct，2023，14（18）：8049-8070.

[18] TIMOSZUK M，BIELAWSKA K，SKRZYDLEWSKAELŻBIETA.Evening Primrose （Oenothera biennis）Biological Activity Dependent on Chemical Composition[J]. ANTIOXIDANTS（BASEL），2018，7（8）：1-22.

[19] GREINER S，KÖHL K. Growing evening primroses（Oenothera）[J].FRONT PLANT SCI，2014，5（38）：1-12.

[20] CHRISTENSEN JENNAYA，YAMAKAWA GLENN R，SHULTZ SANDY R，et al. Is the glymphatic system the missing link between sleep impairments and neurological disorders? Examining the implications and uncertainties[J]. PROG NEUROBIOL，2021，3（01）：1-11.

[21] REITER RUSSEL J，SHARMA RAMASWAMY，CUCIELO MAIRA SMANIOTTO，et al.Brain washing and neural health：role of age，sleep，and

the cerebrospinal fluid melatonin rhythm[J]. CELL MOL LIFE SCI，2023，03（14）：1-22.

[22] XIE LULU，KANG HONGYI，XU QIWU，et al. Sleep drives metabolite clearance from the adult brain[J]. Science. 2013，10（18）：373-377.

[23] LUCEY BRENDAN P，MAWUENYEGA KWASI G，PATTERSON BRUCE W，et al. Associations between β -amyloid kinetics and the β -amyloid diurnal pattern in the central nervous system[J]. JAMA NEUROL，2017，02（01）：207-215.

[24] FILIPPOPULOS FILIPP MAXIMILIAN，FISCHER THOMAS D，SEELOS KLAUS，et al. Semiquantitative 3T brain magnetic resonance imaging for dynamic visualization of the glymphatic-lymphatic fluid transport system in humans: a pilot study[J]. INVEST RADIOL，2022，08（01）：544-551.

[25] 卡萝琳 • M. 庞德 . 生命与脂肪 [M]. 俞宝发，林森，吴芸芬，等译 . 上海：复旦大学出版社，2001.

## 第二篇

[1] TANG Q Q，LANE M D. Adipogenesis：from stem cell to adipocyte[J]. ANNU REV BIOCHEM，2012，81：715-736.

[2] CRISTANCHO A G，LAZAR M A. Forming functional fat：a growing understanding of adipocyte differentiation[J]. NAT REV MOL CELL BIO，2011，12（11）：722-734.

[3] WANG W，SEALE P. Control of brown and beige fat development[J]. NAT REV MOL CELL BIO，2016，17（11）：691-702.

[4] LEIRIA L O，TSENG Y H. Lipidomics of brown and white adipose tissue：Implications for energy metabolism[J]. BBA-MOL CELL BIOL L，2020，1865（10）：158788.

[5] LU K Y. PRIMUS D，KINGSLEY T，et al. Clinical application potential of small molecules that induce brown adipose tissue thermogenesis by improving fat metabolism[J]. CELL TRANSPLANT，2020，29：963689720927394.

[6] IACOBELLIS，GIANLUCA. Epicardial adipose tissue in contemporary cardiology[J]. NAT REV CARDIOL，2022，19（9）：593-606.

[7] NEELAND I J，ROSS R，DESPRÉS，et al. Visceral and ectopic fat，atherosclerosis，and cardiometabolic disease：a position statement. international

atherosclerosis society，international chair on cardiometabolic risk working group on visceral obesity[J]. LANCET DIABETES ENDO，2019，7（9）：715-725.

[8] WONG C X，GANESAN A N，SELVANAYAGAM J B. Epicardial fat and atrial fibrillation：current evidence，potential mechanisms，clinical implications，and future directions[J]. EUR HEART J，2017，38（17）：1294-1302.

[9] PACKER M. Epicardial adipose tissue may mediate deleterious effects of obesity and inflammation on the myocardium[J]. J AM COLL CARDIOL，2018，71（20）：2360-2372.

[10] VAN WOERDEN G，VAN VELDHUISEN D J，WESTENBRINK B D，et al. Connecting epicardial adipose tissue and heart failure with preserved ejection fraction：mechanisms，management and modern perspectives[J]. EUR J HEART FAIL，2022，24（12）：2238-2250.

[11] HAMMOUD S H，AlZAIM I，Al-DHAHERI，et al. Perirenal adipose tissue inflammation：novel insights linking metabolic dysfunction to renal diseases[J]. FRONT ENDOCRINOL（LAUSANNE），2021，12：707126.

[12] QIU X，LAN X，LI L H，et al. The role of perirenal adipose tissue deposition in chronic kidney disease progression：Mechanisms and therapeutic implications[J]. LIFE SCI，2024，352：122866.

[13] D’MARCO L，PUCHADES M J，PANIZO N，et al. Cardiorenal Fat：A cardiovascular risk factor with implications in chronic kidney disease[J]. Front Med（Lausanne），2021，8：640814.

[14] GRIGORAŞ A，BALAN R A，CĂRUNTU I，et al. Perirenal adipose tissue-current knowledge and future opportunities[J]. J CLIN MED，2021，10（6）.

[15] ANGUEIRA A R，SAKERS A P，HOLMAN，et al. Defining the lineage of thermogenic perivascular adipose tissue[J]. NAT METAB，2021，3（4）：469-484.

[16] WANG Y，WANG X，CHEN Y，et al. Perivascular fat tissue and vascular aging：A sword and a shield[J]. PHARMACOL RES，2024，203：107-140.

[17] GIL-ORTEGA M，SOMOZA B，HUANG Y，et al. Regional differences in perivascular adipose tissue impacting vascular homeostasis[J].TRENDS ENDOCRIN MET，2015，26（7）：367-375.

[18] CHANG L，GARCIA-BARRIO M T，CHEN Y E. Perivascular adipose tissue regulates vascular function by targeting vascular smooth muscle cells[J]. ARTERIOSCL THROM VAS，2020，40（5）：1094-1109.

[19] KIM H W，SHI H，WINKLER M A. Perivascular adipose tissue and vascular perturbation/atherosclerosis[J]. ARTERIOSCL THROM VAS，2020，40（11）：2569-2576.

[20] HU H，GARCIA-BARRIO M，JIANG Z S，et al. Roles of perivascular adipose tissue in hypertension and atherosclerosis[J]. ANTIOXID REDOX SIGN，2021，34（9）：736-749.

## 第三篇

[1] KNIGHT S C. Specialized perinodal fat fuels and fashions immunity[J]. IMMUNITY，2008，28（2）：135-138.

[2] LEE AILEEN H，DIXIT V D. Dietary regulation of immunity[J]. IMMUNITY，2020，53（3）：510-523.

[3] MERINO J，DASHTI H S，SARNOWSKI C，et al. Genetic analysis of dietary intake identifies new loci and functional links with metabolic traits[J]. NAT HUM BEHAV，2022，6（1）：155-163.

[4] SCARMEAS N，ANASTASIOUCOSTAS A，YANNAKOULIA M. Nutrition and prevention of cognitive impairment[J]. LANCET NEUROL，2018，17（11）：1006-1015.

[5] CUSTERS，EMMA E M，KILIAAN，et al. Dietary lipids from body to brain[J]. PROG LIPID RES，2022，85：101144.

[6] MOTA M N，ANDRÉS B Pol，MARTÍN-GARI，et al. Selective brain regional changes in lipid profile with human aging[J]. GEROSCIENCE，2022，44（2）：763-783.

[7] LOPASCHUKG D，KARWI Q G，TIAN R，et al. Cardiac energy metabolism in heart failure[J]. CIRC RES，2021，128（10）：1487-1513.

[8] LOPASCHUK G D，USSHERJOHN R，FOLMES Clifford D L，et al. Myocardial fatty acid metabolism in health and disease[J]. PHYSIOL REV，2010，90（1）：207-258.

[9] TAN Y，ZHANG Z G，ZHENG C，et al. Mechanisms of diabetic cardiomyopathy and potential therapeutic strategies：preclinical and clinical evidence[J]. NAT REV CARDIOL，2020，17（9）：585-607.

[10] XIE S，XU S C，DENG W，et al. Metabolic landscape in cardiac aging: insights

into molecular biology and therapeutic implications[J]. SIGNAL TRANSDUCT TAR，2023，8（1）：114.

[11] STANLEY W C，RECCHIA F A，LOPASCHUK，et al. Myocardial substrate metabolism in the normal and failing heart[J]. PHYSIOL REV，2005，85（3）：1093-1290.

[12] ASHWOOD E R.Standards of laboratory practice：evaluation of fetal lung maturity. National Academy of Clinical Biochemistry[J]. CLIN CHEM，1997，43（1）：211-214.

[13] HARMS M，SEALE P. Brown and beige fat: development，function and therapeutic potential[J]. NAT MED，2013，19（10）：1252-1263.

[14] PINCKARD K M，SHETTIGAR V K，WRIGHT K R，et al. A novel endocrine role for the BAT-released lipokine 12, 13-diHOME to mediate cardiac function[J]. CIRCULATION，2021，143（2）：145-159.

[15] OUCHI N，PARKER J L，LUGUS J J，et al. Adipokines in inflammation and metabolic disease[J]. NAT REV IMMUNOL，2011，11（2）：85-97.

[16] DONATO J. Programming of metabolism by adipokines during development[J]. NAT REV ENDOCRINOL，2023，19（7）：385-397.

[17] SCHEJA L，HEEREN J. The endocrine function of adipose tissues in health and cardiometabolic disease[J]. NAT REV ENDOCRINOL，2019，15（9）：507-524.

[18] TILG H，MOSCHEN A R. Adipocytokines：mediators linking adipose tissue，inflammation and immunity[J]. NAT REV IMMUNOL，2006，6（10）：772-783.

[19] ALZAIM I，DE ROOIJ LPMH，SHEIKH B N，et al. The evolving functions of the vasculature in regulating adipose tissue biology in health and obesity[J]. NAT REV ENDOCRINOL，2023，19（12）：691-707.

[20] SCHEJA LUDGER，HEEREN JOERG. The endocrine function of adipose tissues in health and cardiometabolic disease[J]. NAT REV ENDOCRINOL，2019，15（9）：507-524.

[21] DE OBALDIA M E，MORITA T，DEDMON L C，et al. Differential mosquito attraction to humans is associated with skin-derived carboxylic acid levels[J]. Cell，2022，185（22）：4099-4116.

[22] CRUNKHORN S. Inhibiting sebum production to treat acne[J]. NAT REV DRUG DISCOV，2019，18（7）：498.

[23] SINCLAIR E，TRIVEDI D K，SARKAR D，et al. Metabolomics of sebum

reveals lipid dysregulation in Parkinson's disease[J]. NAT COMMUN，2021，12（1）：1592.

[24] KRUSE V，NEESS D，FÆRGEMAN N J，et al. The significance of epidermal lipid metabolism in whole-body physiology[J]. TRENDS ENDOCRIN MET，2017，28（9）：669-683.

[25] GUERRERO-JUAREZ C F，PLIKUS M V. Emerging nonmetabolic functions of skin fat[J]. NAT REV ENDOCRINOL，2018，14（3）：163-173.

## 第四篇

[1] WANG D Q. Regulation of intestinal cholesterol absorption[J]. Annu Rev Physiol，2007（69）：221-248.

[2] XIANG A S，KINGWELL B A. Rethinking good cholesterol：a clinicians' guide to understanding HDL[J]. Lancet Diabetes Endocrinol，2019，7（7）：1-8.

[3] TARDIF J C，GREGOIRE J，L' ALLIER PL，et al. Effects of reconstituted high-density lipoprotein infusions on coronary atherosclerosis：a randomized controlled tria[J]. JAMA，2007（297）：1675-1682.

[4] RICHART A L，HEYWOOD S E，SIEBEL A L，et al. High-density lipoprotein and cardiac glucose metabolism：implications for management of acute coronary syndromes[J]. EUR J PREV CARDIOL，2018（25）：273-275.

[5] SIEBEL A L，HEYWOOD S E，KINGWELL B A. HDL and glucose metabolism：current evidence and therapeutic potential[J]. FRONT PHARMACOL，2015，6（258）：1-8.

[6] MEHTA A，SHAPIRO M D. Apolipoproteins in vascular biology and atherosclerotic disease[J]. NAT REV CARDIOL，2022，19（3）：168-179.

[7] HODSON L，SKEAFF C M，FIELDING B A. Fatty acid composition of adipose tissue and blood in humans and its use as a biomarker of dietary intake[J]. PROG LIPID RES，2008，47（5）：348-380.

[8] JAMES P C COVERDALE，JAMES P BARNETT，ADAMU H ADAMU，et al. A metalloproteomic analysis of interactions between plasma proteins and zinc：elevated fatty acid levels affect zinc distribution[J]. METALLOMICS，2019，11（11）：1805-1819.

[9] AMÉLIE IS S，CLAUDIA A BR，ALAN J S. Changes in plasma free fatty acids

associated with type-2 diabetes[J]. NUTRIENTS，2019，11（9）：1-42.

[10] HENDERSON G C. Plasma free fatty acid concentration as a modifiable risk factor for metabolic disease[J]. NUTRIENTS，2021，13（8）：1-14.

[11] LI N，FU J，KOONEN D P，et al. Are hypertriglyceridemia and low HDL causal factors in the development of insulin resistance[J]. ATHEROSCLEROSIS，2014（233）：130-138.

[12] HEYWOOD S E，RICHART A L，HENSTRIDGE D C，et al. High-density lipoprotein delivered after myocardial infarction increases cardiac glucose uptake and function in mice[J]. SCI TRANSL MED，2017，9（411）：1-11.

[13] MASSON W，LOBO M，SINIAWSKI D，et al. Therapy with cholesteryl ester transfer protein（CETP）inhibitors and diabetes risk[J]. DIABETES METAB，2018（44）：508-513.

[14] LIBBY P. Vascular biology of atherosclerosis：overview and state of the art[J]. AM J CARDIOL，2003，91（3A）：3A-6A.

[15] JENSEN M K，RIMM E B，FURTADO J D，et al. Apolipoprotein C-Ⅲ as a potential modulator of the association between HDL-cholesterol and incident coronary heart disease[J]. J AM HEART ASSOC，2012，1（2）：1-10.

[16] SMART N A，KING N，MCFARLANEJ R，et al. Effect of exercise training on liver function in adults who are overweight or exhibit fatty liver disease：a systematic review and meta-analysis[J]. BRIT J SPORT MED，2018，52（13）：834-843.

## 第五篇

[1] SOPPERT J，LEHRKE M，MARX N，et al. Lipoproteins and lipids in cardiovascular disease：from mechanistic insights to therapeutic targeting[J]. ADV DRUG DELIVER REV，2020（159）：4-33.

[2] GOLDSTEIN J L，BROWN M S. A century of cholesterol and coronaries：from plaques to genes to statins[J]. Cell，2015，161（1）：1-24.

[3] SHAPIRO M D，TAVORI H，FAZIO S. PCSK9：from basic science discoveries to clinical trials[J]. CIRC RES，2018，122（10）：1420-1438.

[4] SONG Y，LIU J，ZHAO K，et al. Cholesterol-induced toxicity：an integrated view of the role of cholesterol in multiple diseases[J]. CELL METAB，2021，33（10）：1911-1925.

[5] DIETSCHY J M, TURLEY SD, SPADYDK. Role of liver in the maintenance of cholesterol and low density lipoprotein homeostasis in different animal species, including humans[J]. J LIPID RES. 1993, 34（10）: 1637-1659.

[6] HEEREN J, SCHEJA L. Metabolic-associated fatty liver disease and lipoprotein metabolism[J]. MOL METAB, 2021, 50（101238）: 1-17.

[7] SOEHNLEIN O, LIBBY P. Targeting inflammation in atherosclerosis - from experimental insights to the clinic[J]. NAT REV DRUG DISCOV, 2021, 20（8）: 589-610.

[8] LIBBY P, BORNFELDT K E. How far we have come, how far we have yet to go in atherosclerosis research[J]. CIRC RES, 2020, 126（9）: 1107-1111.

[9] PETER L. The changing landscape of atherosclerosis[J]. Nature, 2021, 592（7855）: 524-533.

[10] LIBBY P, BURING J E, BADIMON L, et al. Atherosclerosis[J].NAT REV DIS PRIMERS, 2019, 5（1）: 1-18.

[11] WATTERSON A, TATGE L, WAJAHAT N, et al. Intracellular lipid surveillance by small G protein geranylgeranylation[J]. Nature, 2022, 605（7911）: 736-740.

[12] YUSUF S, HAWKEN S, OUNPUU S, et al. Effect of potentially modifiable risk factors associated with myocardial infarction in 52 countries （the INTERHEART study）: case-control study[J]. Lancet, 2004, 9（01）: 937-952.

[13] 王立铭 . 吃货的生物学修养 [M]. 北京：清华大学出版社，2016.

## 第六篇

[1] KHAN I, CHONG M, LE A, et al. Surrogate adiposity markers and mortality[J]. JAMA Network Open, 2023, 6（9）: 1-11.

[2] MOHOLDT T, LAVIE C J, NAUMAN J. Interaction of physical activity and body mass index on mortality in coronary heart disease: data from the nord-trondelag health study[J]. AM J MED, 2017, 130（8）: 949-957.

[3] DI ANGELANTONIO E, BHUPATHIRAJU S H N, WORMSER D, et al. Body-mass index and all-cause mortality: individual-participant-data meta-analysis of 239 prospective studies in four continents[J].Lancet, 2016, 388（10046）: 776-786.

[4] BORIS H, RONAN R, YEDID E, et al. Gabriel steg, on behalf of the

reach registry investigators. cardiovascular risk in relation to body mass index and use of evidence-based preventive medications in patients with or at risk of atherothrombosis[J]. EUR HEART J，2015，36（40）：2716-2728.

[5] TAIEB A B，ROBERTS E，LUCKEVICH M，et al. Understanding the risk of developing weight-related complications associated with different body mass index categories: a systematic review[J]. Diabetol Metab Syndr，2022，14（186）：1-21.

[6] JAYEDI A，SOLTANI S，ZARGAR MS，et al. Central fatness and risk of all cause mortality：systematic review and dose-response meta-analysis of 72 prospective cohort studies[J]. BMJ，2020，（370）：1-22.

[7] STEFAN N，SCHICK F，HÄRING H U. Causes，characteristics，and consequences of metabolically unhealthy normal weight in humans[J]. Cell Metab，2017，26（2）：292-300.

[8] SNIJDER M B，DEKKER JM，VISSER M，et al. Trunk fat and leg fat have independent and opposite associations with fasting and postload glucose levels：the hoorn study[J]. Diabetes Care，2004，（27）：372-377.

[9] VAN PELT R E，EVANS E M，SCHECHTMAN K B，et al. Contributions of total and regional fat mass to risk for cardiovascular disease in older women[J]. Am J Physiol Endocrinol Metab，2002，（282）：1023-1028.

[10] TIWARI P，SAXENA A，GUPTA N，et al. Systems genomics of thigh adipose tissue from asian indian type-2 diabetics revealed distinct protein interaction hubs[J]. Front Genet，2019，9（679）：1-11.

[11] LOTTA L A，GULATI P，DAY F R，et al. Integrative genomic analysis implicates limited peripheral adipose storage capacity in the pathogenesis of human insulin resistance[J]. NAT GENET，2017，49（1）：17-26.

[12] CUTHBERTSON D J. Wilding John P H. Metabolically healthy obesity：time for a change of heart?[J]. NAT REV ENDOCRINOL，2021，17（9）：519-520.

[13] SHI J，YANG Z，NIU Y，et al. Large thigh circumference is associated with lower blood pressure in overweight and obese individuals：a community-based study[J]. Endocr Connect，2020，9（4）：271-278.

[14] HEITMANN B L，FREDERIKSEN P. Thigh circumference and risk of heart disease and premature death：prospective cohort study[J]. No Author BMJ，2009，9（16）：b3744.

[15] HAUSMAN G J，BERGEN W G，ETHERTON T D，et al. The history of adipocyte and adipose tissue research in meat animals[J]. ANIM SCI，2018，96

（2）：473-486.

[16] HARRIS E. Study：Waist-to-Hip Ratio Might Predict Mortality Better Than BMI[J]. JAMA-J AM MED ASSOC. 2023，330（16）：1515-1516.

[17] BORIS HANSEL，RONAN ROUSSEL，YEDID ELBEZ，et al. Cardiovascular risk in relation to body mass index and use of evidence-based preventive medications in patients with or at risk of atherothrombosis[J]. EUR HEART J，2015，36（40）：2716-2728.

[18] STAMATINA I，CARLOS A C，DONALD M，et al. The impact of confounding on the associations of different adiposity measures with the incidence of cardiovascular disease: a cohort study of 296 535 adults of white European descent[J]. European Heart Journal，2018（39）：1514-1520.

[19] MOHOLDT T，LAVIE CJ，NAUMAN J，et al. Interaction of physical activity and body mass index on mortality in coronary heart disease：data from the nord-trondelag health study[J]. AM J MED，2017，130（8）：949-957.

[20] GREGOR M F，HOTAMISLIGIL G S. Inflammatory mechanisms in obesity[J]. Annu Rev Immunol，2011（29）：415-445.

[21] NI W，LIU W，ZHAO Z，et al. Body mass index and mortality in Chinese older adults -new evidence from a large prospective cohort in china[J]. Nutr Health Aging，2022，26（6）：628-636.

[22] LEE H J，KIM H K，HAN K D，et al. Age-dependent associations of body mass index with myocardial infarction，heart failure，and mortality in over 9 million Koreans[J]. EUR J PREV CARDIOL，2022，29（10）：1479-1488.

[23] BOUCHARD C. Can weight control and regular physical activity increase survival in CHD patients[J]. J AM COLL CARDIOL，2018，71（10）：1102-1104.

[24] TOMIYAMA A J. Stress and obesity[J]. ANNU REV PSYCHOL，2019（70）：703-718.

[25] MOHOLDT T，LAVIE C J，NAUMAN J.Sustained physical activity，not weight loss，associated with improved survival in coronary heart disease[J]. J AM COLL CARDIOL，2018（10）：1094-1101.

[26] AVENA N M. The study of food addiction using animal models of binge eating[J]. Appetite，2010，55（3）：734-737.

[27] BERRIDGE K C，HO C-Y，RICHARD J M，et al. The tempted brain eats：pleasure and desire circuits in obesity and eating disorders[J]. BRAIN RES，2010（1350）：43-64.

[28] LEMMENS S G, RUTTERS F, BORN J M, et al. Stress augments food "wanting" and energy intake in visceral overweight subjects in the absence of hunger[J]. PHYSIOL.BEHAV, 2011, 103 (2) : 157-163.

[29] JUN R, NE N, SHUYI W, et al. Obesity cardiomyopathy: evidence, mechanisms, and therapeutic implications[J]. PHYSIOL REV, 2021, 101 (4) : 1745-1807.

[30] RESHMY J, KYNDARON R, SANDEEP N, et al. Risk factors of sudden cardiac death in the young: multiple-year community-wide assessment[J]. Circulation, 2018, 137 (15) : 1561-1570.

[31] FRANCESCO R, REBECCA M P, DAVID E C, et al. Joint international consensus statement for ending stigma of obesity[J]. NAT MED, 2020, 26 (4) : 485-497.

[32] JOSEFINA R, MARIA S, MARTIN L, et al. Higher body mass index in adolescence predicts cardiomyopathy risk in midlife[J]. Circulation, 2019, 140 (2) : 117-125.

[33] GEORGINA L C, LEANNE M J. Appraisal of clinical practice guideline: Canadian 24-hour movement guidelines for children and youth: an integration of physical activity, sedentary behaviour, and sleep[J]. PHYSIOTHER, 2021, 67 (3) : 223.

[34] KIM N H, PARK Y, KIM N H, et al. Weight-adjusted waist index reflects fat and muscle mass in the opposite direction in older adults[J]. AGE AGEING, 2021, 50 (3) : 780-786.

[35] DONINI L M, BUSETTO L, BISCHOFF S C, et al. Definition and diagnostic criteria for sarcopenic obesity: ESPEN and EASO consensus statement[J]. obesity facts, 2022, 15 (3) : 321-335.

[36] COLLELUORI G, AGUIRRE L, PHADNIS U, et al. Aerobic plus resistance exercise in obese older adults improves muscle protein synthesis and preserves myocellular quality despite weight loss[J].CELL METAB, 2019, 30 (2) : 261-273.

[37] VILLAREAL DT, AGUIRRE L, GURNEY AB, et al. Aerobic or resistance exercise, or both, in dieting obese older adults[J]. N ENGL J MED, 2017, 376 (20) : 1943-1955.

[38] BURGER K S, STICE E.Variability in reward responsivity and obesity: evidence from brain imaging studies[J]. CURR DRUG ABUSE REV, 2011, 4 (3) : 182-189.

[39] BROWN R M, KUPCHIK Y M, SPENCER S, et al. Addiction-like synaptic impairments in diet-induced obesity[J]. BIOL PSYCHIAT, 2017, 81（9）: 797-806.

[40] GEARHARDT A N, DIFELICEANTONIO A G. Highly processed foods can be considered addictive substances based on established scientific criteria[J]. Addiction, 2023, 118（4）: 589-598.

[41] ELDRIDGE R, COLLINS R A, BURROWS, et al. The impact of food environments on midlife australian adults with addictive eating behaviors[J]. PSYCHOL REP, 2024: 1-20.

[42] DAVIS C. Evolutionary and neuropsychological perspectives on addictive behaviors and addictive substances: relevance to the "food addiction" construct[J]. SUBST ABUSE REHABIL, 2014, 5: 129-137.

[43] HEBEBRAND J, ALBAYRAK Ö, ADAN R, et al. "Eating addiction", rather than "food addiction", better captures addictive-like eating behavior[J]. NEUROSCI BIOBEHAV R, 2014, 47: 295-306.

[44] 丹尼尔·利伯曼 . 人体的故事 [M]. 蔡晓峰，译 . 杭州：浙江人民出版社，2017.

[45] 比尔·布莱森 . 人体简史 [M]. 闾佳，译 . 上海：文汇出版社 . 2020.

[46] 中华人民共和国国家卫生健康委员会 . 肥胖症诊疗指南（2024 年版）[J]. 中华消化外科杂志，2024，10（23）：1237-1260.

## 第七篇

[1] NEELAND I J, POIRIER P, DESPRÉS J. Cardiovascular and metabolic heterogeneity of obesity: clinical challenges and implications for management[J]. CIRCULATION, 2018, 137（13）: 1391-1406.

[2] KROEMER G, LÓPEZ-OTÍN C, MADEO F, et al. Carbotoxicity-noxious effects of carbohydrates[J]. Cell, 2018, 175（3）: 605-614.

[3] LUSTIG R H, SCHMIDT L A, BRINDIS C D, et al. Public health: The toxic truth about sugar[J]. Nature, 2012, 482（7383）: 27-36.

[4] SNIDERMAN A D, BHOPAL RAJ, PRABHAKARAN D, et al. Why might south asians be so susceptible to central obesity and its atherogenic consequences? The adipose tissue overflow hypothesis[J]. INT J EPIDEMIOL, 2007, 36（1）:

220-225.

[5] WARRIER G，INCZE M A. I want to lose weight：which diet is best[J]JAMA INTERN MED，2021，181（9）：1268.

[6] LONGO V D，ANDERSON R M. Nutrition，longevity and disease：from molecular mechanisms to interventions[J]. Cell，2022，185（9）：1455-1470.

[7] MOZAFFARIAN D. Dietary and policy priorities for cardiovascular disease，diabetes，and obesity：a comprehensive review[J].CIRCULATION，2016，133（2）：187-225.

[8] BLÜHER M.Obesity：global epidemiology and pathogenesis[J]. NAT REV ENDOCRINOL，2019，15（5）：288-298.

[9] JI T，LI Y，MA L. Sarcopenic obesity：an emerging public health problem[J]. AGING DIS，2022，13（2）：379-388.

[10] TAPIAGRANADOS J A，DIEZROUX A V. Life and death during the Great Depression[J]. PROC NATL ACAD SCI USA，2009，106（41）：17290-17295.

[11] PAK H H，HAWS S A，GREEN C L，et al. Fasting drives the metabolic，molecular and geroprotective effects of a calorie-restricted diet in mice[J]. NAT METAB，2021，3（10）：1327-1341.

[12] DECABO R，MATTSON M P. Effects of intermittent fasting on health，aging，and disease[J]. N ENGL J MED，2019，381（26）：2541-2551.

[13] LAMOS E M，MALEK R，MUNIR K M. Effects of intermittent fasting on health，aging，and disease[J]. NEW ENGL J MED，2020，382（18）：1771-1772.

[14] REDMAN L M，SMITH SR，BURTON J H，et al. Metabolic slowing and reduced oxidative damage with sustained caloric restriction support the rate of living and oxidative damage theories of aging[J].CELL METAB，2018，27（4）：805-815.

[15] PAK HH，HAWS SA，GREEN CL，et al. Fasting drives the metabolic，molecular and geroprotective effects of a calorie-restricted diet in mice[J]. NAT METAB，2021，3（10）：1327-1341.

[16] MATTISON J A，ROTH G S，BEASLEY T M，et al. Impact of caloric restriction on health and survival in rhesus monkeys from the NIA study[J]. Nature，2012（489）：318-321.

[17] LIU D，HUANG Y，HUANG C，et al. Calorie restriction with or without time-restricted eating in weight loss[J]. N ENGL J MED， 2022，386（16）：1495-

1504.

[18] LUNDGREN J R，JANUS C，JENSEN S B K，et al. Healthy weight loss maintenance with exercise，liraglutide，or both combined[J]. N ENGL J MED，2021，384（18）：1719-1730.

[19] CHOW L S，GERSZTEN R E，TAYLOR J M，et al. Exerkines in health，resilience and disease[J]. NAT REV ENDOCRINOL.2022，18（5）：273-289.

## 第八篇

[1] PIERCY K L，TROIANO R P，BALLARD R M，et al. The physical activity guidelines for americans[J]. JAMA，2018，320（19）：2020-2028.

[2] MOHOLDT T，WISLØFF U，LYDERSEN S，et al. Current physical activity guidelines for health are insufficient to mitigate long-term weight gain：more data in the fitness versus fatness debate （The HUNT study，Norway）[J]. BR J SPORTS MED，2014，48（20）：1489-1496.

[3] BULL F C，AL-ANSARI S S，BIDDLE S，et al. World Health Organization 2020 guidelines on physical activity and sedentary behaviour[J]. BR J SPORTS MED，2020，54（24）：1451-1462.

[4] PEDRO G，MIGUEL-ANGEL M，FRANK B HU，et al. Differences in muscle energy metabolism and metabolic flexibility between sarcopenic and nonsarcopenic older adults[J]. CACHEXIA SARCOPENIA MUSCLE，2022，13（2）：1224-1237.

[5] BLACKWELL J E M，GHARAHDAGHI N，BROOK M S，et al. The physiological impact of high-intensity interval training in octogenarians with comorbidities[J]. CACHEXIA SARCOPENIA MUSCLE，2021，12（4）：866-879.

[6] SANDFORD G N，LAURSEN P B，BUCHHEIT M. Anaerobic speed/power reserve and sport performance：scientific basis，current applications and future directions[J]. SPORTS MED，2021，51（10）：2017-2028.

[7] DONINI L M，BUSETTO L，BISCHOFF S C，et al. Definition and diagnostic criteria for sarcopenic obesity：ESPEN and EASO consensus statement[J]. CLIN NUTR，2022，41（4）：990-1000.

[8] LUNDGREN J R，JANUS C，JENSEN S B K，et al. Healthy weight loss

maintenance with exercise, liraglutide, or both combined[J]. N ENGL J MED, 2021, 384（18）: 1719-1730.

[9] LOOK AHEAD RESEARCH GROUP. Eight-year weight losses with an intensive lifestyle intervention: the look AHEAD study[J]. OBESITY （SILVER SPRING）, 2014, 22（1）: 5-13.

[10] 凯瑟琳・沙纳汉，卢克・沙纳 . 深度营养 [M]. 马冬梅，王芳，译 . 北京：中信出版社，2018.

[11] 尤瓦尔・赫拉利 . 人类简史：从动物到上帝 [M]. 林俊宏，译 . 北京：中信出版社，2017.

[12] 尤瓦尔・赫拉利 . 今日简史：人类命运大议题 [M]. 林俊宏，译 . 北京：中信出版社，2018.

[13] 尤瓦尔・赫拉利 . 未来简史：从智人到智神 [M]. 林俊宏，译 . 北京：中信出版社，2015.

[14] 乔纳森・海特 . 象与骑象人 [M]. 李静瑶，译 . 杭州：浙江人民出版社，2012.

## 第九篇

[1] AREND I, BEERI M S, YUEN K. Choices of（in）action in obesity: Implications for research on treatment and prevention[J]. FRONT PSYCHIATRY, 2022（13）: 1-8.

[2] MOORE J L, MCFARLAND G E, NOVAK Z, et al. Effects of statin and antiplatelet therapy noncompliance and intolerance on patient outcomes following vascular surgery[J]. VASC SURG, 2020, 71（4）: 1358-1369.

[3] ATINGA R A, YARNEY L, GAVU N M. Factors influencing long-term medication non-adherence among diabetes and hypertensive patients in Ghana: A qualitative investigation[J]. PLOS ONE, 2018, 13（3）: 1-15.

[4] KIM H, LEE W, KOO J W. Status and Risk of Noncompliance of Adherence to Medications for Metabolic Diseases According to Occupational Characteristics[J]. CLIN MED, 2022, 11（12）: 1-9.

[5] BRAIDO F, BAIARDINI I, STAGI E, et al. Unsatisfactory asthma control: astonishing evidence from general practitioners and respiratory medicine specialists[J]. INVEST ALLERG CLIN, 2010, 20（1）: 9-12.

[6] 中国血脂管理指南修订联合专家委员会 . 中国血脂管理指南（2023 年）[J]. 中

华心血管病杂志，2023，51（3）：221-255.

[7] ZHANG F，LIU P，HE Z，et al. Crocin ameliorates atherosclerosis by promoting the reverse cholesterol transport and inhibiting the foam cell formation via regulating PPARγ/LXR- α [J]. Cell Cycle，2022，21（2）：202-218.

[8] 中国营养学会 . 中国居民膳食指南科学研究报告：2021[M]. 北京：人民卫生出版社，2021.

[9] DOUGLAS P，ZIPES PL，ROBERT O，et al. 心脏病学—心血管内科学教科书[M]. 陈灏珠，译. 北京：人民卫生出版社，2022.

[10] ARAI H，BUJO H，MASUDA D，et al. Integrated analysis of two probucol trials for the secondary prevention of atherosclerotic cardiovascular events: prospective and impact[J]. ATHEROSCLER THROMB，2022，29（6）：850-865.

[11] XIE Y，SONG A，ZHU Y，et al. Effects and mechanisms of probucol on aging-related hippocampus-dependent cognitive impairment[J]. BIOMED PHARMACOTHER，2021，144（112266）：1-10.

[12] JANG H D，LEE S E，YANG J，et al. Cyclase-associated protein 1 is a binding partner of proprotein convertase subtilisin/kexin type-9 and is required for the degradation of low-density lipoprotein receptors by proprotein convertase subtilisin/kexin type-9[J]. EUR HEART J，2020，41（2）：239-252.

[13] SHAPIRO M D，TAVORI H，FAZIO S. PCSK9：From basic science discoveries to clinical trials[J]. CIRC RES，2018，122（10）：1420-1438.

[14] TOMBLING B J，ZHANG Y，HUANG YH，et al. The emerging landscape of peptide-based inhibitors of PCSK9[J]. ATHEROSCLEROSIS，2021（330）：52-60.

[15] ROSENSON R S. Existing and emerging therapies for the treatment of familial hypercholesterolemia[J]. LIPID RES，2021（62）：1-16.

[16] TALL A R，THOMAS D G，GONZALEZ-CABODEVILLA A G， et al. Addressing dyslipidemic risk beyond LDL-cholesterol[J]. CLIN INVEST，2022，132（1）：1-11.

[17] SPENCE J D. Triglyceride lowering drugs: not just icosapent ethyl[J]. EUR HEART J，2020，41（15）：1520.

[18] SOPPERT J，LEHRKE M，MARX N，et al. Lipoproteins and lipids in cardiovascular disease: from mechanistic insights to therapeutic targeting[J]. ADV DRUG DELIVER REV，2020（159）：4-33.

[19] SANDESARA P B，VIRANI S S，FAZIO S，et al. The forgotten lipids:

triglycerides, remnant cholesterol, and atherosclerotic cardiovascular disease risk[J]. ENDOCR REV, 2019, 40（2）: 537-557.

[20] XIANG Q, TIAN F, XU J, et al. New insight into dyslipidemia-induced cellular senescence in atherosclerosis[J]. BIOL REV, 2022, 97（5）: 1844-1867.

[21] IGEL L I, KUMAR R B, SAUNDERS K H, et al. Practical use of pharmacotherapy for obesity[J]. Gastroenterology, 2017, 152（7）: 1765-1779.

[22] APOVIAN C M, ARONNE L J, BESSESEN D H. Endocrine society; pharmacological management of obesity: an endocrine Society clinical practice guideline[J]. CLIN ENDOCRINOL METAB, 2015, 100（2）: 342-362.

[23] SRIVASTAVA G, APOVIAN C M. Current pharmacotherapy for obesity[J]. NAT REV ENDOCRINOL, 2018, 14（1）: 12-24.

[24] BRAY G A, FRÜHBECK G, RYAN D H, et al. Management of obesity[J]. Lancet, 2016, 387（10031）: 1947-1956.

[25] YEH J S, KUSHNER R F, SCHIFF G D. Obesity and Management of Weight Loss[J]. N ENGL J MED, 2016, 375（12）: 1187-1189.